雷陵诊治肝胆病特色与临床经验

艾书眉　雷　陵◎主编

U0312343

中国出版集团
世界图书出版公司
广州·上海·西安·北京

图书在版编目（CIP）数据

雷陵诊治肝胆病特色与临床经验 / 艾书眉，雷陵主编．— 广州：世界图书出版广东有限公司，2016.6（2025.1重印）

ISBN 978-7-5192-1571-2

Ⅰ．①雷… Ⅱ．①艾… ②雷… Ⅲ．①肝疾病—中医治疗法②胆道疾病—中医治疗法 Ⅳ．① R256.4

中国版本图书馆 CIP 数据核字 (2016) 第 143327 号

雷陵诊治肝胆病特色与临床经验

策划编辑　刘婕妤
责任编辑　曾跃香
出版发行　世界图书出版广东有限公司
地　　址　广州市新港西路大江冲 25 号
http:// www.gdst.com.cn
印　　刷　悦读天下（山东）印务有限公司
规　　格　710mm × 1000mm　1/16
印　　张　24.75
字　　数　388 千
版　　次　2016 年 6 月第 1 版　2025 年 1 月第 3 次印刷
ISBN　978-7-5192-1571-2
定　　价　98.00 元

《雷陵诊治肝胆病特色与临床经验》

主　编：艾书眉　雷　陵

编　委：（以姓氏笔画为序）

王　娟　王　燕　向淑珍　刘志勇

刘　宁　刘　慧　刘　勇　刘宝国

李旭英　李文星　李小梅　李秀琼

陈　丽　杜德平　张文才　肖　平

杨静波　杨智海　胡凤莲　施　莉

钟　梅　高　芬　高　岚　黄学军

黄　芳　黄婷婷　殷明华　谢体学

蒋　琼　詹爱明

内容提要

本书系统整理了湖北省中青年知名中医雷陵主任医师30多年来在肝胆病诊治研究方面的学术成果及长期临床实践中积累的丰富经验，重点介绍了中医肝胆病诊疗护理特色与方法，同时收录了部分典型病案。全书共分为三章：第一章诊治特色篇。介绍中医特色诊疗方法，包括常见肝胆病特色诊疗方案、中医特色制剂、中医外治特色疗法及现代中医肝病非药物疗法应用。第二章护理调摄篇。主要介绍常见肝胆病中医调养、中医四季肝胆调养及应用中医“治未病”理论调养肝胆的方法。第三章临证验案篇。收集了近年来雷陵主任医师诊治的常见肝胆病典型案例。该书充分突出了雷陵主任医师运用中医综合疗法诊治肝胆病的特色优势，体现了“治养结合”的治疗理念及“无病先防”、“既病防变”的“治未病”思想，在一定程度上反映了当前本地区中医肝胆病研究成果和临床医疗水平，以及国家中医重点专科建设的学术成就。本书可供中医、中西医结合肝胆病临床医护人员学习借鉴，同时也可作为科研、教学人员以及医学院校学生的参考书。

序

在中华民族漫长的历史进程中，中医药一直伴随着人类与各种疾病斗争而延续至今，中医药在诊治诸如肝胆病等慢性疑难性疾病方面具有独特优势，临床疗效卓著。湖北省十堰市中医医院肝胆病专家、主任医师雷陵经过三十余年的潜心研究，通过大量临床实践，积累了丰富的肝胆病诊疗经验，特别是近十余年来，他率领肝胆科专业团队创建肝病重点专科期间，不断深入研究和大胆探索，依托国家重点专科协作组提供的技术平台，极大地丰富了肝胆病诊治理论与临床实践，进一步完善和优化了肝胆病诊疗方案，提升了临床疗效。肝胆科医护人员总结编纂的《雷陵诊治肝胆病特色与临床经验》一书，详实介绍了近十年来雷陵主任医师采用自行研制的神农武当中草药系列制剂内服外敷治疗各种肝胆疾病的中医特色技术和借助现代仪器开展的多种非药物疗法以及肝胆病的四季调养方法，收录了雷陵主任医师亲自诊治的部分肝胆病典型案例。重点展现了雷陵主任医师运用中医综合疗法诊治肝胆病的特色优势，体现了“治养结合”的医疗理念及“无病先防”、“既病防变”的肝胆病“治未病”思想。该书是指导应用中医药手段治疗肝胆病实践和继承传承中医药治疗肝胆病技术的中医专科参考资料，在此，特推荐给广大读者，尤其是从事中西医肝胆病医务工作者，书中的一些独特疗法可为我们临床医疗工作提供有益的借鉴。同时，我们热切地期待更多中医人潜心研究，勤于实践，善于总结，积极传承，致力于弘扬祖国优秀的传统中医药文化，使具有我国民族特色的中医药事业在继承中创新，在创新中发展，在发展中完善，更好地造福广大人民群众！

湖北省十堰市中医医院党委书记、院长
湖北省十堰市中医学会会长　殷义选

2016年1月

前　言

雷陵主任医师是十堰市第二批“十大名医”、“湖北省首届中青年知名中医”，湖北中医药大学硕士生导师、兼职教授，湖北省专业技术三级岗位，国家中医肝病重点学科带头人。现任十堰市中医医院肝胆科主任，肝病研究所所长。雷陵主任医师从医30余载，于1981年学校毕业后，在鄂西北房县从事基层中医临床医疗工作18年，曾拜当地名老中医张启福、孙芝许等为师，并得到全国名老中医田玉美教授、国内外著名肝病专家王宝恩教授及王伯祥教授教诲与指点。几十年来，系统地研读了中西医专业教材，查阅了大量文献资料，博览了历代医家名著及现代肝胆病专著、期刊杂志，广泛收集了本地区民间肝胆病单方验方及特色疗法，并潜心研究，反复推敲，细心揣摩，理论与实践相结合，在长期临床工作中，积累了丰富的肝胆病诊治经验。借助现代科学方法和制备工艺，筛选鄂西北秦巴山区道地中草药为主要成分，创造性地研制出神农肝病系列制剂，其中内服系列制剂包括神农扶正益肝胶囊、神农肝康合剂、神农纤肝灵胶囊、神农护肝降酶胶囊、神农软肝丸、神农肝脂宁丸、神农滋肝益气丸，均获得湖北省食品药品监督管理局生产许可证。外治系列为神农退黄膏、神农护肝镇痛膏、神农乙肝膏、神农化瘤克癌膏、神农消鼓舒腹膏、神农胶瘤巴布膏、神农化积膏等，对治疗急慢性肝炎、乙型肝炎、肝纤维化、淤胆型肝炎、肝硬化、脂肪肝、肝血管瘤、肝癌、肝囊肿、酒精性肝病、药物性肝病、自身免疫性肝病等有独特疗效。雷陵主任医师除擅长诊治各种急慢性肝病外，对其他中医内科杂病及肿瘤、感染性疾病等研究亦有较深造诣。

雷陵主任医师自1998年调入十堰市中医医院工作后，着力创办中医肝胆病特色专科，十多年来，他带领全科医护人员，在院领导的大力支持下，坚持突出中医特色，发挥中医优势，先后创建了十堰市第一、第二周期中医肝病重点专科，湖北省“十五”中医重点专科及国家中医药管理局“十一五”、“十二五”中医重点专科。尤其在创建国家重点专科中，按照国家中医药管理局要求，开展了重点病种中医诊疗方案的梳理与研究，作为国家“十一五”重点专科肝病协作组成员、单位肝病学术带头人，全程参加了国家中医肝病重点病种诊疗方案的制定和临床验证工作，参加了国家中医肝病临床路径的制定，并圆满完成了中医肝病临床路径试点工作。通过艰苦不懈的努力，逐步形成了具有本地自身特色的中医肝胆病规范化诊疗体系和显著的专业优势。雷陵主任医师爱岗敬业，乐于奉献，专业技术过硬，医德高尚，服务优良，几十年来，诊治患者除十堰地区外，尚延伸到陕西、河南、重庆、襄樊等周边省市，深受鄂豫渝陕毗邻地区广大肝胆病患者好评及社会各界赞誉。

近十年来，雷陵主任医师共取得湖北省重大科技成果10余项，获科技进步及省市科技进步、优秀论文奖10余项（篇），其中“神农肝脂宁治疗脂肪肝的临床及实验研究”、“神农软肝丸治疗肝炎肝硬化的临床及实验研究”、“神农肝康合剂治疗病毒性肝炎高胆红素血症的临床研究”、“扶正益肝颗粒对HBeAg阴性慢性乙型肝炎病毒复制影响的临床研究”等经鉴定均达到国内领先水平，获得了湖北省重大科技成果。先后在国内国际交流发表论文80余篇，其中在国家核心期刊发表代表性专业论文29篇，主编《常见肝病中医特色诊治与护理研究》专著一部，多次在市级以上专业学术会议上做专题报告或大会发言。当选为“中国民族医药学会肝病分会常务理事”、“湖北省中医学会肝病专业委员会常务委员”、“十堰市中医学会肝病专业委员会主任委员”、“十堰市医学会感染病专业委员会副主任委员”、“十堰市中医学会常务理事”。荣获了“十堰市跨世纪优秀青年人才”、“十堰市新长征突击手”、“湖北省青年科技能手”、“十堰市卫生系统优秀共产党员”、十堰市“专业技术拔尖人才”、“十堰市五一劳动奖章”、“湖北省雷陵知名中医工作室”、“湖北省群众满意的医务人员”等众多称号。

《雷陵诊治肝胆病特色与临床经验》一书在医院领导的关心支持和雷陵主任医师亲自指导下，经过一年努力，终于和大家见面了。本书编写过程中，得到了医院各科同志的大力帮助，十堰市中医学会会长、十堰市中医医院党委书记兼院长殷义选同志在百忙之中亲自为之作序，在此一并感谢！我们衷心希望该书出版发行能起到抛砖引玉作用，对促进中医学术传承与繁荣有所贡献，相信只要广大中医药医务工作者坚持不懈努力，一定能使十堰市中医肝胆病防治事业取得更大进步。

编者

2016 年 1 月

目　录

第 1 章　诊治特色篇

1.1　现代医学肝胆疾病的中医病名诊断

目前，现代医学肝胆疾病中医病名尚未统一，甚至缺失，给临床医疗及科研工作带来了诸多困难。有鉴于此，创建省市、国家中医肝病重点专科 10 余年来。雷陵主任医师在查阅历代医籍中有关中医肝胆病病名记载的基础上，结合中华人民共和国国家标准《中医临床诊疗术语（疾病部分）》[1] 及中华人民共和国中医药行业标准《中医病证诊断疗效标准》[2] 等权威文献论述，对现代医学肝胆疾病中医病名进行了深入研究，提出了自己独特见解。兹介绍于下。

1.1.1　急慢性病毒性肝炎的中医病名诊断

按照 2000 年 9 月中华医学会传染病与寄生虫病学分会、肝病学分会联合修订的《病毒性肝炎防治方案》标准，急性病毒性肝炎分为急性无黄疸型和急性黄疸型；慢性病毒性肝炎分为轻度、中度、重度。无论急性或慢性，根据黄疸的有无，均可分为黄疸型病毒性肝炎和无黄疸型病毒性肝炎。关于急慢性病毒性肝炎的中医病名问题，由于本病病情复杂，临床表现不一，至今仍未统一。能得到公认的是黄疸型肝炎属中医“黄疸”范畴。至于无黄疸型急慢性肝炎在中医中实难找到一个确切的对应病名。目前国内大多把急慢性无黄疸型肝炎尤其是慢性无黄疸型肝炎归属于“胁痛”范畴。对于“胁痛”，国家普通高等教育中医药类规划教材《中医内科学》为其定义为：胁痛系以胁肋部疼痛为主要表现的一种肝胆病症。胁指侧胸部，为腋以下到第十二肋骨部位的统称。其诊断依据是：以胁肋部疼痛为主要特征；疼痛性质可表现为胀痛、窜痛、刺痛、隐痛，多为拒按，间有喜按者；反复发作的病史；血常规、肝功能、胆囊造影、B型超声波（后简称“B超”）等实验室检查，有助于诊断。我们也观察到胁痛在急慢性病毒性肝炎中确实最为常见，但仍有相当数量的病人可无胁痛症状，有的仅表现为胁肋不适或胀闷，从中医症状学分析当不属于“胁痛”范围。由于中医病名诊断决定辨证论治，因此对于急慢性病毒性肝炎有胁肋部见症者，不必拘泥于疼痛与否，凡有胁肋不适、胀闷，进而疼痛者均可从“胁痛”论治。对于无胁肋部异常改变者，如两胁下有痞块，或B超检查肝脾肿大，按其特征，似可归为“积聚”（积证）。但若以积证辨证用药，却与急慢性病毒性肝炎实际治疗相距甚远，唯慢性病毒性肝炎有明显肝纤维化或伴早期肝硬化者可按“积证”论治。有学者把部分慢性病毒性肝炎归属中医“虚劳”范围，然虚劳是一大类以脏腑亏损、气血阴阳不足为主要病机的慢性衰弱证候的总称。慢性病毒性肝炎是感受湿热疫毒之邪所致，虽然病邪久羁、留连不解，也可损伤脏腑气血阴阳，但慢性病毒性肝炎毕竟是以毒邪不解为主，实乃虚实夹杂之证，故不宜从“虚劳”辨治。中国中医药学会内科肝胆病专业委员会曾把病毒性肝炎的中医病名定为“肝瘟”，但未得到国内普遍认可，亦未能推广应用。雷陵主任医师认为，急慢性黄疸型病毒性肝炎属于中医“黄疸病”范畴；急性无黄疸型病毒性肝炎属中医“肝热病”范畴；慢性乙型无黄疸型病毒性肝炎属中医“肝著”范畴；慢性无黄疸型丙型或其他类型病毒性肝炎伴有胁肋部见症者属于中医“胁痛”范畴；慢性病毒性肝炎有明显肝纤维化或伴早期肝硬化，同时见胁下痞块（肝脾肿大）者，可按“肝积”、“积聚”诊治。对于不能归属于中医上述疾病类型的急慢性病毒性肝炎，临床仅以乏力、身困、胸闷、脘痞、腹胀、纳差等为主要表现者，应从中医“湿阻病”论治。

1.1.1.1 急慢性病毒性肝炎归属中医“湿阻病”的理论及实践依据

中医病案书写要求具备中西医双重疾病诊断。急慢性病毒性肝炎的中医病名不能统一，给病历书写带来一定困难。因此必须确定相应的中医病名以适应临床工作的需要。雷陵主任医师根据自己多年的肝病诊治经验和理论探讨，把部分急慢性病毒性肝炎归于“湿阻”，可定为肝病湿阻病，是“湿阻”在肝病中的特殊运用。其依据为：

（1）按《中医内科学》有关论述，湿阻主要是由于处感水湿重浊之邪的一种外感疾病。急慢性病毒性肝炎亦是感受湿热疫毒之邪所致。湿阻的病因是湿邪伤人致病，与气候季节、地理环境有密切关系。湿邪致病方式有内外之分，内湿为脾胃运化功能失职，津液不得运化转输，停聚而生。急慢性病毒性肝炎的致病因子是肝炎病毒，其发生和复发亦与气候季节、地理环境有关。内因是机体免疫功能低下。

（2）湿阻临床以全身乏力、四肢困重、胸闷脘痞、饮食无味、舌苔腻、脉濡等为主症，这些表现在急慢性病毒性肝炎中均为非常常见的症状。

（3）湿阻起病一般比较缓慢，常呈隐袭起病，病势缠绵，病程较长，病位固定不移。急慢性病毒性肝炎如急性肝炎尤其是乙、丙型肝炎往往潜伏期长，无黄疸型肝炎发病一般都很隐匿，若急性病毒性肝炎未已，一旦转变为慢性，病情往往迁延难愈。急慢性病毒性肝炎临床虽有肝外表现，但根本病理损害仍在肝脏。

（4）湿阻的三个临床证型：湿困脾胃、湿热中阻、脾虚湿滞均系急慢性病毒性肝炎中常常出现的类型。

1.1.1.2　肝病湿阻病的客观指标

中医内科学“湿阻”诊断条件之一是实验室理化检查多无器质性改变，各项指标数据大致可在正常范围内。今将湿阻纳入肝病中医病名诊断范畴，必须界定其客观检测指标，方能适应临床诊断需要。兹把有关研究罗列于下。

（1）肝功能异常：表现为 ALT、AST、GGT 升高，Bil 可升高，但不超过 34.2μmo1/L，CHE 降低，Alb 降低，A/G 比值降低或倒置。

（2）血清病毒学指标阳性：湿阻主要包括急慢性乙型肝炎，其次为丙型肝炎，再次为丁型肝炎，其相应的血清学标志为：HBVM 阳性（可为大三阳或小三阳及其他），HBV-DNA 阳性或阴性；抗 -HCV 阳性或同时有 HCV-RNA 阳性；抗 -HDV 阳性。

（3）影像学检测：B 超可显示出肝胆脾异常声像图。包括肝光点增多、增强，分布不匀，胆囊壁毛糙、增厚，脾脏可增厚。

（4）湿阻不同证型客观指标检测的特点：

1）湿困脾胃证：多见于急性病毒性肝炎（主要为乙型、丙型）。肝功能检测 ALT、AST、GGT 轻中度升高；CHE 轻度下降；乙肝血清病毒学标志至少一项以上阳性，病毒复制指标 e 抗原、HBV-DNA 可阳性或阴性。或有丙肝、丁肝血清病毒学标志阳性；B 超检查正常或肝光点增多，胆囊壁毛糙等。

2）湿热中阻证：主要见于急性病毒性肝炎或慢性病毒性肝炎病情活动期。肝功能检查 ALT、AST、GGT 轻中度、部分重度升高，TBil 升高，但低于 34.2μmo1/L，CHE 轻中度下降，Alb 降低或 A/G 比值下降，甚至倒置；乙肝病毒血清学标志阳性，病毒复制指标如乙肝 e 抗原，HBV-DNA 常阳性，或有丙肝、丁肝病毒血清学标志阳性；B 超检查常显示肝胆脾形态学改变，如肝光点增多、增强，胆囊壁增厚、毛糙，脾脏增厚等。

3）脾虚湿滞证：多见于慢性病毒性肝炎。肝功能正常或 ALT、AST、GGT 轻度或中度升高，Alb 降低，A/G 比值降低或倒置；血清病毒学指标阳性，乙肝表现为大三阳或小三阳或其他，HBV-DNA 阳性或阴性，或见抗 -HCV、抗 -HDV 阳性；B 超显示肝胆脾形态学轻度改变，如肝光点增多、增强，分布不匀，胆囊壁不光滑，脾脏可增厚等。

1.1.2 黄疸的中医病名诊断

“黄疸”既是一个症状，也是中医内科一个疾病名称，通常分为“阳黄”和“阴黄”。雷陵主任医师认为现代医学诸多疾病均可归属于中医“黄疸病”范畴，包括急性黄疸型病毒性肝炎、慢性黄疸型病毒性肝炎以及自身免疫性肝炎、中毒性肝炎、酒精性肝炎、药物性肝炎、原发性肝癌、肝硬化、急慢性胆囊炎、肝胆管结石等伴有明显黄疸者。遗传性肝病有明显黄疸者亦属中医“黄疸病”。此外，现代医学肝衰竭属中医“黄疸病”中的“急黄”。

1.1.3 肝硬化的中医病名诊断

现代医学肝硬化一病，病情复杂，中医实无确切对应病名，雷陵主任医师认为代偿期肝硬化或早期肝硬化属于中医内科“积聚病”中的“积证”；失代偿期肝硬化属中医之“鼓胀病”范畴；而肝硬化前期之肝纤维化则属于中医“肝积病”

范畴；肝硬化伴有明显黄疸者则应参考中医“黄疸病”辨治。

1.1.4　肝胆肿瘤的中医病名诊断

肝脏肿瘤是肝内良恶性肿瘤的总称，恶性肿瘤属于“癌病”范畴，系统查阅古代文献，中医亦有“癌症”记载，如宋代《仁斋直指附遗方》指出：“癌者，上高下深，岩石之状，毒根深藏。”故雷陵主任医师认为原发性或继发性肝癌及肝内胆管细胞癌等属中医“肝癌病”；肝外胆管癌属中医“胆癌”病；肝血管瘤等肝内实质性良性肿瘤属中医“肝瘤”范畴；肝囊肿为肝内非实质性肿瘤属于中医“肝瘤”中的“胶瘤”范畴。

1.1.5　胆囊炎及肝胆管结石的中医病名诊断

急慢性胆囊炎、胆结石是胆道系统最常见的疾病。雷陵主任医师认为急性胆囊炎及慢性胆囊炎属中医“胆胀病”范畴；肝胆管结石属于中医“胆石病”范畴；急慢性胆囊炎、肝胆管结石伴有明显黄疸者则属于中医“胆疸”范畴。

1.1.6　非酒精性脂肪性肝病的中医病名诊断

现代医学非酒精性脂肪性肝病一般包括单纯性脂肪肝、非酒精性脂肪性肝炎、非酒精性脂肪性肝纤维化及肝硬化等。非酒精性脂肪肝及非酒精性脂肪性肝炎属中医“肝癖”病；非酒精性脂肪性肝纤维化及肝硬化可归属于中医“肝积”、“积聚”范畴，伴有明显黄疸者可按中医“黄疸病”辨治。

1.1.7　药物性肝病的中医病名诊断

中西药物使用不当均可造成药物性肝损害。雷陵主任医师认为药物性肝炎属中医“药毒”范畴；慢性损伤日久演变为肝硬化则属中医“积聚”或“鼓胀”范畴；伴有明显黄疸者按中医“黄疸病”辨治；演变成“肝衰竭”则属中医“急黄”重症。

1.1.8　酒精性肝病的中医病名诊断

酒精性肝病常包括酒精性脂肪肝、酒精性肝炎、酒精性肝纤维化和酒精性肝硬化。雷陵主任医师认为酒精性肝病一般属于中医“酒癖”范畴；酒精性肝纤维化和酒精性肝硬化属中医“肝积”及“积聚”、“鼓胀”范畴；伴有明显黄疸者应按中医“黄疸病”诊治；出现“肝衰竭”者属中医“急黄”病。

1.1.9　自身免疫性肝病的中医病名诊断

自身免疫性肝病包括自身免疫性肝炎、原发性胆汁性肝硬化等。雷陵主任医师认为自身免疫性肝炎一般可归属于中医“胁痛”、“湿阻”等；明显黄疸者属中医“黄疸病”；演变为肝纤维化、肝硬化属中医“肝积”、“积聚”、“鼓胀”范畴。原发性胆汁性肝硬化属中医“黄疸”、“积聚”、“鼓胀”病范畴；出现“肝衰竭”症候群者为中医“急黄”病。

1.1.10　肝胆疾病严重并发症的中医病名诊断

肝胆疾病常出现严重并发症，此类疾病属内科急危重症肝病，其发病急，症情复杂，病情重，死亡率高，预后差，中医很早就有详尽论述。雷陵主任医师在深入分析其病因病机、细致观察其临床表现基础上，结合自己多年临床经验认为，肝胆病并发感染性或失血性休克属于中医“厥脱”范畴；肝性脑病属中医“肝厥”病；上消化道出血属于中医“呕 [吐] 血“范畴；自发性腹膜炎属于中医“腹痛”病；肝肾综合征属中医“癃闭”范畴。

1.1.11　肝脏遗传性疾病的中医病名诊断

肝豆状核变性（Wilson 病）是一种染色体隐性遗传铜代谢障碍性疾病，多于青少年期发病，临床以肝硬化、神经精神症状、角膜 K-F 环，肾脏病变等为主要表现，严重可危及生命。雷陵主任医师认为本病早期表现为急性或慢性肝炎者属于中医“湿阻”、“胁痛”范畴；出现明显黄疸者属于中医“黄疸病”；演变为肝硬化及肝衰竭者属于中医“积聚”、“鼓胀”、“急黄”范畴；出现神经精神症状和体征者属于中医内科“颤震”病。

家族性高胆红素血症（遗传性高胆红素血症）如 Grigler-Najjar 综合征、Lucey-Driscoll 综合征、Gilbert 综合征、Dubin-Johnson 综合征、Rotor 综合征等属于中医“黄疸病”范畴。

附：中西医肝胆疾病病名对照一览表

中医病名	西医病名
肝热病	急性病毒性肝炎（甲、乙、丙、丁、戊型等）
黄疸	急性黄疸型病毒性肝炎、慢性黄疸型病毒性肝炎、淤胆型肝炎以及自身免疫性肝炎、酒精性肝炎、药物性肝炎、中毒性肝炎、原发性肝癌、肝硬化、急慢性胆囊炎、肝胆管结石、遗传性肝病如肝豆状核变性（Wilson 病）和家族性高胆红素血症等伴有明显黄疸者
急黄	肝衰竭（急性肝衰竭、亚急性肝衰竭，慢加急性肝衰竭、慢性肝衰竭）
肝著	慢性乙型肝炎
肝癖	非酒精性脂肪肝、非酒精性脂肪性肝炎
酒癖	酒精性脂肪肝、酒精性肝炎
药毒	药物性肝炎
肝积	各种慢性肝病肝纤维化
积聚	代偿期肝硬化
胁痛	各种慢性肝炎伴有胁肋部不适或胁痛者
湿阻	某些慢性无黄疸型病毒性肝炎、自身免疫性肝炎、酒精性肝炎、药物性肝炎、中毒性肝炎、肝豆状核变性（Wilson 病）等
鼓胀	失代偿期肝硬化、原发性肝癌及肝衰竭等并发腹水者
肝瘤	肝血管瘤
肝胶瘤	肝囊肿
颤震	肝豆状核变性（Wilson 病）伴神经精神症状者
肝厥	肝性脑病
呕［吐］血	上消化道出血
癃闭	肝肾综合征
腹痛	自发性腹膜炎
厥脱	感染性及失血性休克
胆胀	急性胆囊炎、慢性胆囊炎
胆石病	肝胆管结石
胆疸	急慢性胆囊炎、肝胆管结石伴有明显黄疸者
胆癌	肝外胆管癌

参考文献

[1] 国家技术监督局．中医临床诊疗术语（疾病部分）．北京：中国标准出版社，1997.

[2] 国家中医药管理局．中医病证诊断疗效标准．南京：南京大学出版社，1994.

1.2　常见肝胆疾病的中医特色诊疗方案

1.2.1　肝热病（急性病毒性肝炎）

肝热病是湿热疫毒之邪侵及中焦，郁蒸肝胆，肝失疏泄，脾失健运而成。以腹胀纳差、恶心厌油、右胁疼痛，肝肿大，或有黄疸为主要表现的疫病类疾病。现代医学急性无黄疸型病毒性肝炎属本病范畴。

【临床诊断】

1. 疾病诊断

（1）中医诊断标准：参照中国中医药学会内科肝病专业委员会修订的《病毒性肝炎中医辨证标准》[1]、中华人民共和国国家标准《中医临床诊疗术语证候部分》[2] 及《中医内科学》[3] 标准。

本病是由于感受湿热毒邪，蕴结中焦，脾胃运化失常，湿热熏蒸肝胆，不能泄越，以致肝失疏泄，胆汁外溢；或湿阻中焦，脾失健运，胃失和降。

1）主要症状：纳呆腹胀，身目发黄，小便黄赤，倦怠乏力。

2）次要症状：口干，口苦，恶心，厌油，呕吐，头身困重，脘腹痞满，胁肋疼痛。

急性起病，发病前可有诱因（如不洁饮食、劳累、饮酒等）。

具备 2 个主症以上，或 1 个主症、2 个次症，并结合起病、诱因、肝功能检查等可确诊。

（2）西医参照标准：参照《病毒性肝炎防治方案》[4]。

1）病史：既往无肝炎病史，急性起病。近期有与确诊的病毒性肝炎患者（特别是急性期）密切接触史或不洁饮食史，或经常接触肝炎病毒污染物（血液、粪便等），或半年内有输注血制品史或消毒不严格的注射、手术史。

2）主要症状：病初可有发热，随即出现乏力、纳差、恶心、厌油腻、尿黄等症状，注意有无牙龈出血、鼻衄、皮肤瘀斑等出血倾向，有无精神改变、头晕、意识障碍等肝性脑病症状。

3）主要体征：全身皮肤及巩膜黄染，肝脏肿大并有压痛、肝区叩击痛阳性。

4）辅助检查：血清谷丙转氨酶及总胆红素升高；病毒学检测：指甲、乙、丙、丁、戊型肝炎病毒学指标阳性。

2. 证候诊断

（1）肝胆湿热证：口干，口苦，恶心，纳呆，脘腹痞满，乏力，或身目俱黄，色泽鲜明，大便干，小便黄赤，苔黄腻，脉弦滑数。

（2）湿阻脾胃证：恶心厌油，呕吐不止，纳呆腹满，头身困重，倦怠乏力，或身目发黄，大便溏薄，舌质淡红，苔腻微黄，脉濡。

（3）肝郁气滞证：胁肋胀满或胀痛，偏于右胁，胸部满闷，精神抑郁，时时太息，或烦躁易怒，恶心纳呆，厌食油腻，咽中如有物梗阻，经行乳房胀痛，或者月经不调，舌苔薄白，脉弦。

（4）肝郁脾虚证：胁肋隐痛，乏力，纳差，脘腹胀满，少气懒言，面色萎黄，大便溏泻，舌质淡，体胖，边有齿痕，苔薄白，脉沉弦。

【治疗方案】

1. 辨证选择口服中药汤剂

（1）肝胆湿热证：

治法：清热利湿。

推荐方药：龙胆泻肝汤加减。龙胆草12g、黄芩12g、栀子15g、泽泻15g、当归10g、生地12g、柴胡15g、茵陈20g等。

（2）湿阻脾胃证：

治法：醒脾除湿。

推荐方药：三仁汤加减。藿香10g、黄芩12g、杏仁12g、橘红10g、生薏苡仁 20g、白蔻仁 10g、荷叶 10g、苏梗 10g、苏叶 10g 等。

（3）肝郁气滞证：

治法：疏肝理气。

推荐方药：柴胡疏肝散加。柴胡 15g、制香附 15g、枳壳 15g、郁金 15g、白术 12g、茯苓 15g、白芍 15g、炙甘草 8g 等。

（4）肝郁脾虚证：

治法：疏肝健脾。

推荐方药：柴芍六君子汤加减。柴胡 15g、白芍 15g、党参 15g、茯苓 20g、炒白术 12g、陈皮 10g、半夏 10g、焦三仙 10g 等。

2. 中成药

（1）口服中成药：根据病情，选择 1 ～ 3 种中药，如五味子制剂、垂盆草制剂、茵栀黄制剂、水飞蓟制剂及自制神农肝康合剂、自制神农护肝降酶胶囊、自制神农扶正益肝胶囊（颗粒）等。用法：当飞利肝宁片，一次 2 片，口服，一日 3 次；自制神农护肝降酶胶囊，一次 2 粒，口服，一日 3 次；自制神农扶正益肝胶囊（颗粒），胶囊剂，一次 4 粒，口服，一日 3 次。颗粒剂，一次 10g（1 包），口服，一日 3 次。

（2）静脉滴注中药注射液：根据病情，辨证选择茵栀黄注射液、丹参制剂、苦参制剂、甘草酸制剂等。用法：茵栀黄注射液，一次 20 ～ 40ml 加入 10% 葡萄糖注射液或 0.9% 氯化钠注射液 250ml，静脉滴注，一日 1 次；丹参注射液，一次 20 ～ 30ml 加入 10% 葡萄糖注射液或 0.9% 氯化钠注射液 250ml，静脉滴注，一日 1 次。或香丹注射液，一次 20 ～ 40ml 加入 10% 葡萄糖注射液或 0.9% 氯化钠注射液 250ml，静脉滴注，一日 1 次；苦参素（苦参碱）注射液（剂）0.6g 加入 10% 葡萄糖注射液或 0.9% 氯化钠注射液 250ml，静脉滴注，一日 1 次；甘利欣注射液，一次 30ml 加入 10% 葡萄糖注射液或 0.9% 氯化钠注射液 250ml，静脉滴注，一日 1 次。或甘草酸二铵注射剂，一次 150mg 加入 10% 葡萄糖注射液或 0.9% 氯化钠注射液 250ml，静脉滴注，一日 1 次。

3. 药保留灌肠

治法：通腑泻浊，凉血解毒。

用于黄疸明显，消退缓慢，大便秘结不通者。

推荐方药：承气类方药灌肠。

病人取右侧卧位，抬高臀部，取药液适量，保留灌肠。

4. 针灸治疗

根据病情需要，辨证取穴，采用针灸疗法和耳穴压豆疗法。

5. 中药外治法

（1）神农退黄膏穴位贴敷：适应于伴有黄疸患者。穴位选择：神阙、肝俞、胆俞、大椎穴。一日 1 次。每次贴敷 12 小时。10 次为一疗程。

（2）神农护肝镇痛膏肝区或脾区贴敷：适应于伴有肝区或两胁疼痛的患者。一日 1 次，每次贴敷 12 小时。7 次为一疗程。

6. 其他疗法

根据病情需要，可选用电脑肝病治疗仪、生物信息红外肝病治疗仪等治疗。具体用法：电脑肝病治疗仪，一日 1 次，每次 30 分钟；生物信息红外肝病治疗仪，一日 1 次，每次 30 分钟。

参考文献

[1] 中国中医药学会内科肝病专业委员会 . 病毒性肝炎中医辨证标准（修订稿）[J]. 中医杂志，1992，5：39-40.

[2] 国家技术监督局 . 中医临床诊疗术语证候部分 . 北京：中国标准出版社，1997.

[3] 田德禄 . 中医内科学 . 北京：人民卫生出版社，2006.

[4] 中华医学会传染病与寄生虫病学分会、肝病学分会 . 病毒性肝炎防治方案 . 中华肝脏病杂志，2000，8：324-329.

1.2.2　肝著（慢性乙型肝炎）

肝著是因肝热病、肝瘟等之后，肝脏气血郁滞，着而不行。以右胁痛、右胁下肿块、用手按捺捶击稍舒、肝功能异常等为主要表现的内脏胀（著）病类疾病。现代医学慢性乙型肝炎属本病范畴。

【临床诊断】

（1）中医诊断标准：参照中华人民共和国国家标准《中医临床诊疗术语（疾病部分）》（GB/T16751.1-1997）[1] 和《中药新药临床研究指导原则》[2] 以及《慢性乙型肝炎中医诊疗专家共识》（2012 年）[3]。

本病多因人体正气不足，感受湿热疫毒之邪，侵入血分，内伏于肝，影响脏腑功能，损伤气血，导致脏腑气血郁滞，着而不行。病情的发生发展可与饮食不节（洁）、思虑劳欲过度有关。本病病程多久，缠绵难愈，常见胁痛、乏力、纳差、腰膝酸软、目黄、尿黄等症候。部分病人可见肝掌及蜘蛛痣，脾脏一般无明显肿大。

肝病病程超过 6 个月，症状持续和肝功能异常者，即为本病。部分病例因病时日久，病史可不明确，而于检查后发现。

1）西医诊断标准：参照 2010 年中华医学会肝病学分会、感染病学分会联合制订的《中国慢性乙型肝炎防治指南》诊断标准 [4] 及 2000 年中华医学会传染病与寄生虫病学分会、肝病学分会西安会议联合修订的《病毒性肝炎防治方案》临床诊断标准 [5]。

既往有乙型肝炎病史或 HBsAg 阳性超过 6 个月，现 HBsAg 和（或）HBV-DNA 仍为阳性者。根据血清学、病毒学、生物化学试验及其他临床和辅助检查结果，可分为 HBeAg 阳性慢性乙型肝炎、HBeAg 阴性慢性乙型肝炎和隐匿性慢性乙型肝炎。

1）HBeAg 阳性慢性乙型肝炎：血清 HBsAg、HBeAg 阳性、抗 -HBe 阴性，HBV-DNA 阳性，ALT 持续或反复升高，或肝组织学检查有肝炎病变。

2）HBeAg 阴性慢性乙型肝炎：血清 HBsAg 阳性，HBeAg 持续阴性，抗 -HBe 阳性或阴性，HBV-DNA 阳性，ALT 持续或反复异常，或肝组织学检查有肝炎病变。

根据生物化学试验及其他临床和辅助检查结果，上述两型慢性乙型肝炎也可进一步分为轻度、中度和重度。如表 1-2-1 所示。

表 1-2-1　慢性肝炎的实验室检查异常程度参考指标

项　目	轻　度	中　度	重　度
ALT 和 / 或 AST(IU/L)	≤正常 3 倍	＞正常 3 倍	＞正常 3 倍
胆红素 (μmol/L)	≤正常 2 倍	＞正常 2 倍～正常 5 倍	＞正常 5 倍
白蛋白 (A)(g/L)	≥ 35	＜ 35 ～＞ 32	≤ 32
A/G	≥ 1.4	＜ 1.4 ～＞ 1.0	＜ 1.0
电泳 γ 球蛋白 (γEP)	≤ 21	＞ 21 ～＜ 26	≥ 26
凝血酶原活动度 (PTA)	＞ 70	70 ～ 60	＜ 60 ～＞ 40
胆碱酯酶 (CHE)(U/L)	＞ 5 400	≤ 5 400 ～＞ 4 500	≤ 4 500

3）隐匿性慢性乙型肝炎：血清 HBsAg 阴性，但血清和（或）肝组织中 HBV-DNA 阳性，并有慢性乙型肝炎的临床表现。除 HBV-DNA 阳性外，患者可有血清抗 -HBs、抗 -HBe 和（或）抗 -HBc 阳性，但约 20% 隐匿性慢性乙型肝炎患者的血清学标志均为阴性。诊断需排除其他病毒及非病毒因素引起的肝损伤。

（2）证候诊断：

1）湿热蕴结证：身目发黄，黄色鲜明，小便黄赤，口干苦或臭，脘闷，或纳呆，或腹胀，恶心，或呕吐，右胁胀痛，大便秘结，或黏滞不爽，舌苔黄腻，脉弦滑或滑数。

2）肝郁气滞证：两胁胀痛，甚则连及胸肩背，且情志激惹则痛甚，胸闷，纳差，善太息，得嗳气稍舒，乳房胀痛或结块，大便不调，小便黄，舌质淡红，舌苔薄白或薄黄，脉弦。

3）肝郁脾虚证：胁肋胀痛或胀痛，精神抑郁或性情急躁，善太息，面色萎黄，大便溏薄，嗳气，乳房胀痛或结块，纳食减少，口淡乏味，脘腹痞胀，舌质淡红，舌苔薄白或薄黄，脉弦。

4）肝肾阴虚证：腰痛或腰膝酸软，胁肋隐痛，头晕，耳鸣耳聋，两目干涩，咽干口燥，劳累加重，失眠多梦，五心烦热或低烧，女子经少或经闭，小便短赤，大便干结，舌红体瘦，少津或有裂纹，脉细或细数。

5）脾肾阳虚证：畏寒喜暖，少腹，腰膝冷痛或腰膝酸软或阳痿早泄或耳鸣耳聋，食少便溏，或五更泻，小便清长或夜尿频数，完谷不化，下肢浮肿，舌质淡胖，苔润，脉沉细或迟。

6）瘀血阻络证：胁肋刺痛，痛处固定而拒按，入夜更甚，或面色晦暗，朱砂掌，或蜘蛛痣色暗，或毛细血管扩张，胁下积块，胁肋久痛，面色晦暗，舌质紫暗，或有瘀斑瘀点，脉沉弦或涩。

【治疗方案】

1. 辨证选择口服中药汤剂

（1）湿热蕴结证：

治法：清热利湿。

推荐方药：茵陈蒿汤合甘露消毒丹加减。茵陈 15g、栀子 9g、制大黄 9g、滑石 15g、黄芩 9g、虎杖 18g、石菖蒲 9g、川贝母 6g、藿香 9g、射干 9g、连翘 15g 等。

（2）肝郁气滞证：

治法：疏肝理气。

推荐方药：柴胡疏肝散加减。柴胡 9g、香附 9g、枳壳 9g、陈皮 9g、白芍 15g、川芎 9g、苏梗 10g、八月扎 18g、甘草 6g 等。

（3）肝郁脾虚证：

治法：疏肝健脾。

推荐方药：逍遥散加减。柴胡 9g、当归 12g、白芍 15g、白术 12g、茯苓 15g、薄荷 6g、甘草 6g 等。

（4）肝肾阴虚证：

治法：滋补肝肾。

推荐方药：一贯煎加减。北沙参 9g、麦冬 12g、生地 15g、枸杞子 15g、川楝子 9g、玄参 12g 等。

（5）脾肾阳虚证：

治法：温补脾肾。

推荐方药：附子理中汤合金匮肾气丸加减。党参 15g、白术 12g、茯苓 15g、甘草 6g、干姜 6g、制附子 6g、炙桂枝 6g、山药 15g、生地 15g、山萸肉 92g、枸杞子 12g、菟丝子 12g、肉苁蓉 9g 等。

（6）瘀血阻络证：

治法：活血通络。

推荐方药：膈下逐瘀汤加减。当归 12g、桃仁 6g、红花 6g、川芎 9g、丹皮 12g、赤芍 12g、延胡索 9g、枳壳 9g、丹参 15g、鳖甲 24g、炙甘草 6g 等。

2. 中成药

（1）清热利湿解毒类：当飞利肝宁片，一次 2 片，口服，一日 3 次；叶下珠胶囊，3 粒，口服，一日 3 次；肝得治胶囊，4 粒，口服，一日 3 次；自制神农护肝降酶胶囊，一次 2 粒，口服，一日 3 次；自制神农肝康合剂，一次 30 ～ 60ml，口服，一日 3 次；茵栀黄注射液，一次 20 ～ 40ml 加入 10% 葡萄糖注射液或 0.9% 氯化钠注射液 250ml，静脉滴注，一日 1 次；苦黄注射液，一次 30 ～ 60ml 加入 10% 葡萄糖注射液或 0.9% 氯化钠注射液 250ml，静脉滴注，一日 1 次；岩黄连注射液，一次 6 ～ 10ml 加入 10% 葡萄糖注射液或 0.9% 氯化钠注射液 250ml，静脉滴注，一日 1 次；苦参素（苦参碱）注射液（剂）0.6g 加入 10% 葡萄糖注射液或 0.9% 氯化钠注射液 250ml，静脉滴注，一日 1 次；肝炎灵注射液，一次 4ml，肌肉注射，一日 1 次。

（2）疏肝解郁健脾类：自制神农扶正益肝胶囊（颗粒），胶囊剂，一次 4 粒，口服，一日 3 次。颗粒剂，一次 10g（1 包），口服，一日 3 次；甘利欣注射液，一次 30ml 加入 10% 葡萄糖注射液或 0.9% 氯化钠注射液 250ml，静脉滴注，一日 1 次。或甘草酸二铵注射剂，一次 150mg 加入 10% 葡萄糖注射液或 0.9% 氯化钠注射液 250ml，静脉滴注，一日 1 次；黄芪注射液，一次 20 ～ 40ml 加入 10% 葡萄糖注射液或 0.9% 氯化钠注射液 250ml，静脉滴注，一日 1 次。

（3）滋补肝肾类：杞菊地黄丸，一次 8 粒，口服，一日 3 次；自制神农滋肝益气丸，一次 6g，口服，一日 3 次；自制神农滋肾养肝膏，一次 1 袋（20g），热开水冲服，一日 2 次。

（4）活血化瘀类：鳖甲煎丸，一次 6g，口服，一日 3 次；自制神农纤肝灵胶囊，一次 4 粒，口服，一日 3 次；自制神农软肝丸，一次 8g，一日 3 次，口服；丹参注射液，一次 20 ～ 30ml 加入 10% 葡萄糖注射液或 0.9% 氯化钠注射液 250ml，静脉滴注，一日 1 次。或香丹注射液，一次 20 ～ 40ml 加入 10% 葡萄糖注射液或 0.9% 氯化钠注射液 250ml，静脉滴注，一日 1 次。

3. 其他疗法

（1）神农乙肝膏穴位贴敷：选贴神阙、肝俞、胆俞、期门、至阳、大椎等穴。每次贴敷 12 小时，一日 1 次。1 月为一疗程。

（2）神农护肝镇痛膏肝区或脾区贴敷：一日 1 次。每次贴敷 12 小时。7 次为一疗程。

（3）神农化积膏肝区或脾区贴敷：一日 1 次。每次贴敷 12 小时。1 月为一疗程。

（4）神农退黄膏穴位贴敷：选贴神阙、肝俞、胆俞、大椎等穴。一日 1 次。每次贴敷 12 小时。10 次为一疗程。

（5）电脑肝病治疗仪：一日 1 次，每次 30 分钟。

（6）中药保留灌肠：适应证为肝着尤其是合并内毒素血症及糖、脂代谢紊乱者。中药基本方：为健脾护肠清毒汤，药物组成：生大黄 6 ～ 9g，黄芩 12g，白及 15g，紫草 6g，儿茶 6g，茯苓 30g，薏米 24g，赤芍 24g。水煎 20 分钟，浓缩至 100ml，以 250ml 玻璃输液瓶盛装。药液温度为 38℃灌肠。具体用法：灌肠治疗前应向病人详细说明实施该治疗的目的及必要性，取得病人的配合。灌肠前嘱病人排空大小便，清洗肛周，取左侧卧位，适当垫高臀部（10cm 左右）。灌肠时间以患者夜间入睡前为宜。操作时术者戴一次性 PE 手套，取一次性普通输液器一支，将排气管及输液管插入已消毒的盛有灌肠中药药液的玻璃瓶瓶塞，以胶布固定瓶塞防止脱落，去掉前端头皮针，连接一支一次性吸痰管，以石蜡油润滑吸痰管前端（20cm 左右）。嘱病人深吸气，将吸痰管缓慢插入患者肛门，动作要轻柔，插入深度为 15 ～ 20cm。调节中药药液滴速为 50 滴 /min 左右。灌肠结束后缓慢拔管，嘱病人保持左侧卧位至少 30 分钟。灌肠后中药保留 1 ～ 2 小时效果较好，能够保留一夜者更佳。

（7）脐火疗法：适应于肝著伴有黄疸者（各型慢性乙肝）。药物组成及制备：由黄芪、党参、白术、丹参、肉桂、炒苡米等加工为细粉，过 100 目筛，加水调和而成，饼为类圆形，直径约 6cm，厚 1cm。药筒组成：由草纸和蜡组成中间空心，高 7cm，直径 2.5cm。具体用法：先将药饼置于脐部，再将药筒置于药饼之上，正对脐中心在上端点燃，自然燃烧，燃尽后换第二根，7 根为一次量，一日 1 次，

1 月为一疗程，连用 3 个疗程。

（8）黄芪注射液足三里穴位注射：适应于肝郁脾虚型肝着肝著。治疗药物及具体用法：黄芪注射液 2ml，隔日 1 次，每次 1.6mg，足三里穴注射，每周 2 次，1 月为一疗程，共用 3 ～ 6 个疗程。

（9）针灸疗法。

参考文献

[1] 国家技术监督局．中医临床诊疗术语（疾病部分）．北京：中国标准出版社，1997.

[2] 郑筱萸．中药新药临床研究指导原则．北京：中国医药科技出版社，2002.

[3] 中华中医药学会内科肝胆病学组，世界中医药联合学会肝病专业委员会，中国中西医结合学会肝病学组．慢性乙型肝炎中医诊疗专家共识．临床肝胆病杂志，2012，28（3）：164–168.

[4] 中华医学会肝病学分会、中华医学会感染病学分会．慢性乙型肝炎防治指南（2010 年版）[J]. 中华肝脏病杂志，2011，19（1）：13–24.

[5] 中华医学会传染病与寄生虫病学分会、肝病学分会．病毒性肝炎防治方案．中华肝脏病杂志，2000，8：324–329.

1.2.3　黄疸（慢性病毒性肝炎黄疸型与淤胆型肝炎）

黄疸是以目黄、身黄、溲黄为主要临床表现的病症，其中目睛黄染为最重要的特征。现代医学慢性病毒性肝炎黄疸型、淤胆型肝炎等属本病范畴。

【临床诊断】

1. 疾病诊断

（1）中医诊断标准：参照中华人民共和国中医药行业标准《中医病证诊断疗效标准》(ZY/T001.1-001.9-94)[1] 制定。

1）目黄、肤黄、尿黄，以目黄为主症。

2）可伴有恶寒发热，纳呆厌油，恶心呕吐，神疲乏力，或大便颜色变淡。

黄疸严重者皮肤瘙痒。

3）有饮食不节，肝炎接触史。

4）肝脏、脾脏或胆囊肿大，伴有压痛或触痛。

5）血清胆红素（包括直接或间接，而以直接胆红素升高为主）、血清谷丙转氨酶、γ-谷氨酰转肽酶、碱性磷酸酶以及B超、电子计算机断层扫描（后简称“CT”）等有助病因诊断。

6）必要时做甲胎蛋白测定，胰、胆管造影，核磁共振等检查，以排除肝、胆、胰等恶性病变。

（2）西医诊断标准：参照2000年中华医学会传染病与寄生虫病学分会、肝病学分会西安会议联合修订的《病毒性肝炎防治方案》中有关慢性病毒性肝炎黄疸型、淤胆型肝炎诊断标准[2]。

1）慢性病毒性肝炎黄疸型：凡符合慢性病毒性肝炎诊断，同时伴有血清胆红素升高者（血清胆红素＞17.1μmol/L）。具体诊断标准如下。

急性肝炎病程超过半年，或原有乙型、丙型、丁型肝炎或HBsAg携带史，本次又因同一病原再次出现肝炎症状、体征及肝功能异常者可以诊断为慢性肝炎。发病日期不明或虽无肝炎病史，但肝组织病理学检查符合慢性肝炎，或根据症状、体征、化验及B超检查综合分析，亦可做出相应诊断。

为反映肝功能损害程度，慢性肝炎临床上可分为：①轻度：临床症状、体征轻微或缺如，肝功能指标仅1或2项轻度异常。②中度：症状、体征、实验室检查居于轻度和重度之间。③重度：有明显或持续的肝炎症状，如乏力、纳差、腹胀、尿黄、便溏等，伴有肝病面容、肝掌、蜘蛛痣、脾大并排除其他原因，且无门静脉高压征者。实验室检查：血清ALT和/或AST升高，胆红素升高，白蛋白降低或A/G比值异常、丙种球蛋白明显升高。除前述条件外，凡白蛋白≤32g/L，胆红素大于5倍正常值上限、凝血酶原活动度60%～40%，胆碱酯酶＜2 500U/L，四项检测中有一项达上述程度者即可诊断为重度慢性肝炎。

B超检查结果可供慢性肝炎诊断参考：①轻度：B超检查肝脾无明显异常改变。②中度：B超可见肝内回声增粗，肝脏和/或脾脏轻度肿大，肝内管道（主要指肝静脉）走行多清晰，门静脉和脾静脉内径无增宽。③重度：B超检查可见肝内回声明显增粗，分布不均匀；肝表面欠光滑，边缘变钝，肝内管道走行欠清晰或轻度狭窄、扭曲；门静脉和脾静脉内径增宽；脾脏肿大；胆囊有时可见“双层征”。慢性肝炎实验室检查异常程度参考指标具体参照第二节“肝著”。

2）淤胆型肝炎：起病类似急性黄疸型肝炎，但自觉症状常较轻，皮肤瘙痒，大便灰白，常有明显肝脏肿大，肝功能检查血清胆红素明显升高，以直接胆红素为主，凝血酶原活动度＞60% 或应用维生素 K 肌肉注射后一周可升至 60% 以上，血清胆汁酸、γ-谷氨酰转肽酶，碱性磷酸酶、胆固醇水平可明显升高，黄疸持续 3 周以上，并除外其他原因引起的肝内外梗阻性黄疸者，可诊断为急性淤胆型肝炎。在慢性肝炎基础上发生上述临床表现者，可诊断为慢性淤胆型肝炎。

2. 证候诊断

（1）肝胆湿热证：身目俱黄，黄色鲜明，发热口渴，心中懊，口干而苦，恶心欲吐，腹满胁痛，大便秘结或呈灰白色，小便短黄，舌红、苔黄腻，脉弦数。

（2）湿困脾胃证：身目俱黄，黄色晦滞，头重身困，胸脘痞满，恶心纳少，腹胀，大便溏垢。苔腻微黄，脉弦滑或濡缓。

（3）热毒炽盛证：发病急骤，黄疸迅速加深，色黄如金。伴有高热烦渴，神昏谵语，或见衄血、便血、肌肤瘀斑。舌质红绛，苔黄而燥，脉弦滑数。

（4）寒凝阳衰证：病程较长，身目俱黄，黄色晦暗。纳少脘闷，或腹胀便溏，神疲畏寒，口淡不渴。舌淡，舌体胖大，苔白腻，脉濡缓或沉迟。

（5）瘀血内阻证：身目发黄，面色晦暗，胁下痞块，身体消瘦，午后低热、齿鼻衄血，皮肤可见蛛丝纹缕，或见手掌赤痕，舌质紫暗或有瘀斑，脉沉涩而数。

【治疗方案】

1. 辨证选择口服中药汤剂

（1）肝胆湿热证：

治法：清热利湿、利胆退黄。

推荐方药：茵陈蒿汤加味。茵陈 30g、赤芍 15g、田基黄 15g、黄芩 12g、酒大黄 10g、柴胡 15g、虎杖 15g、车前草 15g、溪黄草 15 等。

（2）湿困脾胃证：

治法：健脾化湿、利胆退黄。

推荐方药：茵陈五苓散加减。茵陈20g、白术12g、茯苓20g、泽泻15g、桂枝10g、白蔻12g、薏仁米20g、佩兰10g、厚朴15g、陈皮10g。

（3）热毒炽盛证：

治法：清热解毒、凉血开窍。

推荐方药：犀角散加味。水牛角30g、栀子15g、黄连12g、升麻10g、茵陈30g、生大黄8g、金钱草30g、赤芍15g、黄芩12g、龙胆草15g、白茅根18g等。

（4）寒凝阳衰证：

治法：温化寒湿、健脾退黄。

推荐方药：茵陈术附汤加味。茵陈30g、附子10g、干姜8g、桂枝10g、白术12g、当归10g、泽兰12g、薏仁米20g、柴胡12g、川朴15g、甘草8g等。

（5）瘀血内阻证：

治法：活血化瘀，疏肝利胆。

推荐方药：血府逐瘀汤加减。当归15g、生地12g、桃仁12g、红花12g、枳壳15g、柴胡15g、赤芍15g、川芎15g、丹皮12g、酒大黄8g、茵陈20g、稀莶草15g等。

2. 中成药

（1）清利湿热类：神农肝康合剂，一次30～50ml，口服，一日3次；茵陈五苓丸，一次6g，口服，一日3次；当飞利肝宁片，一次2片，口服，一日3次；茵栀黄注射液，一次20～40ml加入10%葡萄糖注射液或0.9%氯化钠注射液250ml，静脉滴注，一日1次；苦参素（苦参碱）注射液（剂）0.6g加入10%葡萄糖注射液或0.9%氯化钠注射液250ml，静脉滴注，一日1次；苦黄注射液，一次30～60ml加入10%葡萄糖注射液或0.9%氯化钠注射液250ml，静脉滴注，一日1次；岩黄连注射液，一次6～10ml加入10%葡萄糖注射液或0.9%氯化钠注射液250ml，静脉滴注，一日1次；肝炎灵注射液，一次4ml，肌肉注射，一日1次。

（2）健脾化湿类：香砂养胃丸，一次6g，口服，一日3次；甘利欣注射液，一次30ml加入10%葡萄糖注射液或0.9%氯化钠注射液250ml，静脉滴注，一日1次。或甘草酸二铵注射剂，一次150mg加入10%葡萄糖注射液或0.9%氯化钠注射液 250ml，静脉滴注，一日 1 次；自制神农扶正益肝胶囊（颗粒），胶囊剂，一次 4 粒，口服，一日 3 次。颗粒剂，一次 10g（1 包），口服，一日 3 次。

（3）温化寒湿类：附子理中丸，一次 6g，口服，一日 3 次；藿香正气丸，一次 8 丸，口服，一日 3 次；丁蔻理中丸，一次 6g，口服，一日 3 次。

（4）活血化瘀类：丹参注射液，一次 20 ～ 30ml 加入 10% 葡萄糖注射液或 0.9% 氯化钠注射液 250ml，静脉滴注，一日 1 次；香丹注射液，一次 20 ～ 40ml 加入 10% 葡萄糖注射液或 0.9% 氯化钠注射液 250ml，静脉滴注，一日 1 次；川芎嗪注射液，一次 40 ～ 80ml 加入 10% 葡萄糖注射液或 0.9% 氯化钠注射液 250ml，静脉滴注，一日 1 次；红花注射液，一次 20ml 加入 10% 葡萄糖注射液或 0.9% 氯化钠注射液 250ml，静脉滴注，一日 1 次；鳖甲煎丸，一次 6g，口服，一日 3 次；大黄䗪虫丸，一次 6g，口服，一日 3 次。

3. 外治法

（1）中药洗浴疗法：一日 1 次或一日 2 次，每次 20 ～ 30 分钟。7 日为一疗程。

（2）神农退黄膏穴位贴敷：选贴神阙、肝俞、胆俞等穴。一日 1 次。每次贴敷 12 小时。10 日为一疗程。

4. 非药物疗法

（1）电脑肝病治疗仪：一日 1 次，一次 30 分钟。

（2）生物信息红外肝病治疗仪：一日 1 ～ 2 次，每次 30 分钟。

（3）多功能艾灸仪（DAJ-10 型）：适应于治疗寒凝阳衰型黄疸，选灸神阙、胆囊底（右）、肝俞、胆俞、期门等穴，每穴灸治 15 分钟，一日 1 次。

（4）血浆置换治疗：适应于重度黄疸患者。根据条件及具体病情，每次置换血浆量 2 000 ～ 3 000ml，每隔 5 ～ 7 天治疗 1 次，每位患者治疗 2 ～ 4 次，每次治疗时间 2.5 ～ 4 小时。

（5）针灸疗法。

参考文献

[1] 国家中医药管理局．中医病证诊断疗效标准．南京：南京大学出版社，

1994.

[2] 中华医学会传染病与寄生虫病学分会、肝病学分会．病毒性肝炎防治方案．中华肝脏病杂志，2000，8：324-329.

1.2.4 肝积病（肝纤维化）

肝积病是因多种原因导致肝络瘀滞不通，肝体失却柔养，疏泄失职。以右胁痛，或胁下肿块，腹胀纳少及肝淤征候为主要表现的积聚类疾病。现代医学肝纤维化属本病范畴。

肝纤维化是指肝组织内细胞外基质（ECM）成分过度增生与异常沉积，导致肝脏结构或（和）功能异常的病理变化，结构上表现为肝窦毛细血管化与肝小叶内以及汇管区纤维化；功能上可以表现为肝功能减退、门静脉高压等。其形成机制主要由于肝炎病毒、乙醇、药物与毒物、血吸虫、代谢和遗传、胆汁淤积、自身免疫性肝病等多种损伤因素长期慢性刺激肝脏，使肝窦内肝星状细胞的活化，胶原等ECM成分代谢失衡，生成大于降解，促使肝脏ECM沉积与组织结构重构。肝纤维化见于大多数不同病因的慢性肝脏疾病中，进一步发展，可形成肝硬化，严重影响患者健康与生命。

【临床诊断】

1. 疾病诊断

参照2006年8月24日中国中西医结合学会肝病专业委员会通过的《肝纤维化中西医结合诊疗指南》标准进行疾病诊断[1]。

（1）临床表现：肝纤维化患者的临床表现无特异性，差异较大。常见的临床表现为疲倦、乏力、食欲不振、大便异常、肝区不适或胀或痛、面色晦暗、舌质暗红、舌下静脉曲张、脉弦细等。部分患者可无明显症状与体征，或可表现为伴同于原发病的其他临床表现。

（2）病理学、实验室和影像学检查：

1）组织病理学检查：肝组织病理学检查是明确诊断、衡量炎症与纤维化程度，以及判定药物疗效的最重要依据。肝活组织检查的基本要求包括：力求用粗针穿刺（最好用 16G），标本长度 1cm 以上，至少在镜下包括 6 个以上汇管区。肝活组织检查标本应做连续切片，常规做苏木精 - 伊红、Masson 三色染色和（或）网状纤维染色。根据纤维增生程度与部位，将肝纤维化程度分别分为 1～4 期（Stage，S，见表 1-2-2 所示）。也可参照 Knodell、Ishak、Scheuer、Chevallier 等评分系统了解肝脏纤维化程度。

表 1-2-2　肝脏炎症活动度分级和纤维化程度分期标准表

炎症活动度			纤维化程度	
级 (G)	汇管区及周围	小叶内	期 (S)	纤维化程度
0	无炎症	无炎症	0	无
1	汇管区炎症	变性及少数点、灶状坏死灶	1	汇管区纤维化扩大，局限窦周及小叶内纤维化
2	轻度 PN	变性，点、灶状坏死或嗜酸小体	2	汇管区周围纤维化，纤维间隔形成，小叶结构保留
3	中度 PN	变性，融合坏死或见 BN	3	纤维间隔伴小叶结构紊乱，无肝硬化
4	重度 PN	BN 范围广，累及多个小叶（多小叶坏死）	4	早期肝硬化

注：PN：碎屑坏死（界面肝炎）；BN：桥接坏死。

2）影像学检查：B 超、CT（CT）和（或）核磁共振成像（MRI）的合理选用及相互对照验证，有助于动态观察纤维化程度。量化或半定量化标准观察肝脏弹性、肝脏体积、肝脏表面的形态、肝包膜厚度、肝实质、肝内血管和胆管、脾脏和脾静脉以及胆囊等指标的改变，对纤维化的诊断和评估病变的活动度可提供有价值的参考资料。现有资料表明，门静脉主干内径宽度、门静脉每分钟血流量、脾脏厚度、脾静脉宽度及肝右叶最大斜径等参数的改变与肝纤维化程度有较好的相关性。CT 和（或）MRI 检查，其肝左叶和脾脏的大小以及肝表面形态、门静脉侧支血管等的影像学改变，有助肝纤维化程度和进展的观察。

3）血清纤维化标志物检查：有助于反映肝脏炎症和纤维化，主要有：① ECM 代谢成分，包括透明质酸（HA）、III 型前胶原肽或其代谢片段（包括 P

ⅢP 或 PCⅢ）、Ⅳ型胶原或其代谢片段（包括ⅣC、Ⅳ7S、ⅣNC1）及层黏蛋白（LN）。② ECM 代谢相关酶及其抑制物，如基质金属蛋白酶组织抑制因子 -1 等。③纤维化形成的细胞因子，如转化生长因子 β_1 等。上述指标的综合应用对判定有无肝纤维化及区分肝纤维化与肝硬化有指导意义，但血清纤维化标志物仍然缺乏特异性与敏感性，对纤维化具体分期无直接指导意义，宜联合检测与动态观察。

4）其他预测指标与相关危险因素：包括血清天冬氨酸氨基转移酶（AST）水平与丙氨酸氨基转移酶（ALT）比值，γ- 谷氨酰转肽酶（GGT）和碱性磷酸酶（ALP）水平，总胆红素（TBil）含量，AST/ 血小板比值（AST to platelet ratio index，APRI），α_2- 巨球蛋白与 γ- 球蛋白含量等。其中以 AST/ALT 比值、GGT、APRI 等数值升高意义尤为重要。相关危险因素有患者病程较长与年龄较大，长期大量饮酒、体重指数（BMI）增加、胰岛素抵抗与肝脂肪变性、人类免疫缺陷病毒感染与使用免疫抑制剂、反复血吸虫感染等。

（3）诊断要点：

1）慢性肝病病史：有慢性乙型病毒性肝炎、慢性丙型病毒性肝炎，血吸虫感染、酒精性肝病、非酒精性脂肪性肝病、药物性或中毒性肝病、胆汁淤积与自身免疫性肝病等病史。病原学诊断参考中华医学会感染病与寄生虫病学分会、肝病学分会制定的相关标准[2]。

2）临床表现：临床症状无特异性，可无症状。除原发疾病临床表现外，可有疲倦乏力、肝区不适或胀或痛、食欲不振、大便异常、舌质暗红或暗淡、脉弦细等。

3）实验室检查：血清肝纤维化标志物（HA，P Ⅲ P 或 PC Ⅲ，ⅣC、Ⅳ7S 或ⅣNC1，LN），以及 AST/ALT 比值、GGT、APRI 等异常升高。

4）影像学检查：B 超检查发现肝包膜粗糙，回声增密、增粗、增强且分布不均匀，血管走向不清等，或见门脉内径增宽、脾脏增厚等。

5）肝组织病理学检查：肝组织苏木精 - 伊红、Masson 三色染色和（或）网状纤维染色，可见纤维组织不同程度的增生（S1 ～ S4）。

6）危险因素：长期大量饮酒，患者病程较长与年龄较大，体重指数（BMI）增加、胰岛素抵抗、肝细胞脂肪变性、HIV 感染与使用免疫抑制剂等。

2. 证候诊断

（1）肝胆湿热证：口干苦或口臭、胁胀或痛、纳呆、胃脘胀闷、倦怠乏力、皮肤巩膜黄染、大便黏滞秽臭或干结、舌质红、苔黄腻，或舌边尖有瘀点、舌下静脉曲张、脉弦数或弦滑数。

（2）肝郁脾虚证：胁肋胀满疼痛，胸闷善太息，精神抑郁或性情急躁，纳食减少，脘腹痞闷，神疲乏力，面色萎黄，大便不实或溏泻。舌质淡有齿痕，苔白，或舌边尖有瘀点，舌下静脉曲张，脉沉弦。

（3）肝肾阴虚证：胁肋隐痛，遇劳加重，腰膝酸软，口燥咽干，心中烦热，头晕目眩，失眠多梦，两目干涩。舌质红，苔薄白少津，或舌边尖有瘀点，舌下静脉曲张，脉弦细数。

【治疗方案】

1. 辨证选择口服中药汤剂

鉴于本病基本病机为瘀血阻络，临床典型表现有疲倦乏力、食欲不振、大便异常、肝区不适或胀或痛、面色晦暗、舌质暗红、舌下静脉曲张、脉弦细等。因此，日常临床工作中，对于中医辨证选择口服中药汤剂采取病证结合的方法，在辨证分型用药基础上均加用“活血化瘀通络”之品，

（1）肝胆湿热证：

治法：清热化湿，活血通络。

推荐方药：茵陈蒿汤合膈下逐瘀汤加减。茵陈 30g、栀子 15g、大黄 8g、黄芩 12g、泽泻 15g、车前子 20g、当归 12g、赤芍 15g、丹参 20g、鳖甲 15g、桃仁 12g 等。

（2）肝郁脾虚证：

治法：疏肝健脾，活血通络。

推荐方药：逍遥散合膈下逐瘀汤加减。柴胡 15g、白芍 15g、当归 12g、薄荷 6g、炙甘草 10g、川芎 15g、白术 12g、茯苓 20g、当归 12g、川芎 15g、丹参 20g、鳖甲 15g、桃仁 12g、红花 10g 等。

（3）肝肾阴虚证：

治法：滋养肝肾，活血通络。

推荐方药：一贯煎合膈下逐瘀汤加减。北沙参 12g、麦冬 10g、当归 12g、生地黄 12g、枸杞子 12g、山药 20g、山茱萸 12g、丹皮 15g、泽泻 15g、茯苓 20g、当归 12g、赤芍 15g、丹参 20g、鳖甲 15g、桃仁 12g 等。

2. 中成药

（1）清热化湿类：叶下珠胶囊，3 粒，口服，一日 3 次；茵栀黄注射液，一次 20 ～ 40ml 加入 10% 葡萄糖注射液或 0.9% 氯化钠注射液 250ml，静脉滴注，一日 1 次；苦参素（苦参碱）注射液（剂）0.6g 加入 10% 葡萄糖注射液或 0.9% 氯化钠注射液 250ml，静脉滴注，一日 1 次；苦黄注射液，一次 30 ～ 60ml 加入 10% 葡萄糖注射液或 0.9% 氯化钠注射液 250ml，静脉滴注，一日 1 次；岩黄连注射液，一次 6 ～ 10ml 加入 10% 葡萄糖注射液或 0.9% 氯化钠注射液 250ml，静脉滴注，一日 1 次；自制神农肝康合剂，一次 30 ～ 50ml，口服，一日 3 次。

（2）疏肝解郁健脾类：逍遥丸，一次 6g，口服，一日 3 次；自制神农扶正益肝胶囊（颗粒），胶囊剂，一次 4 粒，口服，一日 3 次。颗粒剂，一次 10g（1 包），口服，一日 3 次。

（3）滋补肝肾类：杞菊地黄丸，一次 6g，口服，一日 3 次；自制神农滋肝益气丸，一次 6g，口服，一日 3 次；自制神农滋肾养肝膏，一次 1 袋（20g），热开水冲服，一日 2 次。

（4）活血化瘀类：丹参注射液，一次 20 ～ 30ml 加入 10% 葡萄糖注射液或 0.9% 氯化钠注射液 250ml，静脉滴注，一日 1 次；或香丹注射液，一次 20 ～ 40ml 加入 10% 葡萄糖注射液或 0.9% 氯化钠注射液 250ml，静脉滴注，一日 1 次；自制神农纤肝灵胶囊，一次 4 粒，口服，一日 3 次；自制神农软肝丸，一次 6g，口服，一日 3 次。根据病情尚可选用鳖甲煎丸、大黄蛰虫丸、扶正化瘀胶囊、复方鳖甲软肝片等。

3. 中药外治法

神农化积膏肝区贴敷（脾脏明显增大者加贴脾区）：一次 1 张，一日 1 次，每次贴敷 12 小时，夜敷昼取。1 月为一疗程。

4. 非药物疗法

（1）电脑肝病治疗仪：一日 1 次，每次 30 分钟。

（2）HD-91- Ⅱ型肝病治疗仪穴位治疗：一日 1 次，每次 30 分钟。

（3）生物信息红外肝病治疗仪：一日 1 ～ 2 次，每次 30 分钟。

（4）针灸疗法。

参考文献

[1] 中国中西医结合学会肝病专业委员 . 肝纤维化中西医结合诊疗指南 [J]. 中国中西医结合杂志，2006，26（11）：1052-1056.

[2] 中华医学会传染病与寄生虫病学分会、肝病学分会 . 病毒性肝炎防治方案 . 中华肝脏病杂志，2000，8：324-329.

1.2.5　积聚（肝硬化代偿期）

积聚是由于正气亏虚，脏腑失和，气滞、血瘀、痰浊蕴结腹内而致，以腹内结块，或胀或痛为主要临床特征的一类病证。现代医学肝硬化代偿期参属本病范畴。

【临床诊断】

1. 疾病诊断

（1）中医诊断标准：参照全国高等医药教材《中医内科学》标准[1]。

1）积证：以腹部扪及或大或小、质地或软或硬的包块，或胀或痛为临床特征。

2）聚证：以腹中气聚攻窜作痛、时作时止，发作时可见腹部气聚胀满，缓解时则气聚胀满消失为临床特征。

3）影像学、内窥镜检查等理化检查有助于该病症诊断。

（2）西医诊断标准：参考 2000 年中华医学会传染病与寄生虫病学分会、肝病学分会联合修订的《病毒性肝炎防治方案》[2] 及 2010 年中华医学会肝病学分会、中华医学会感染病学分会联合制定的《中国慢性乙型肝炎防治指南》[3] 中关于代偿期肝硬化部分进行诊断。具体标准如下。

代偿性肝硬化指早期肝硬化，一般属 Child-Pugh A 级。影像学、生化学或血液学检查有肝细胞合成功能障碍或门静脉高压症（如脾功能亢进及食管胃底静脉曲张）证据，或组织学符合肝硬化诊断，但无食管胃底静脉曲张破裂出血、腹水或肝性脑病等严重并发症。患者虽可有轻度乏力、食欲减少或腹胀症状，尚无明显肝功能衰竭表现。血清白蛋白降低，但仍≥ 35g/L，胆红素＜ 35μmol/L，凝血酶原活动度多大于 60%。血清 ALT 及 AST 轻度升高，AST 可高于 ALT，γ- 谷氨酰转肽酶可轻度升高。根据肝脏炎症活动情况，可将肝硬化区分为活动性肝硬化和静止性肝硬化。

1）活动性肝硬化：慢性肝炎的临床表现依然存在，特别是 ALT 升高，黄疸、白蛋白水平下降，肝质地变硬，脾进行性增大，并伴有门静脉高压征。

2）静止性肝硬化：ALT 正常，无明显黄疸，肝质地硬，脾大，伴有门静脉高压症，血清白蛋白水平低。

代偿性肝硬化的影像学诊断：B 超见肝脏缩小，肝表面明显凹凸不平，锯齿状或波浪状，肝边缘变钝，肝实质回声不均、增强，呈结节状，门静脉和脾门静脉内径增宽，肝静脉变细，扭曲，粗细不均。

2. 证候诊断

（1）湿热内阻证：

1）主症：①皮目黄染，黄色鲜明；②恶心或呕吐；③口干苦或口臭；④舌苔黄腻。

2）次症：①脘闷，或纳呆，或腹胀；②小便黄赤；③大便秘结或黏滞不畅；④胁肋灼痛。⑤脉弦滑或滑数。

凡具备主症之①，或其余主症中 2 项加次症 1 项，脉象基本符合，可定为本证。

（2）肝脾血瘀证：

1）主症：①胁痛如刺，痛处不移；②朱砂掌，或蜘蛛痣色黯，或毛细血管扩张；③胁下积块；④舌质紫暗，或有瘀斑瘀点。

2）次症：①胁肋久痛；②面色晦暗。

凡具备主症中任 1 项或次症 2 项，可定为本证。

（3）肝郁脾虚证：

1）主症：①胁肋胀痛或窜痛；②急躁易怒，喜太息；③口干口苦，或咽部有异物感。

2）次症：①纳差或食后胃脘胀满；②便溏；③腹胀；④嗳气；⑤乳房胀痛或结块。⑥舌质淡红，苔薄白或薄黄。

凡具备主症2项（其中第1项必备），加上次症2项，舌脉基本符合，可定为本证。

（4）脾虚湿盛证：

1）主症：①纳差或食后胃脘胀满；②便溏或黏滞不畅；③腹胀；④气短，乏力；⑤舌质淡，舌体胖或齿痕多，苔薄白或腻。

2）次症：①恶心或呕吐；②自汗；③口淡不欲饮；④面色萎黄。⑤脉沉细或细弱。

凡具备主症3项，或主症2项加次症2项，脉象基本符合，可定为本证。

（5）肝肾阴虚证：

1）主症：①腰痛或腰酸腿软；②眼干涩；③五心烦热或低烧；④舌红少苔。

2）次症：①耳鸣、耳聋；②头晕、眼花；③大便干结；④小便短赤；⑤胁肋隐痛，劳累加重；⑥口干咽燥。⑦脉细或细数。

凡具备主症3项，或主症2项加次症2项，脉象基本符合，可定为本证。

（6）脾肾阳虚型：

1）主症：①脾虚湿盛证部分证候或五更泻；②肾虚部分证候（腰痛或腰酸腿软，阳痿，早泄，耳鸣，耳聋等）；③形寒肢冷。

2）次症：①小便清长或夜尿频数；②舌质淡胖，苔润。③脉沉细或迟。

凡具备主症3项或主症①、②加次症1项，脉象基本符合，可定为本证。

【治疗方案】

1. 辨证选择口服中药汤剂

（1）湿热内阻证：

治法：清热利湿。

推荐方药：茵陈蒿汤或中满分消丸加减。黄芩10g，黄连10g，知母10g，厚朴15g，枳实15g，陈皮10g，茯苓15g，猪苓15g，泽泻15g，白术15g，茵陈蒿30g，栀子10g，大黄（后下）10g，甘草6g等。

随证加减：肝胆实火较盛者，可去猪苓、泽泻、厚朴等伤阴之品，加强泄火之力；风火上炎症见头痛、目赤者，加菊花、桑叶等以清肝散风。

（2）肝脾血瘀证：

治法：活血软坚。

推荐方药：膈下逐瘀汤加减。柴胡 10g、当归 10g、桃仁 10g、五灵脂 10g、炙山甲 10g、地鳖虫 10g，丹参 20g、白茅根 20g、大腹皮 20g，茯苓 15g、白术 15g 等。

随证加减：气虚甚者，宜重用黄芪、白术益气活血，并酌加枳实、香附等行气活血；胁下硬块者，加牡蛎、鳖甲等柔肝软坚；脾大明显者加服鳖甲煎丸；胁肋疼痛者，加玄胡、蒲黄等活血止痛；有皮下出血者，加侧柏叶、旱莲草等养阴止血。

（3）肝郁脾虚证：

治法：疏肝健脾。

推荐方药：柴胡疏肝散合四君子汤加减。柴胡 10g，枳实 15g，白芍 15g，香附 10g，白术 15g，茯苓 15g，陈皮 10g，党参 20g 等。

随证加减：脾虚较甚，乏力、便溏明显者，可酌加生薏米、黄芪、党参健脾益气；用于食欲不振、胃脘胀闷者，尚可配用木香、砂仁等；胁肋胀痛者，加青皮、佛手行气舒肝；肝郁甚而化火易急躁、口干苦者，酌加栀子、黄芩清泄肝火。

（4）脾虚湿盛证：

治法：健脾利湿。

推荐方药：参苓白术散加减。党参 15g，白术 15g，白扁豆 15，茯苓 15g，猪苓 15g，泽泻 15g，山药 20g，薏苡仁 30g，砂仁 10g，陈皮 10g，甘草 10g 等。

随证加减：若气虚较重者，重用黄芪、白术各 40 ～ 60g；水湿壅盛出现肿胀者，加大腹皮、桑白皮以行气利水；夹杂表证者，可加苏叶以解表宣肺；并肾阳不足腰腿酸软者，桂枝易肉桂，或加附子温补肾阳；胃脘胀闷者，加川楝子、莱菔子、沉香末；纳差者，加内金、麦芽等健脾消食。

（5）肝肾阴虚证：

治法：滋养肝肾。

推荐方药：一贯煎加减。北沙参 10g，麦冬 10g，当归 10g，生地黄 15g，枸杞 15g，川楝子 12g 等。

随证加减：阴虚肝旺，头晕目眩者，加石决明、天麻等；虚烦眠差者，加酸枣仁、知母；大便干燥，加瓜蒌仁、麻仁；津伤渴甚者，加知母、天花粉；低热者选用知母、生地；精血不足双目干涩者选用枸杞子、熟地等养肝明目。

（6）脾肾阳虚证：

治法：温补脾肾。

推荐方药：附子理中丸合济生肾气丸。炮附子（先煎）10g，干姜 10g，党参 15g，白术 15g，猪苓 15g，茯苓 15g，泽泻 15g，桂枝 10g，赤芍 15g，丹参 20g，莪术 12g，甘草 5g 等。

随证加减：纳呆腹胀，食后尤甚者可加黄芪、山药、薏苡仁、扁豆健脾化湿；畏寒神疲、腰痛、腰酸腿软、阳痿者可酌加仙灵脾、巴戟天、仙茅等；小便清长，夜尿多者，加乌药、益智仁；五更泻者，可酌伍四神丸。

2. 辨证选择中成药

（1）护肝降酶类：甘利欣注射液，一次 30ml 加入 10% 葡萄糖注射液或 0.9% 氯化钠注射液 250ml，静脉滴注，一日 1 次。或甘草酸二铵注射剂，一次 150mg 加入 10% 葡萄糖注射液或 0.9% 氯化钠注射液 250ml，静脉滴注，一日 1 次；肝炎灵注射液，一次 4ml，肌肉注射，一日 1 ～ 2 次；自制神农护肝降酶胶囊，一次 2 粒，口服，一日 3 次。

（2）利胆退黄类：茵栀黄注射液，一次 20 ～ 40ml 加入 10% 葡萄糖注射液或 0.9% 氯化钠注射液 250ml，静脉滴注，一日 1 次；苦黄注射液，一次 30 ～ 60ml 加入 10% 葡萄糖注射液或 0.9% 氯化钠注射液 250ml，静脉滴注，一日 1 次；当飞利肝宁片，一次 2 片，口服，一日 3 次；自制神农肝康合剂，一次 30 ～ 50ml，口服，一日 3 次。

（3）活血化瘀类：丹参注射液，一次 20 ～ 30ml 加入 10% 葡萄糖注射液或 0.9% 氯化钠注射液 250ml，静脉滴注，一日 1 次；自制神农软肝丸，一次 6g，口服，一日 3 次；大黄蛰虫丸，一次 6g，口服，一日 3 次。此外，根据病情尚可选用扶正化瘀胶囊、复方鳖甲软肝片、安络化纤丸等。

3. 其他治法

主要包括抗病毒、杀虫、戒酒、解毒及相关病因治疗等。根据病情可选择中药穴位贴敷疗法、中药离子导入、中药灌肠、脐火疗法、肝病治疗仪等。

（1）神农化积膏肝区贴敷（脾脏明显增大者加贴脾区）：一次1张，一日1次，每次贴敷12小时，夜敷昼取。1月为一疗程。

（2）多功能艾灸仪（DAJ-10型）：适用于脾肾阳虚证，选灸神阙、肝俞、胆俞、期门、章门、中脘等穴，每穴灸治15分钟，温度控制在45℃左右，被灸穴位呈潮红状为佳。一日1次。

（3）电脑肝病治疗仪：一日1次，每次30分钟。

（4）磁热疗法加中药离子导入疗法：中药丹参煎为汤剂后浓缩，依据脏腑学说、经络学说、腧穴论的观点，通过低频脉冲信号在相关的穴点上，作用于脏腑深部，起到按摩肝胆、改善肝脏血流变化、加速胆汁的分泌与排泄、改善肝细胞代谢、改善肝细胞功能的作用。选穴：肝俞、胆俞、章门、期门、足三里、阳陵泉、阴陵泉等。体位：平卧或坐位。输出频率：采用中级板刺激穴位，用Ⅰ频或Ⅱ频，输出量30%～50%。一日1次，每次30分钟，30天为一疗程。

（5）针灸疗法。

参考文献

[1] 田德禄．中医内科学．北京：人民卫生出版社，2006.

[2] 中华医学会传染病与寄生虫病学分会、肝病学分会．病毒性肝炎防治方案．中华肝脏病杂志，2000，8：324-329.

[3] 中华医学会肝病学分会、中华医学会感染病学分会．慢性乙型肝炎防治指南（2010年版）[J]. 中华肝脏病杂志，2011，19（1）：13-24.

1.2.6 肝癖（脂肪肝）

肝癖是因肝失疏泄，脾失健运，痰浊淤积于肝，以胁胀或痛、右胁下肿块为主要表现的积聚类疾病。现代医学的非酒精性脂肪性肝病属本病范畴。

【临床诊断】

1. 疾病诊断

参照 2010 年中华医学会肝病学分会脂肪肝和酒精性肝病学组修订的《非酒精性脂肪性肝病诊疗指南》中临床诊断标准[1]。

（1）无饮酒史或饮酒折合乙醇量小于＜ 140g/ 周（女性＜ 70g/ 周）。

（2）除病毒性肝炎外，药物性肝病、全胃肠外营养、肝豆状核变性、自身免疫性肝病等可导致脂肪肝的特定疾病。

（3）肝活检组织学改变符合脂肪性肝病的病理学诊断标准。

鉴于肝组织学诊断难以获得，非酒精性脂肪性肝病工作定义为：①肝脏影像学表现符合弥漫性脂肪肝的诊断标准且无其他原因可供解释；和（或）②有代谢综合征相关组分的患者出现不明原因的血清 ALT 和（或）AST、GGT 持续增高半年以上。减肥和改善 IR(胰岛素抵抗) 后，异常酶谱和影像学脂肪肝改善甚至恢复正常者可明确非酒精性脂肪性肝病的诊断。

2. 证候诊断

（1）肝郁脾虚、痰湿阻滞证：胁肋胀痛，头身困重，乏力，胸脘痞闷，食欲不振，口黏不渴，便溏不爽。舌苔白腻，脉弦滑。

（2）痰阻血瘀、湿郁化热证：胁肋胀痛，纳呆恶心，厌食油腻，口干口苦，腹胀，舌苔黄腻，脉弦滑。

（3）湿郁血瘀、肝阴不足证：肝区不适，胁肋隐痛，口干咽燥，心中烦热，两目干涩，头晕目眩，舌质紫暗有瘀斑瘀点，舌苔腻，脉弦细数。

【治疗方案】

1. 证选择口服中药汤剂

（1）肝郁脾虚、痰湿阻滞证：

治法：疏肝健脾、化湿活血。

推荐方药：柴胡 15g、丹参 20g、泽泻 15g、海藻 20g、生山楂 15g、白术 12g、苡仁 20g 等。

（2）痰阻血瘀、湿郁化热证：

治法：化瘀活血、祛湿清热。

推荐方药：丹参 20g、泽泻 15g、海藻 20g、生山楂 15g、白术 12g、虎杖 20g、茵陈 20g 等。

（3）湿郁血瘀、肝阴不足证：

治法：祛湿化瘀、滋补肝阴。

推荐方药：丹参 20g、泽泻 15g、海藻 15g、生山楂 15g、三七末（冲服）10g、枸杞 12g、女贞子 15g 等。

2. 中成药

根据病情可选用壳脂胶囊、强肝胶囊、水飞蓟素类、海麒舒肝胶囊、自制神农肝脂宁丸等。其中自制神农肝脂宁丸，一次 6g，口服，一日 3 次。3 月为一疗程。

3. 运动、饮食疗法

（1）运动治疗方案：

1）运动种类：应以低强度、长时间的有氧运动为主，如慢跑、中快速步行（115 ～ 125 步 /min）等。

2）运动强度：运动时脉搏应维持在（170 －年龄）次 /min，最多不超过（200 －年龄）次 /min。或运动后疲劳感于 10 ～ 20 分钟内消失为宜；运动持续时间：每次 20 ～ 60 分钟。

3）运动实施时间：选择在下午或晚上。

4）运动实施频率：每周 3 ～ 5 次。

5）适应证：用于体重超重的脂肪肝患者和营养过剩性脂肪肝病人。

脂肪肝的运动疗法是其综合治疗的重要方面，根基患者的年龄、性别、病情、生活方式和习惯，以全身耐力为基础，制订个性化的运动处方（慢跑或中快速步行、打球、游泳、太极拳、八段锦等）。

（2）饮食疗法：

1）神农调脂茶：一次 1 袋（6g），热开水 200ml 冲泡，口服，一日 4 ～ 6 次。

2）辨证施膳：春季食疗可选择陈皮麦芽决明子茶、麦麸山楂糕等；夏季可选择茵陈苍术茶等；秋季可选择陈皮枸杞粟米粥等；冬季可选用木耳大枣羹、人参黄精扁豆粥等。

3）饮食调摄：脂肪肝患者必须科学饮食，保证营养平衡，杜绝暴饮暴食，注意优质蛋白，维生素的摄入，酗酒者需戒酒。①控制热量摄入，促使肝细胞内的脂肪氧化消耗。以标准体重计算，每公斤体重应供热能 84 ～ 105kJ（20 ～ 25kCar）。②限制脂肪和碳水化合物摄入。按标准体重计算，每公斤体重每天可供给脂肪 0.5 ～ 0.8g，选用植物油或含长链不饱和脂肪酸的食物，如鱼类等。碳水化合物每天每公斤体重供给 2 ～ 4g，食用糖摄入不宜过多。③高蛋白饮食。每天每公斤体重供给蛋白质 1.2 ～ 1.5g，其中优质蛋白应占适当比例，如豆制品、瘦肉、鱼、虾、脱脂奶等。④保证新鲜蔬菜，尤其是绿叶蔬菜供给，含糖多的蔬菜及水果不宜进食过多。⑤限制食盐。每天以 6g 为宜。⑥适量饮水以促进机体代谢及代谢废物排泄。⑦适量摄入含有甲硫氨基酸丰富食物，如小米、芝麻、油菜、菠菜、菜花、甜菜头、干贝、淡菜等，以促进体内磷脂合成，帮助肝内脂肪转化。⑧忌辛辣和刺激性食物，如洋葱、蒜、姜、辣椒、胡椒和酒类等，少进肉汤、鸡汤、鱼汤等含氮浸出物高的食品。

4. 其他疗法

根据病情选择针刺疗法、耳针、耳穴埋豆、火罐、经穴磁导疗法、穴位注射、生物信息红外肝病治疗仪、神农退黄膏穴位贴敷、神农护肝镇痛膏肝区或脾区贴敷、HD-91-II 型肝病治疗仪脱脂治疗等治疗方法。

用法：生物信息红外肝病治疗仪，一日 1 次，每次 30 分钟；神农退黄膏穴位贴敷，一日 1 次，夜敷昼取，每次贴敷 12 小时。10 次为一疗程；神农护肝镇痛膏肝区或脾区贴敷，一日 1 次，夜敷昼取，每次贴敷 12 小时。7 次为一疗程；HD-91-II 型肝病治疗仪脱脂治疗，一日 1 次。每次 45 分钟，1 月为一疗程。

参考文献

[1] 中华医学会肝病学分会脂肪肝和酒精性肝病学组．非酒精性脂肪肝性肝病诊疗指南（2010 年修订版）．中华肝脏病杂志，2010，18(3)：163-166.

1.2.7 鼓胀（肝硬化失代偿期）

鼓胀系肝脾受伤、疏运失常、气血交阻所致水气内停，出现腹满胀大为主要临床表现的病症。现代医学肝硬化失代偿期属于本病范畴。

【临床诊断】

1. 中医诊断标准

参照参照全国高等医药教材《中医内科学》[1] 标准制定。

（1）主症：腹部膨隆如鼓，皮肤绷紧，叩之如鼓，有移动性浊音。可伴有腹部积块，或齿鼻衄血，或在颈胸壁等处出现红痣血缕及手掌赤痕，或四肢瘦削、神疲乏力、纳少便溏，或高热烦躁，神昏谵语，皮肤出现瘀斑等症状。若嗳气、矢气则舒，腹部按之空空然，如按气囊，鼓之如鼓，多为气鼓；若腹部坚硬，按如蛙腹，振动有水声，按之如囊裹水，多为水鼓；若内有癥积，按之胀满疼痛，腹上青筋暴露，面颈部出现红缕赤痕，多为血鼓。

（2）病人胁下有癥积、黄疸、胁痛、情志内伤等病史，酗酒及到过血吸虫疫区等，对临床诊断有一定帮助。

（3）理化检查：超声检查可发现少量腹水与判断腹水量，对鼓胀诊断有重要作用。其他如 X 线钡餐、胃镜检查、CT、血常规及肝功能检查等对病情判断也有一定作用。

2. 西医诊断标准

参考叶任高主编的全国高等医药院校教材《中医内科学》[2] 以及 2000 年中华医学会传染病与寄生虫病学分会、肝病学分会联合修订的《病毒性肝炎防治方案》[3] 和 2010 年中华医学会肝病学分会、中华医学会感染病学分会联合制定的《慢性乙型肝炎防治指南》[4] 中关于失代偿期肝硬化部分进行诊断。

（1）符合肝硬化腹水（1 ～ 2 级）诊断标准：包括肝功能的损害、门脉高压的临床表现、实验室检查及影像学检查。

（2）有腹水体征和影像学结果：腹胀、腹部移动性浊音阳性等；腹部超声或 CT 检查证实存在腹腔积液。

3. 证候诊断

（1）气滞湿阻证：腹胀按之不坚，胁下胀满或疼痛，纳呆食少，食后胀甚，得嗳气、矢气稍减，或下肢水肿，小便短少，舌苔薄白腻，脉弦。

（2）湿热蕴结证：腹大坚满，脘腹胀急，烦热口苦，渴不欲饮，或有面目皮肤发黄，小便赤涩，大便秘结或溏垢，舌边尖红，苔白腻或兼灰黑，脉弦数。

（3）气滞血瘀证：腹胀痛，时轻时重，纳呆食少，嗳气，胁腹刺痛拒按，面色晦暗，肌肤甲错，可有瘀斑，舌质紫暗，脉细涩。

（4）肝脾血瘀证：脘腹坚满，按之不陷而硬，青筋怒张，胁腹刺痛拒按，面色晦暗，头颈胸壁等处可见红点赤缕，唇色紫褐，或见大便色黑，舌质紫暗或有瘀斑，脉细涩。

（5）气虚血瘀证：腹大胀满，撑胀不甚，神疲乏力，少气懒言，不思饮食，或食后腹胀，面色晦暗，头颈胸壁或有紫斑或红痣赤缕，小便不利，舌质暗淡，脉细无力。

（6）脾肾阳虚证：腹大胀满，早轻暮重，面色苍黄，脘闷纳呆，神倦怯寒，肢冷或下肢浮肿，食少便溏，小便短少不利。舌质淡紫，脉沉弦无力。

（7）肝肾阴虚证：腹大胀急，或见青筋暴露，面色晦暗，唇紫口燥，心烦失眠，牙龈出血，鼻衄时作，小便短少。舌质红绛少津，脉弦细数。

【治疗方案】

治疗包括一般治疗（休息、控制水和钠盐的摄入）以及消除病因及诱因（如戒酒、停用有损肝功能的药物等）。临床应根据肝硬化不同病因继续沿用病因治疗措施。同时根据临床需要，按肝硬化治疗要求，选用保肝药物。

1. 辨证选择中药口服汤剂

（1）气滞湿阻证：

治法：疏肝理气，行湿散满。

推荐方药：柴胡疏肝散合胃苓汤加减。柴胡 15g、白芍 15g、枳壳 20g、炒白术 12g、泽泻 15g、香附 15g、茯苓皮 20g、陈皮 12g、大腹皮 18g、苍术 12g、薏苡仁 20g 等。

（2）湿热蕴结证：

治法：清热利湿，攻下逐水。

推荐方药：中满分消丸加减。党参 15g、白术 12g、姜黄 15g、茯苓皮 20g、半夏 12g、枳实 12g、黄芩 12g、知母 12g、苍术 12g、泽泻 15g、车前子 18g、陈皮 12g、炒二丑 12g 等。

（3）气滞血瘀证：

治法：疏肝理气，活血祛瘀。

推荐方药：柴胡疏肝散合血府逐瘀汤加减。柴胡 15g、白芍 18g、香附 15g、枳壳 15g、桃仁 12g、红花 12g、当归 12g、川芎 15g、茯苓皮 20g、泽泻 15g、益母草 15g、车前子 20g 等。

（4）肝脾血瘀证：

治法：活血祛瘀，行气利水。

推荐方药：调营饮加减。柴胡 15g、赤芍 15g、当归 12g、川芎 15g、玄胡 20g、大腹皮 18g、陈皮 12g、莪术 12g、桑白皮 15g、槟榔 15g、茯苓皮 18g、益母草 15g、泽兰 12g 等。

（5）气虚血瘀证：

治法：补中益气，活血祛瘀。

推荐方药：四君子汤合补阳还五汤加减。党参 15g、赤芍 15g、白术 12g、当归 12g、川芎 15g、桃仁 12g、红花 12g、陈皮 12g、茯苓皮 18g、益母草 15g、车前子 18g 等。

（6）脾肾阳虚证：

治法：温补脾肾，化气行水。

推荐方药：附子理中丸合济生肾气丸加减。制附子 10g、干姜 10g、党参 15g、白术 12g、茯苓 20g、山药 20g、泽泻 15g、桂枝 12g、车前子 20g、汉防己 20 等。

（7）肝肾阴虚证：

治法：滋养肝肾，凉血化瘀。

推荐方药：一贯煎加减。生地 15g、枣皮 12g、沙参 12g、枸杞 12g、丹皮 12g、泽泻 15g、茯苓 20g、川牛膝 20g、车前草 18g、桃仁 12g、凌霄花 12g、赤白芍 20g、枳壳 20g、蟹甲 15g 等。

注：1）临床实践中根据患者具体情况决定处方的剂量并进行相应加减。

2）出现黄疸加重，应注意及时判断患者是否存在内伤发热、腹痛（自发性腹膜炎）、慢性肝衰竭等，并积极对症处理或退出本路径。

2. 中成药

（1）疏肝行气化湿类：疏肝解郁胶囊，一次 4 粒，口服，一日 3 次；木香顺气丸，一次 6g，口服，一日 3 次；香砂养胃丸，一次 6g，口服，一日 3 次。

（2）清热化湿类：茵栀黄颗粒，一次 6g，口服，一日 3 次。或茵栀黄注射液，一次 20 ～ 40ml 加入 10% 葡萄糖注射液 150 ～ 250ml，静脉滴注，一日 1 次；茵陈五苓丸，一次 6g，口服，一日 3 次；当飞利肝宁片，一次 2 片，口服，一日 3 次；自制神农肝康合剂，一次 30 ～ 50ml，口服，一日 3 次。

（3）活血化瘀类：丹参注射液，一次 20 ～ 30ml 加入 5% 葡萄糖注射液 150 ～ 250ml，静脉滴注，一日 1 次。或香丹注射液，一次 20 ～ 40ml 加入 10% 葡萄糖注射液 150 ～ 250ml，静脉滴注，一日 1 次；自制神农软肝丸，一次 6g，口服，一日 3 次。此外，根据病情尚可选用鳖甲煎丸、大黄䗪虫丸、扶正化瘀胶囊、复方鳖甲软肝片。

（4）温补脾肾类：附子理中丸，一次 6g，口服，一日 3 次；桂附地黄丸，一次 6g，口服，一日 3 次。

（5）滋养肝肾类：杞菊地黄丸，一次 6g，口服，一日 3 次；自制神农滋肝益气丸，一次 6g，口服，一日 3 次；自制神农滋肾养肝膏，一次 1 袋（20g），热开水冲服，一日 2 次。

3. 中药外治法

（1）中药消鼓舒腹散敷脐：一日 1 次，每次贴敷 12 小时，夜敷昼取。7 日为一疗程。

（2）中药通腹消胀液保留灌肠：一次 150ml，一日 1 ～ 2 次。5 日为一疗程。

4. 非药物疗法

（1）水鼓灸法：选灸气海、三阴交、水分、肾俞、曲泉、神阙等穴，每穴灸治 5 分钟，一日 1 次。10 次为一疗程。

（2）多功能艾灸治疗仪治疗：选灸神阙、气海、水分、水道、肾俞（双）、三阴交（右）等穴。每次灸治 15 分钟。温度控制在 45℃左右，被灸穴位呈潮红状为佳。一日 1 次。

（3）腹水超滤浓缩回输：根据条件及具体病情选用，每次超滤腹水量 3 000 ～ 5 000ml，每周 1 ～ 2 次。根据病情每位患者治疗 1 ～ 4 次。

（4）针灸疗法。

参考文献

[1] 田德禄 . 中医内科学 . 北京：人民卫生出版社，2006.

[2] 叶仁高 . 内科学 . 北京：人民卫生出版社，2002.

[3] 中华医学会传染病与寄生虫病学分会、肝病学分会 . 病毒性肝炎防治方案 . 中华肝脏病杂志，2000，8：324-329.

[4] 中华医学会肝病学分会、中华医学会感染病学分会 . 慢性乙型肝炎防治指南（2010 年版）[J]. 中华肝脏病杂志，2011，19（1）：13-24.

1.2.8　肝癌（原发性肝癌）

肝癌是继发于肝积、肝著等病之后，或因常食霉变食物，或其他有害毒物损伤等所致。以右胁痛、肝肿大坚硬、呕恶腹胀、渐现黄疸等为主要表现，发生于肝的癌病类疾病。现代医学原发性肝癌属本病范畴。

【临床诊断】

1. 疾病诊断

参照 2001 年中国抗癌协会肝癌专业委员会制定的《原发性肝癌的临床诊断与分期标准》[1]。

（1）病理诊断：肝内或肝外病理学检查证实为原发性肝癌者。

（2）临床诊断：① AFP ≥ 400μg/L，能排除妊娠、生殖系胚胎源性肿瘤、活动性肝病及转移性肝癌，并能触及肿大、坚硬及有大结节状肿块的肝脏或影像学检查有肝癌特征的占位性病变者。② AFP ＜ 400μg/L 能排除妊娠、生殖系胚胎源性肿瘤、活动性肝病及转移性肝癌，并有两种影像学检查有肝癌特征的占位性病变或有两种肝癌标志物（DCP、GGT Ⅱ、AFU 及 CA19-9 等）阳性及一种影像学检查有肝癌特征的占位性病变者。③有肝癌的临床表现并有肯定的肝外转移病灶（包括肉眼可见的血性腹水或在其中发现癌细胞）并能排除转移性肝癌者。

Child–pugh 肝功能改良分级法

	评　分		
	1	2	3
总胆红素 (μmol/L)	＜ 34	34 ～ 51	＞ 51
血清白蛋白 (g/L)	＞ 35	28 ～ 35	＜ 28
凝血酶原时间延长	1 ～ 3 秒	4 ～ 6 秒	＞ 6 秒
腹　水	无	轻度	中等量
肝性脑病（级）	无	1 ～ 2	3-4
特殊：针对 PBC(胆红素)	＜ 68.4	66.4 ～ 170	＞ 170

注：按积分法，5 ～ 6 分为 A 级，7 ～ 9 分 B 级，10 ～ 15 分 C 级。

（3）临床分期：参照中国抗癌协会肝癌专业委员会制定的原发性肝癌临床分期标准。

Ⅰ a：单个肿瘤最大直径≤ 3cm，无癌栓、腹腔淋巴结及远处转移；肝功能分级 Child A。

Ⅰ b：单个或两个肿瘤最大直径之和≤ 5cm，在半肝，无癌栓、腹腔淋巴结及远处转移；肝功能分级 Child A。

Ⅱ a：单个或两个肿瘤最大直径之和≤ 10cm，在半肝或两个肿瘤最大直径之和≤ 5cm，在左、右两半肝，无癌栓、腹腔淋巴结及远处转移；肝功能分级 Child A。

Ⅱ b：单个或两个肿瘤最大直径之和＞ 10cm，在半肝或两个肿瘤最大直径之和＞ 5cm，在左、右两半肝，或多个肿瘤无癌栓、腹腔淋巴结及远处转移；肝功能分级 Child A。肿瘤情况不论，有门静脉分支、肝静脉或胆管癌栓和（或）肝功能分级 Child B。

Ⅲ a：肿瘤情况不论，有门静脉主干或下腔静脉癌栓、腹腔淋巴结或远处转移之一；肝功能分级 Child A 或 B。

Ⅲ b：肿瘤情况不论，癌栓、转移情况不论；肝功能分级 Child C。

2. 证候诊断

（1）肝郁脾虚证：上腹肿块胀闷不适，消瘦乏力，倦怠短气，腹胀纳少，进食后胀甚，口干不喜饮，大便溏数，小便黄短，甚则出现腹水，黄疸，下肢浮肿，舌质胖，苔白，脉弦细。

（2）肝胆湿热证：头重身困，身目发黄，心烦易怒，发热口渴，口干而苦，胸脘痞闷，胁肋胀痛灼热，腹部胀满，胁下痞块，纳呆呕恶，小便短少黄赤，大便秘结或不爽，舌质红，舌苔黄腻，脉弦滑或弦数。

（3）肝热血瘀证：上腹肿块石硬，胀顶疼痛拒按，或胸胁炽痛不适，烦热，口干唇燥，大便干结，小便黄或短赤，甚则肌肤甲错，舌质红或暗红，舌苔白厚，脉弦数或弦滑有力。

（4）脾虚湿困证：腹大胀满，神疲乏力，身重纳呆，肢重足肿，尿少，口黏不欲饮，时觉恶心，大便溏烂，舌淡，舌边有齿痕，苔厚腻，脉细弦或滑或濡。

（5）肝肾阴虚证：鼓胀肢重，蛙腹青筋，四肢柴瘦，短气喘促，唇红口干，纳呆畏食，烦躁不眠，溺短便数，甚或循衣摸床，上下溢血，舌质红降，舌光无苔，脉细数无力，或脉如雀啄。

【治疗方案】

1. 辨证选择口服中药汤剂

（1）肝郁脾虚证：

治法：健脾益气、疏肝软坚。

推荐方药：逍遥散合四君子汤加减。党参 15g、白术 12g、茯苓 30g、桃仁 12g、柴胡 15g、当归 12g、白芍 15g、八月扎 18g、川朴 15g、栀子 12g、莪术 12g、生甘草 10 等。

（2）肝胆湿热证：

治法：清利湿热，凉血解毒。

推荐方药：茵陈蒿汤加味。茵陈 30g、栀子 15g、大黄 8g、金钱草 20g、猪苓 20g、柴胡 15g、白芍 15g、郁金 15g、川楝子 12g、枳壳 20g、半枝莲 15g、重楼20g、车前子20g、泽泻15g等。

（3）肝热血瘀证：

治法：清肝凉血，解毒祛瘀。

推荐方药：龙胆泻肝汤合下瘀血汤加减。龙胆草15g、半枝莲18g、栀子15g、泽泻15g、木通12g、车前子30g、生地12g、柴胡15g、桃仁12g、莪术15g、大黄8g、茜根12g、牡丹皮15g、生甘草10g等。

（4）脾虚湿困证：

治法：健脾益气，利湿解毒。

推荐方药：四君子汤合五皮饮加减。黄芪15g、党参15g、白术12g、茯苓皮20g、香附15g、枳壳18g、陈皮10g、大腹皮15g、冬瓜皮20g、泽泻15g、薏苡仁20g、龙葵18g、桃仁12g、莪术12g、半枝莲18g、甘草8g等。

（5）肝肾阴虚证：

治法：清热养阴，软坚散结。

推荐方药：一贯煎加味。生地15g、沙参12g、麦冬10g、当归12g、枸杞子12g、桑葚子12g、川楝子15g、赤芍15g、鳖甲15g、女贞子12g、旱莲草15g、牡丹皮1g等。

在辨证论治基础上，可以加用2～4味具有明确抗癌作用的中草药。如半枝莲、蜈蚣、八月扎、穿山甲、重楼、山慈菇、白花蛇舌草、龙葵草、肿节风、冬凌草等。

2. 辨证选择口服中成药

根据病情选择应用西黄丸、金克槐耳颗粒、肝复乐、金龙胶囊、安康欣胶囊、小金丸、化症回生丸、鸦胆子油软胶囊、平消胶囊、金水宝胶囊、白令胶囊等。

3. 辨证选择静脉中药注射剂

根据病情选择应用康莱特注射液、复方丹参注射液、斑蝥酸钠注射液、揽香稀乳注射液、鸦胆子油乳注射液、艾迪注射液、消癌平注射液、康艾注射液、华蟾素注射液、亚砷酸注射液等。

4. 外治法

根据病情酌情选择使用活血化瘀、清热解毒等中药、中成药进行外敷治疗、中药泡洗、中药熏洗等。常用自制神农化瘤克癌膏肝区贴敷，一日1次，夜敷昼取，每次贴敷12小时。

5. 针灸治疗

根据病情及临床实际可选择应用体针、头针、电针、耳针、腕踝针、眼针、灸法、穴位埋线、穴位贴敷、耳穴压豆和拔罐等方法。针灸治疗的取穴以肝俞、足三里为主，配以阳陵泉、期门、章门、三阴交等；穴位贴敷以章门、期门、肝俞、内关、公孙主穴，疼痛者配以外关、足三里、阳陵泉；腹水配气海、三阴交、阴陵泉等。

6. 其他疗法

根据病情酌情选用中医诊疗设备，如射频消融治疗、中药介入治疗、深部热疗、免疫系统治疗等。

7. 内科基础治疗

主要包括疼痛、黄疸、出血、感染及发热等并发症的预防和治疗。

参考文献

[1] 中国抗癌协会肝癌专业委员会.原发性肝癌的临床诊断与分期标准.中华肝脏病杂志，2001，9（6）：324.

1.2.9 肝瘤（肝血管瘤）

肝瘤多因先天遗传、情志刺激、饮酒等所致。一般无自觉症状，或仅有轻微右胁痞胀或疼痛的肝内瘤病类疾病。现代医学肝血管瘤属本病范畴。

肝血管瘤是一种常见病、多发病。现代医学认为本病系肝实质占位性病变，为肝脏良性肿瘤。肝血管瘤是在胚胎发育中血管发育异常所致，在肝脏良性肿瘤中占首位，可发生于任何年龄，其发病率比肝癌高2～5倍。其肿瘤小时可无任何症状，肿瘤逐渐增大后常表现为纳差、嗳气、恶心、呕吐、腹胀、腹痛等症状。严重者可导致瘤体破裂及凝血功能异常。

【临床诊断】

1. 疾病诊断

（1）病史：平素多性情抑郁或急躁易怒，具有此种性格者常有本病易感性。

（2）症状：一般无自觉症状，或仅有轻微右胁痞胀或疼痛，肿瘤逐渐增大后可出现纳差、嗳气、恶心、呕吐、腹胀、腹痛、吞咽困难，或黄疸、腹水。若瘤体出血与血栓形成或感染可出现寒战、发热、盗汗，甚至发生休克等症状。

（3）主要体征：上腹部常可触及肿块，表面钝圆，光滑柔软，用力压之能压缩，有弹性，无压痛，瘤体边界清楚，随呼吸上下移动，并可在瘤体上可听到血管杂音。

（4）实验室检查：肝功能一般正常，AFP 阴性，B 超、CT、MRI 检查肝内有占位性病变，常可确诊，并能与肝癌鉴别。

其诊断主要依据其临床表现、肝功能异常、B 超和 CT、MRI 检查可见肝内占位等。

2. 证候诊断

（1）肝气郁结证：胁肋胀满或胀痛，偏于右胁，胸部满闷，精神抑郁，时时太息，或烦躁易怒，恶心纳呆，厌食油腻，头晕目眩，腹满，或咽中如有物梗阻，经行乳房胀痛，或者月经不调，舌苔薄白，脉弦。

（2）痰湿内阻证：胸部闷塞，胁肋胀满，恶心厌油，呕吐不止，纳呆腹满、头身困重，倦怠乏力、舌淡，苔白腻，脉弦滑。

（3）肝脾两虚型：倦怠乏力，腹胀纳呆，胁肋隐痛，或胀痛绵绵，遇劳则发，大便溏薄，舌淡或胖嫩，苔薄白，脉沉细无力或细弱。

（4）肝阴亏虚证：胁肋隐痛，头晕目涩，五心烦热，口干苦，不欲饮，盗汗，失眠多梦，小便黄少，大便燥结，或腰酸软，舌红少苔，脉细而数。

【治疗方案】

1. 辨证选择口服中药汤剂

（1）肝气郁结证：

治法：疏肝理气。

推荐方药：柴胡疏肝散合越鞠丸加减。处方：柴胡 15g、枳实 12g、陈皮

10g、川芎15g、香附15g、苍术12g、栀子12g、鸡内金12g、泽泻15g、白芍15g等。

（2）痰湿内阻证：

治法：化痰散结、调肝和胃。

推荐方药：二陈汤和消瘰丸加减。处方：法半夏12g、陈皮12g、白术12g、柴胡15g、鸡内金12g、贝母12g、牡蛎20g、玄参15g、瓦楞子12g、茯苓20g、全瓜蒌15g、厚朴15g等。

（3）肝脾两虚证：

治法：养血柔肝、益气健脾。

推荐方药：参苓白术散合四物汤加减。党参15g、白术12g、熟地12g、当归12g、川芎15g、陈皮12g、茯苓20g、薏苡仁20g、山药20g、白芍18g、山萸肉12g、砂仁12g等。

（4）肝阴亏虚证：

治法：养血柔肝，滋阴凉血。

推荐方药：一贯煎加减。处方：生地15g、沙参12g、麦冬12g、当归12g、枸杞子12g、白芍15g、鳖甲15g、牡丹皮15g、川楝子15g等。

2. 中成药

（1）疏肝解郁类：舒肝解郁胶囊，一次2～4粒，口服，一日3次；舒肝丸，一次9g，口服，一日3次；越鞠丸，一次6g，口服，一日3次；木香顺气丸，一次6g，口服，一日3次。

（2）化痰散结类：海麒舒肝胶囊：本品含昆布、麒麟菜，具有化痰散结、利水排毒作用。用法：一次1粒，口服，1日3次。

（3）健脾养肝类：逍遥丸，一次8粒，口服，一日3次。

（4）滋养肝肾类：杞菊地黄丸，一次8粒，口服，一日3次；自制神农滋肾养肝膏，一次1袋（20g），热开水冲服，一日2次。

3. 外治法

自制神农化瘤克癌膏肝区贴敷：一日1次，每次贴敷12小时，夜敷昼取。3月为一疗程。

4. 针灸疗法

略。

1.2.10　酒癖（酒精性肝病）

酒癖是由于嗜酒过度，而导致湿浊内生，脾失健运，肝失疏泄，湿热蕴结，气血瘀滞，肝阴受损。临床以呕恶、纳差、腹痛、腹泻，身倦乏力等为主要表现，日久可出现胁下痞块、黄疸、腹水等症。

《诸病源候论·酒癖候》：“夫酒癖者，因大饮酒后，渴而引饮无度，酒与饮俱不散，停滞在于胁肋下，结聚成癖，时时而痛，因即呼为酒癖，其状胁下气急而痛。”《外台秘要》卷八：“酒癖，饮酒停痰水不消，满逆呕吐，目视(目巟)(目巟)，耳聋，腹中水声。”现代医学酒精性肝病属本病范畴。

【临床诊断】

1. 疾病诊断

（1）中医诊断：参照中华人民共和国国家标准《中医临床诊疗术语（疾病部分）》（GB/T16751.1-1997）[1] 及《中医临床诊疗术语证候部分》（GB/T16751.2-1997）[2]。

患者有长期饮酒或近期过量饮酒史，临床上以乏力、胁胀或痛，右胁下肿块为主要表现。随着病情加重，可有神经精神症状、蜘蛛痣、肝掌等体征。

（2）西医诊断：参照 2010 年 1 月中华医学会肝脏病学分会脂肪肝和酒精性肝病学组制定的《酒精性肝病诊疗指南》[3]。

1）有长期饮酒史，一般超过 5 年，折合乙醇量男性 ≥ 40g/d，女性 ≥ 20g/d，或 2 周内有大量饮酒史，折合乙醇量 > 80g/d。但应注意性别、遗传易感性等因素的影响。乙醇量换算公式：g =饮酒量（ml）× 乙醇含量（%）×0.8。

2）临床症状为非特异性，可无症状，或有右上腹胀痛、食欲不振、乏力、体重减轻、黄疸等；随着病情加重，可有神经精神症状和蜘蛛痣、肝掌等表现。

3）血清天冬氨酸氨基转移酶（AST）、丙氨酸氨基转移酶（ALT）、γ- 谷氨酰转肽酶（GGT），总胆红素（TBil），凝血酶原时间（PT），平均红细胞容积（MCV），和缺塘转铁蛋白（CDT）等指标升高。其中 AST/ALT > 2、GGT 升高、MCV 升高为酒精性肝病的特点。

4）肝脏超声显像或 CT 检查有典型脂肪肝表现。

5）排除嗜肝病毒现症感染以及药物、中毒性肝损伤和自身免疫性肝病等。

2. 证候诊断

（1）肝郁脾虚证：胁肋胀痛，心情抑郁不舒，乏力，纳差，脘腹痞闷，便溏，舌淡红，苔薄，脉弦细或沉细。

（2）痰湿内阻症：胁肋隐痛，脘腹痞闷，口黏纳差，困倦乏力，头晕恶心，便溏不爽，形体肥胖，舌淡红胖大，苔白腻，脉濡缓。

（3）湿热内蕴证：脘腹痞满，胁肋胀痛，恶心欲吐，便秘或秽而不爽，困倦乏力，小便黄，口干，口苦，舌红，苔黄腻，脉弦滑。

（4）痰瘀互结证：胁肋刺痛，乏力，纳差，口黏，脘腹痞闷，胁下痞块，便溏不爽，舌胖大瘀紫，苔白腻，脉细涩。

（5）肝肾不足证：胁肋隐痛，胁下痞块，腰膝酸软，目涩，头晕耳鸣，失眠，午后潮热，盗汗，男子遗精或女子月经不调，舌质暗紫，脉细或细数。

（6）瘀血内结证：胁肋胀痛，胁下积块渐大，按之较韧，饮食减少，体倦乏力，面暗无华，女子或见经闭不行，舌质暗紫，或见瘀点瘀斑，脉弦滑或细涩。

【治疗方案】

1. 辨证选择口服中药汤剂

（1）肝郁脾虚证：

治法：疏肝理气，健脾化湿。

推荐方药：柴苓汤加减。白术 15g、茯苓 20g、泽泻 15g、柴胡 15g、猪苓 15g、薏仁米 20g、白蔻 10g、冬瓜仁 20g、枳椇子 12g、甘草 8g 等。

（2）痰湿内阻证：

治法：健脾利湿，化痰散结。

推荐方药：二陈汤合三仁汤加减。陈皮 12g、半夏 12g、茯苓 20g、白术 15g、薏仁米 25g、厚朴 15g、白蔻 10g、海蛤粉 12g、冬瓜仁 20g、枳椇子 12g、甘草 8g 等。

（3）湿热内蕴证：

治法：清热利湿，化痰散结。

推荐方药：黄连温胆汤合三仁汤加减。黄连 12g、炒枳实 12g、云苓 20g、陈皮12g、半夏12g、薏仁米20g、白蔻10g、海蛤粉12g、赤芍15g、竹茹12g、茵陈30g、败酱草18g、冬瓜仁20g、枳椇子12g、甘草8g等。

（4）痰瘀互结证：

治法：健脾化痰，活血化瘀。

推荐方药：二陈汤合大瓜蒌散、酒积丸加减。木香15g、枳实12g、砂12g仁、杏仁12g、黄连12g、陈皮10g、半夏12g、茯苓20g、枳椇子12、薏仁米20g、苍术12g、白蔻12g、全瓜蒌15g、红花12g、冬瓜仁20g、甘草8g等。

（5）肝肾不足证：

治法：滋补肝肾，化瘀软坚。

推荐方药：一贯煎合膈下逐瘀汤加减。当归12g、生地15g、沙参12g、麦冬12g、桃仁12g、丹皮15g、赤芍15g、泽兰12g、红花12g、浙贝母12g、冬瓜仁15g、炒山药20g、薏仁米20g、枳椇子12g、甘草8g等。

（6）瘀血内结证：

治法：健脾化瘀，软坚散结。

推荐方药：水红花子汤合三仁汤加减。水红花子12g、黄芪12g、泽兰15g、鸡内金12g、郁金15g、丹参20g、川牛膝15g、马鞭草15g、炒山药20g、浙贝母12g、白蔻10g、海蛤粉12g、冬瓜仁20g、薏仁米20g、甘草8g等。

2. 中成药

（1）疏肝健脾类：逍遥丸，一次6g，口服，一日3次；自制神农扶正益肝胶囊（颗粒），胶囊剂，一次4粒，口服，一日3次。颗粒剂，一次10g（1包），口服，一日3次。

（2）清利湿热类：双虎清肝颗粒，一次1袋（6g），口服，一日3次；茵栀黄颗粒，一次6g，口服，一日3次；茵陈五苓丸，一次6g，口服，一日3次；当飞利肝宁片，一次2片，口服，一日3次；自制神农肝康合剂，一次30～50ml，口服，一日3次。

（3）祛湿化痰类：自制神农肝脂宁丸，每次6g，口服，一日3次。3月为一疗程。

（4）滋养肝肾类：杞菊地黄丸，一次8粒，口服，一日3次；自制神农滋肾养肝膏，一次1袋（20g），热开水冲服，一日2次。

（5）活血化瘀类：鳖甲煎丸，一次6g，口服，一日3次；丹参片，一次3片，口服，一日3次。或丹参注射液，一次20～30ml加入5%葡萄糖注射液150～250ml，静脉滴注，一日1次；自制神农纤肝灵胶囊，一次4粒，口服，一日3次；自制神农软肝丸，一次6g，一日3次，口服。

3. 针灸疗法

采用辨证选择穴位。

4. 中药结肠滴注保留灌肠

主治：适用于合并内毒素血症者。

治法：健脾护肠，化瘀解毒。

推荐药物：生大黄、黄芩、白及、紫草、儿茶、茯苓、薏米、赤芍。

方法：治疗前应向病人详细说明实施该治疗的目的及必要性，取得病人的配合。灌肠前嘱病人排空大小便，清洗肛周，取左侧卧位，适当垫高臀部（10cm左右）。调节药液滴速为50滴/min左右，保留灌肠。

5. 其他疗法

（1）神农护肝镇痛膏肝区或脾区贴敷：适用于胁肋疼痛者。一日1次，每次贴敷12小时，夜敷昼取。7次为一疗程。

（2）神农退黄膏穴位贴敷：适用于伴有黄疸者。一日1次，每次贴敷12小时，夜敷昼取。10次为一疗程。

（3）生物信息红外肝病治疗仪：一日1次，每次30分钟。

（4）HD-91-II型肝病治疗仪脱脂治疗：适用于酒精性脂肪肝。一日1次。每次45分钟，1月为一疗程。

6. 护理调摄

（1）戒酒：是治疗酒精性肝病的重要措施，戒酒过程中应注意防治戒断综合征。

（2）清淡饮食，宜食新鲜蔬菜、豆类、粗粮，忌食辛辣、油腻、甘甜之品。

（3）避免剧烈体育运动及重体力劳动。

（4）解酒养肝饮：枳椇子、茯苓、薏米、冬瓜仁、生山楂按1∶1∶1进行配伍，沸水冲泡10分钟后，频服，以茶代饮。

（5）药膳饮食调治：如茵陈粥（茵陈、粳米各60g）；赤小豆苡米粥（赤小豆、薏苡仁各50g熬成粥），有健脾利湿，解毒之功。

（6）心理护理教育。

参考文献

[1] 国家技术监督局. 中医临床诊疗术语(疾病部分). 北京：中国标准出版社，1997.

[2] 国家技术监督局. 中医临床诊疗术语证候部分. 北京：中国标准出版社，1997.

[3] 中华医学会肝病学分会脂肪肝和酒精性肝病学组. 酒精性肝病诊疗指南（2010年修订版）. 中华肝脏病杂志，2010，18(3)：167-170.

1.2.11 肝胶瘤（肝囊肿）

肝胶瘤多因禀赋失常，或因情志不舒，饮食不节，寒凝湿滞，病后体虚，以致肝脾功能失调，肝失疏泄，脾失健运，日久气滞血瘀、痰湿凝聚而成。根据其临床表现及病理特征，本病为中医“肝瘤病”（TCD编码：BNL003）中“胶瘤”（TCD编码：BWL080）。现代医学肝囊肿属本病范畴。

肝囊肿是临床常见的肝脏肿瘤之一，可为单发，也可是多发，以潴留性囊肿和先天性囊肿为多见。本病大多都是先天性的，外伤、炎症，甚至肿瘤也可以引起肝囊肿。先天性肝囊肿由于肝内胆管和淋巴管胚胎时发育障碍，或胎儿期患胆管炎、肝内小胆管闭塞、近端呈囊性扩大及肝内胆管变性、局部增生阻塞而成，多为多发。多囊肝囊肿大小不一，最大容量可达1 000ml以上，小者如芝麻、绿豆大小，囊肿散布全肝或某一肝叶，以右叶多见。本病病程长，预后较好。

【临床诊断】

1. 疾病诊断

参照刘平主编的《现代中医肝脏病学》诊断标准[1]。

（1）具备肝囊肿的临床症状体征：肝囊肿生长缓慢，早期常无任何不适，囊肿增大到一定程度，则可因压迫邻近脏器而出现腹胀、食欲不振、嗳气、恶心、呕吐和上腹痛，甚至疼痛难忍，严重者可出现寒战、高热、肝功能衰竭和胆汁潴留、胆道阻塞、门静脉高压症、呼吸困难、机械性肠梗阻、下腔静脉高压症等。此外，肝囊肿还可并发囊内出血、囊内感染、破裂穿孔、蒂扭转等。

（2）实验室及辅助检查：① B 超检查用于肝囊肿的诊断，具有敏感性高，无创伤，简便易行等优点，小于 1cm 的囊肿也可检出，准确率＞ 98%，而且能肯定囊肿的性质、部位、大小、数目及累计肝脏的范围，为本病首选检查方法。② CT 检查能准确显示肝囊肿的部位、大小、范围及性质，准确率达 98%，肝囊肿增强表现。③肝功能异常，主要为血清胆红素、ALT、AST、GGT 升高。④并发感染时，白细胞及中性粒细胞可升高。

2. 证候诊断

（1）肝郁气滞证：胁肋胀痛不适，或走串不定，脘腹胀闷，精神抑郁，善太息，大便不调，或伴月经不调，乳房胀痛，舌红，苔白，脉弦。

（2）脾胃气虚证：食欲不振，食入即饱或食后胀满，口不知味，倦怠乏力，面色萎黄，大便溏泻，舌质淡，体胖，边有齿痕，苔薄白，脉弱无力。

（3）湿热蕴结证：右胁胀痛，或绞痛，恶寒发热，或热势较高，甚或出现黄疸，腹部可触及肿大的肝脏，或有弹性的肿块，小便短黄，舌红，苔黄腻，脉弦滑而数。

（4）痰湿凝滞证：脘腹痞闷，右胁不适，形体肥胖，肢体沉重，易困倦，大便不爽，舌质淡暗，苔白腻，脉濡。

【治疗方案】

1. 辨证选择口服中药汤剂

（1）肝郁气滞证：

治法：疏肝理气。

推荐方药：柴胡疏肝散加减。柴胡 15g、枳实 12g、陈皮 12g、川芎 15g、香附 15g、苍术 12g、栀子 15g、鸡内金 12g、泽泻 15g、白芍 15g 等。

（2）脾胃气虚证：

治法：健脾益气和胃。

推荐方药：香砂六君子汤加减。党参 15g、白术 12g、木香 15g、陈皮 12g、半夏12g、山药20g、薏苡仁25g、茯苓20g、砂仁12g等。

（3）湿热蕴结证：

治法：清利湿热。

推荐方药：茵陈蒿汤加减。茵陈30g、栀子15g、酒大黄8g、金钱草20g、蒲公英30g、益母草15g、郁金15g、黄芩12g、连翘15g、丹参20g、赤芍15g等。

（4）痰湿凝滞证：

治法：祛湿化痰。

推荐方药：温胆汤加减。法半夏15g、陈皮12g、茯苓20g、竹茹12g、枳实12g、全瓜蒌15g、厚朴15g、白芥子15g、桂枝10g、泽泻15g、甘草8g等。

2. 中成药

（1）疏肝解郁类：舒肝解郁胶囊，一次2～4粒，口服，一日3次；舒肝丸，一次9g，口服，一日3次；越鞠丸，一次6g，口服，一日3次；逍遥丸，一次6g，口服，一日3次。

（2）益气健脾类：人参健脾丸，一次6g，口服，一日3次；香砂六君丸，一次6g，口服，一日3次。

（3）清利湿热类：虎杖片，一次3片，口服，一日3次；茵陈五苓丸、一次6g，口服，一日3次；当飞利肝宁片，一次2片，口服，一日3次；自制神农肝康合剂，一次30～50ml，口服，一日3次。

（4）祛湿化痰类：海麒舒肝胶囊，一次1粒，口服，一日3次；白金丸，一次6g，口服，一日3次。

3. 外治法

自制中药神农胶瘤巴布膏肝区贴敷：该膏由八月扎、柴胡、丹参、元胡、姜黄、桂枝、泽兰、海藻、茯苓、泽泻、牵牛子、皂角刺、川楝子、南星、白芥子、川芎、青皮、三棱、莪术等组成。统一由湖北省十堰市中医医院制剂室加工成中药巴布制剂备用。功效：行气化痰、活血利水。主治：肝胶瘤（肝囊肿）。用法：外用贴敷肝区，一次1次，每次贴敷12小时，夜敷昼取。3月为一疗程。

4. 针灸疗法

略。

参考文献

[1] 刘平．现代中医肝脏病学．北京：人民卫生出版社，2002.

1.2.12 药毒（药物性肝损伤）

药毒是因应用中西药物，通过口服、注射及外用等途径进入人体所引起的中毒。由于肝脏是药物代谢的主要场所，因此药物中毒常常导致肝脏受损，临床用药过量或用药不当、药物滥用等均可引起药物中毒，男女老幼均可发病，尤以禀赋不耐者为多见。现代医学药物性肝损伤或药物性肝病属本病范畴。

在药物使用过程中，因药物本身或/及其代谢产物或由于特殊体质对药物的超敏感性或耐受性降低而导致肝脏损伤。临床上可表现为各种急慢性肝病，轻者停药后可自行恢复，重者可能危及生命，需积极治疗、抢救。药物性肝损伤可以发生在以往没有肝病史的健康者或原来就有严重疾病的患者身上。可发生在用药超量时，也可发生在正常用量的情况下。由于机体对药物毒性的敏感性差别很大，可表现出不同程度的中毒症状。

【诊断标准】

1. 疾病诊断

（1）中医诊断标准：参照中华人民共和国国家标准《中医临床诊疗术语（疾病部分）》（GB/T 16751.1-1997）[1]、《中医临床诊疗术语证候部分》（GB/T 16751.2-1997）[2]。

药毒是指因长期服用致肝脏毒性药物或服用药物不当及过量，导致药毒内侵脏腑所致的以乏力、胁胀或痛、纳差、身目尿黄为主要表现疾病，随着病情加重，可有神昏、鼓胀、出血等症状，相当于现代医学药物性肝损伤范畴。

（2）西医诊断标准：参照中华医学会肝病学分会药物性肝病学组制定的《药物性肝损伤诊治指南》标准[3]。

1）有与药物治疗与症状出现的时间规律性：初次用药后出现肝损伤的潜伏期在 5～90 天内（提示），有特异质反应者潜伏期可小于 5 天，慢代谢药物（如胺碘酮）导致肝损伤的潜伏期可＞ 90 天（可疑）。停药后出现肝细胞损伤的潜伏期≤ 15 天，出现胆汁淤积型肝损伤的潜伏期≤ 30 天（可疑）。

2）有停药后肝脏生化指标迅速改善的病程经过：肝细胞损伤型的血清 ALT 水平在 8 天内下降＞ 50%（高度提示），或 30 天内下降≥ 50%（提示）；胆汁淤积型的血清 AKP 或 TB 在 180 天内下降≥ 50%（提示）。

3）排除其他病因或疾病所致的肝损伤。

4）再次用药反应阳性：再次用药后，迅速激发肝损伤，肝酶活性水平升高至少大于正常范围上限 2 倍以上。符合以上诊断标准的前 3 项，或前 3 项中有 2 项符合，加上第 4 项，均可确诊为药物性肝损伤。

2. 证候诊断

参照中华人民共和国国家标准《中医临床诊疗术语证候部分》（GB/T16751.2-1997）[2]

（1）肝郁脾虚证：

主症：①右胁胀闷不适；②胁肋胀满窜痛。

次证：③喜太息；④情志不畅；⑤纳呆腹胀，便溏。

舌脉：舌质淡红，苔白腻，脉弦细。

诊断：凡具备主症 2 项及次症 1 项，符合舌脉即可诊断。

（2）肝胆湿热证：

主症：①胁痛口苦或身目黄；②脘闷，或纳呆，或腹胀。

次症：①恶心或呕吐；②大便黏滞不畅；③两胁胀痛。

舌脉：舌质红，苔薄黄或黄腻，脉滑数。

凡具备主症之①，或其余主症中 2 项加次症 1 项，脉象基本符合，可定为本证。

（3）肝阴亏虚证：

主症：①腰痛或腰酸腿软；②耳鸣、耳聋。

次症：①头晕、目眩；②大便干结；③小便短赤。

舌脉：舌质红，脉细或细数。

凡具备主症 3 项，或主症 2 项加次症 2 项，脉象基本符合，可定为本证。

（4）气滞血瘀：

主症：①胁痛如刺，痛处不移；②胁下积块。

次症：①胁肋久痛；②肝掌，蜘蛛痣色暗；③面色晦暗。

舌脉：舌质紫暗，或有瘀斑瘀点。

凡具备主症中任 1 项或次症 2 项，可定为本证。

【治疗方案】

1. 辨证选择口服中药汤剂

（1）肝郁脾虚证：

治则：疏肝理气。

推荐方药：逍遥散加减。常用药物柴胡、白术、白芍、当归、茯苓、薄荷、白芍、垂盆草、五味子、水飞蓟等。

加减：临床可加用茯苓、炒白术、陈皮、砂仁、仙灵脾、枸杞子等健脾补肾之品以提高疗效；恶心呕吐者可加和胃降逆止呕药物如陈皮、半夏等；气郁化火者可加清泄肝经之热药物如栀子、丹皮等。

（2）肝胆湿热证：

治则：清热利湿。

推荐方药：茵陈蒿汤加减。常用药物茵陈、栀子、制大黄、黄芩、虎杖、连翘、鸡骨草、五味子、垂盆草等。

加减：脘腹胀甚加以疏利气机药物枳实、厚朴、大腹皮；胁痛甚加疏肝化瘀止痛药物当归、白芍、元胡；湿重者可用藿朴夏苓汤、三仁汤中化裁；热重者可用龙胆泻肝汤、甘露消毒饮加减。

（3）肝阴亏虚证：

治则：养阴柔肝。

推荐方药：一贯煎加减。常用药物北沙参、麦冬、生地、枸杞子、玄参、黄芩、虎杖、五味子等。

加减：纳差者可加和胃健脾药物陈皮、党参；大便干结者可加润肠通便药物火麻仁、郁李仁；五心烦热者可加清虚热药物丹皮、地骨皮等。

（4）气滞血瘀证：

治法：活血化瘀。

推荐方药：膈下逐瘀汤加减。常用药物当归、桃仁、红花、赤芍、丹参、鳖甲、鸡骨草、五味子等。

加减：可加当归、郁金、川芎、炮山甲以活血化瘀。对肝脾肿大、质地坚硬者，加鳖甲、牡蛎、水蛭、土鳖虫等血肉有情之品以软坚散结、破瘀通络。

2. 中成药

（1）疏肝健脾类：肝加欣片，一次4片，口服，一日3次。

（2）清热利湿类：肝苏片，一次5片，口服，一日3次；藏茵陈片，一次5～6片，口服，一日3次；当飞利肝宁胶囊，一次4粒，口服，一日3次；清肝利胆口服液，一次10ml，口服，一日3次；自制神农肝康合剂，30～50ml，口服，一日3次。

（3）滋养肝肾类：五酯软胶囊，一次2粒，口服，一日3次；杞菊地黄丸，一次6g，口服，一日3次；自制神农滋肾养肝膏，一次1袋（20g），热开水冲服，一日2次。

（4）活血化瘀类：鳖甲煎丸，一次6g，口服，每日3次；大黄蛰虫丸，一次3g，口服，每日2次。复方丹参片，一次3片，口服，一日3次；自制神农软肝丸，一次6g，口服，一日3次。

3. 针灸疗法

针刺主穴选取期门、阳陵泉、足三里等穴。肝郁脾虚的配合艾灸脾俞等穴，痰湿阻滞者可以灸足三里等穴。

4. 中医外治法

（1）中药封包治疗：主要用于肝区疼痛不适患者。中药辨证处方用药研制成细末，调制成膏状，敷于肝区，一日1次。10天为一疗程。

（2）自制神农护肝镇疼膏肝区贴敷：一日1次，每次贴敷12小时，夜敷昼取。7次为一疗程。

（3）中药保留灌肠：

治法：清热利湿，活血解毒。

推荐药物：生大黄、黄芩、白及、紫草、金钱草、茯苓、薏米、赤芍。

方法：灌肠前嘱病人排空大小便，清洗肛周，取右侧卧位，适当垫高臀部（10cm左右）。调节药液滴速为50滴/分钟左右，保留灌肠。

5. 其他疗法

（1）电子生物反馈治疗：主要针对肝气郁滞及肝血瘀阻患者胁痛症状，根据患者的病情，选用肝病治疗仪照射肝区，一日1次，20天为一疗程。

（2）穴位指针：选取期门、肝俞、膈俞等穴，每个穴位点按10分钟，一日1次，10日为一疗程，可明显缓解患者肝区疼痛不适症状。

（3）单重血浆置换术：

1）适应证：因药物导致急性肝功能损害伴高胆红素血症患者。

2）治疗方法：按常规行外周血管穿刺或中心静脉置管，建立体外循环通路。应用人工肝血液净化装置及配套的膜式血浆分离器、管路，进行单重血浆置换治疗。根据病人体重按公式计算置换血浆量（一般为2 000～3 000ml/次），48～72小时1次。每位患者治疗2～4次，每次治疗时间2.5～4小时。

（4）生物信息红外肝病治疗仪：一日1次，每次30分钟，10次为一疗程。

【护理调摄】

（1）停用一切导致肝损伤的药物是治疗的最重要的措施。

（2）清淡饮食，宜食新鲜蔬菜、豆类、粗粮，避免辛辣、油腻、甘甜之品。

（3）调畅情绪，避免情绪波动，宜安静卧床，避免剧烈体育运动及重体力劳动。

（4）药膳饮食调治：如茵陈粳米粥（茵陈、粳米各60g）；百合绿豆粥（百合、绿豆各100g熬成粥），有利湿解毒之功。

参考文献

[1] 国家技术监督局．中医临床诊疗术语（疾病部分）．北京：中国标准出版社，1997.

[2] 国家技术监督局．中医临床诊疗术语证候部分．北京：中国标准出版社，1997.

[3] 中华医学会肝病学分会药物性肝病学组．药物性肝损伤诊治指南．中华肝脏病杂志，2015，23（11）：810-820.

1.2.13 胆石病（肝胆管结石）

胆石症是因嗜食肥甘与湿浊热邪虫毒等蕴聚于胆，胆汁淤积，与邪毒凝结而成砂石。以右上腹胀闷或痛，检查发现胆道结石为主要表现的结石类疾病。现代医学肝内胆管结石属本病范畴。

【临床诊断】

1. 疾病诊断

（1）中医诊断：参照中华人民共和国国家标准《中医临床诊疗术语（疾病部分）》（GB/T 16751.1-1997）[1]。

以右上腹胀闷或痛，检查发现胆道结石为主要表现的结石类疾病，可归纳为胆石病。

（2）西医诊断：参照中华医学会编著的《临床诊疗指南·外科学分册》标准[2]。

对肝内胆管结石的诊断，不但要求明确结石部位、数量、大小的分布，还应了解肝内胆管和肝脏的病理改变。

1）临床表现：反复发作胆管炎、肝区疼痛、肝肿大和黄疸。

2）实验室检查：急性感染期与肝外胆管结石的化验结果相似。慢性期可有血浆蛋白偏低、血清碱性磷酸酶、γ-谷氨酰转肽酶升高或血转氨酶偏高。晚期多有肝功能损害。

3）影像学检查肝内胆管结石的确切诊断和了解肝胆管系统的病理状况，最终需要依靠现代影像学检查。

B超和CT检查：有助于了解结石的大体位置、数量和胆管扩张情况。B超准确率在70%左右。CT准确率平均80%左右。两者均难准确了解具体的位置、数量和胆管病理改变。不易与肝内钙化灶区别。

经皮经肝穿刺胆系造影(PTC)和经内镜胆胰管逆行造影(ERCP)：成功的PTC和ERCP影像清晰，能明确结石的具体部位、大小、数量和胆管病理现状。准确率可达95%以上。但有一定的并发症。需注意预防。目前仍为术前诊断的主要方法。

磁共振胆系成像：可以显示结石和胆管系统的影像状况，无创，有逐渐替代

PTC 和 ERCP 的趋势。但不如 PTC 和 ERCP 清晰。

术中胆管造影和胆管镜检查：可进一步确定诊断和了解结石是否取净。

2. 证候诊断

（1）肝胆气滞证：右胁或剑突下绞痛，恶心呕吐，口苦厌油，或有发热，舌苔薄黄，脉弦。

（2）肝胆湿热证：右胁或剑突下剧痛，牵引肩背，恶心呕吐，口干口苦，寒热往来，声目黄染，尿短赤，大便干结，舌红，苔黄腻，脉弦数或滑数。

（3）热毒淤肝证：寒战高热，右胁绞痛，全身发黄，恶心呕吐，腹部胀满，大便秘结，小便短黄，心烦易怒，甚至神昏谵语，舌质红绛，舌苔黄腻，脉弦数。

（4）肝郁脾虚证：右上腹胀痛，痞闷不舒，纳呆，腹胀，嗳气，便溏，舌苔白，脉弦细。

（5）肝胆瘀滞证：右上腹疼痛，痛有定处，状如针刺或刀割，舌质紫暗或有斑点，脉弦涩。

【治疗方案】

1. 辨证选择口服中药汤剂

（1）肝胆气滞证：

治法：疏肝理气、利胆排石。

推荐方药：大柴胡汤加减，柴胡、大黄、枳实、黄芩、制半夏、白芍、生姜、大枣等。

随症加减：一般可酌情加金钱草、海金砂、鸡内金、芒硝（冲服）、延胡索等。

（2）肝胆湿热证：

治法：清热利湿、利胆排石。

推荐方药：龙胆泻肝汤加减。龙胆草、黄芩、栀子、生地、车前草、泽泻、当归、炙甘草、木通、柴胡等。

随症加减：一般可加金钱草、海金砂、鸡内金；黄疸，加茵陈、虎杖；热盛，加银花、蒲公英。

（3）热毒淤肝证：

治法：清热解毒、苦寒攻下。

推荐方药：茵陈蒿汤合黄连解毒汤加减。茵陈、栀子、大黄、黄芩、黄连、黄柏等。

随症加减：一般可加金钱草、海金砂、鸡内金；右胁痛剧，加郁金、延胡索、芒硝（冲服）；呕吐，加竹茹、制半夏；烦躁、谵语，加丹皮、生地、赤芍；神昏，配服安宫牛黄丸。

（4）肝郁脾虚证：

治法：疏肝理气健脾。

推荐方药：柴芍六君子汤加减。党参、白术、茯苓、甘草、陈皮、柴胡、白芍、制半夏等。

随症加减：一般可加枳实、金钱草、海金砂、鸡内金。

（5）肝胆瘀滞证：

治法：行气化瘀、利胆结石。

推荐方药：膈下逐瘀汤加减。五灵脂、川芎、丹皮、赤芍、乌药、延胡索、甘草、桃仁、红花、香附、枳壳等。

随症加减：一般可加金钱草、海金砂、鸡内金。

2. 中成药

（1）疏肝解郁类：舒肝解郁胶囊，一次2～4粒，口服，一日3次；舒肝丸，一次9g，口服，一日3次；逍遥丸，一次6g，口服，一日3次。

（2）清利湿热类：双虎清肝颗粒，一次1袋（6g），口服，一日3次；利胆止痛片，一次6片，口服，一日3次；舒胆片，一次3片，口服，一日3次；消炎利胆片，一次6片，口服，一日3次；自制神农肝康合剂，一次30～50ml，口服，一日3次。

（3）活血化瘀类：血府逐瘀口服液，一次1支（10ml），口服，一日3次；丹参注射液，一次20～30ml加入5%葡萄糖注射液150～250ml，静脉滴注，一日1次。

3. 其他疗法

（1）自制中药神农排石膏肝区贴敷：该膏组成：南星、附子、香附各10g，当归、肉桂、丁香、乳香、没药、大黄各20g，灵脂、木香、陈皮、地龙各30g，防风、荆芥各40g，广丹1 000g，香油1 000g。统一由湖北省十堰市中医医院制剂室加工成中药巴布制剂备用。功效：活血化瘀、疏肝理气、消炎止痛、利胆排石。主治：胆石病（肝胆管结石）。用法：外用贴敷肝区，一日1次，每次贴敷12小时，夜敷昼取。3月为一疗程。

（2）针灸疗法：

体针疗法：主穴日月、京门、阳陵泉、巨阙，配穴公孙、内关，用泻法。

耳针疗法：胆区，留针30分钟。

（3）电脑肝病治疗仪：一日1次，每次30分钟。

（4）耳压疗法：取耳穴肝胆角、消化道角、颞角、耳连根点数穴。用王不留行籽胶布固定压迫，三天更换1次，六次为一疗程，每日早、中、晚自行按压20分钟。

参考文献

[1] 国家技术监督局．中医临床诊疗术语（疾病部分）．北京：中国标准出版社，1997.

[2] 中华医学会．临床诊疗指南·外科学分册．北京：人民卫生出版社，2006.

1.2.14 急黄（肝衰竭）

急黄是黄疸病中的严重病症，发病急骤，黄疸迅速加深，色黄如金，病程中可出现腹水胀满、吐血便血、昏迷、癃闭等危候。病因主要为疫毒、湿热、痰火所致。病情重，死亡率高。现代医学肝衰竭属本病范畴。

[分类和诊断]

参照中华医学会感染病学分会肝衰竭与人工肝学组、中华医学会肝病学分会重型肝病与人工肝学组制定的《肝衰竭诊治指南》（2012年版）标准[1]。

1. 分类

根据病理组织学特征和病情发展速度，肝衰竭可被分为四类：急性肝衰竭、亚急性肝衰竭、慢加急性（亚急性）肝衰竭和慢性肝衰竭。急性肝衰竭的特征是起病急，发病 2 周内出现以Ⅱ度以上肝性脑病为特征的肝衰竭症候群；亚急性肝衰竭起病较急，发病 15 日～26 周内出现肝衰竭症候群；慢加急性（亚急性）肝衰竭是在慢性肝病基础上出现的急性肝功能失代偿；慢性肝衰竭是在肝硬化基础上，肝功能进行性减退导致的以腹水或门脉高压、凝血功能障碍和肝性脑病等为主要表现的慢性肝功能失代偿。如表 1-2-3 所示。

表 1–2–3　肝衰竭的分类

命　名	定　义
急性肝衰竭	急性起病，2 周内出现以Ⅱ度以上肝性脑病为特征的肝衰竭
亚急性肝衰竭	起病较急，15 日～6 周出现肝衰竭的临床表现
慢加急性（亚急性）肝衰竭	在慢性肝病基础上，出现急性肝功能失代偿
慢性肝衰竭	在肝硬化基础上，出现慢性肝功能失代偿

2. 分期

根据临床表现的严重程度，亚急性肝衰竭和慢加急性（亚急性）肝衰竭可分为早期、中期和晚期。

（1）早期：

1）极度乏力，并有明显厌食、呕吐和腹胀等严重消化道症状。

2）黄疸进行性加深（血清总胆红素 ≥ 171μmol/L 或每日上升 ≥ 17.1μmol/L）。

3）有出血倾向，30%＜凝血酶原活动度（PTA）≤ 40%。

4）未出现肝性脑病或明显腹水。

（2）中期：在肝衰竭早期表现基础上，病情进一步发展，出现以下两条之一者。

1）出现Ⅱ度以下肝性脑病和 / 或明显腹水。

2）出血倾向明显（出血点或瘀斑），且 20%＜ PTA ≤ 30%。

3）晚期：在肝衰竭中期表现基础上，病情进一步加重，出现以下三条之一者。有难治性并发症，例如肝肾综合征、上消化道大出血、严重感染和难以纠正的电解质紊乱等。

出现Ⅲ度以上肝性脑病。

有严重出血倾向（注射部位瘀斑等），PTA ≤ 20%。

3. 诊断

（1）临床诊断：肝衰竭的临床诊断需要依据病史、临床表现和辅助检查等综合分析而确定。

1）急性肝衰竭：急性起病，2 周内出现Ⅱ度及以上肝性脑病（按Ⅳ度分类法划分）并有以下表现者。①极度乏力，并有明显厌食、腹胀、恶心、呕吐等严重消化道症状。②短期内黄疸进行性加深。③出血倾向明显，PTA ≤ 40%，且排除其他原因。④肝脏进行性缩小。

2）亚急性肝衰竭：起病较急，15 日～ 26 周出现以下表现者：①极度乏力，有明显的消化道症状。②黄疸迅速加深，血清总胆红素大于正常值上限 10 倍或每日上升≥ 17.1μmol/L。③凝血酶原时间明显延长，凝血酶原活动度≤ 40% 并排除其他原因者。

3）慢加急性（亚急性）肝衰竭：在慢性肝病基础上，短期内发生急性肝功能失代偿的主要临床表现。

4）慢性肝衰竭：在肝硬化基础上，肝功能进行性减退和失代偿。诊断要点为：①有腹水或其他门脉高压表现。②可有肝性脑病。③血清总胆红素升高，白蛋白明显降低。④有凝血功能障碍，PTA ≤ 40%。

（2）组织病理学表现：组织病理学检查在肝衰竭的诊断、分类及预后判定上具有重要价值，但由于肝衰竭患者的凝血功能严重降低，实施肝穿刺具有一定的风险，在临床工作中应特别注意。肝衰竭时（慢性肝衰竭除外），肝脏组织学可观察到广泛的肝细胞坏死，坏死的部位和范围因病因和病程不同而不同。按照坏死的范围程度，可分为大块坏死（坏死范围超过肝实质的 2/3），亚大块坏死（约占肝实质的 1/2 ～ 2/3），融合性坏死（相邻成片的肝细胞坏死）及桥接坏死（较广泛的融合性坏死并破坏肝实质结构）。在不同病程肝衰竭肝组织中，可观察到一次性或多次性的新旧不一肝细胞坏死病变。目前，肝衰竭的病因、分类和分期与肝组织学改变的关联性尚未取得共识。鉴于在我国以乙型肝炎病毒感染所致的肝衰竭最为多见，因此本指南以乙型肝炎病毒感染所致的肝衰竭为例，介绍各类肝衰竭的典型病理表现。

1）急性肝衰竭：肝细胞呈一次性坏死，坏死面积≥肝实质的2/3；或亚大块坏死，或桥接坏死，伴存活肝细胞严重变性，肝窦网状支架不塌陷或非完全性塌陷。

2）亚急性肝衰竭：肝组织呈新旧不等的亚大块坏死或桥接坏死；较陈旧的坏死区网状纤维塌陷，或有胶原纤维沉积；残留肝细胞有程度不等的再生，并可见细、小胆管增生和胆汁淤积。

3）慢加急性（亚急性）肝衰竭：在慢性肝病病理损害的基础上，发生新的程度不等的肝细胞坏死性病变。

4）慢性肝衰竭：主要为弥漫性肝脏纤维化以及异常结节形成，可伴有分布不均的肝细胞坏死。

（3）肝衰竭诊断格式：肝衰竭不是一个独立的临床诊断，而是一种功能判断。在临床实际应用中，完整的诊断应包括病因、临床类型及分期，建议按照以下格式书写，例如：

1）药物性肝炎：急性肝衰竭。

2）病毒性肝炎，急性，戊型：亚急性肝衰竭（中期）。

3）病毒性肝炎，慢性，乙型：病毒性肝炎，急性，戊型；慢加急性（亚急性）肝衰竭（早期）。

4）肝硬化，血吸虫性：慢性肝衰竭。

5）亚急性肝衰竭（早期）：原因待查（入院诊断）；原因未明（出院诊断）（对可疑原因写出并打问号）。

[实验室检查]

（1）血液分析，大便常规，尿常规。

（2）肝功全套（ALT、AST、TBil、DBil、GGT、AKP、TP/Alb、CHE 等）。

（3）肾功能（BUN、Cr）。

（4）电解质（K+、Na+、Cl-、Ca^{2+}），BLA，CO_2CP。

（5）甲胎蛋白。

（6）血脂（TC、TG）、血糖。

（7）凝血功能：PT、PTA、INR、FIB、APTT、TT。

（8）病原学检查：抗 -HAV、HBVM、HBV-DNA、抗 -HCV、HCV-RNA、抗 -HDV、抗 -CMVIgM、抗 -EBVIgM。

（9）B 超（肝、脾、肾、胰、胆）、腹部 CT、胸片。

注：动态观察以下项目可指导治疗和预后：ALT/AST、Bil 上升幅度，DBil/TBil，A/G，TC，TG，a-FP，电解质，BS，RF，内毒素测定，PTA。

早发现，早治疗是关键。

【中西医结合治疗方案】

1. 一般支持治疗

（1）病重，一级护理，绝对卧床。

（2）饮食疗法：严格限制蛋白质，每天＜ 0.5g/kg 体重；有肝昏迷表现者，应给无蛋白饮食，半流食，一般 2 周后加蛋白饮食。

（3）注意水、电解质、酸碱平衡和热量供给。

1）输液量 1 500ml/d 左右。

2）合并 RF、HRS 者，量出为入，输液量为前一天尿量加 500 ～ 600ml。

3）补充热量，适当补给葡萄糖，根据进食情况调整。

4）低 K^+ 者，每日静脉滴注氯化钾 2 ～ 3g，另可给口服枸橼酸钾 3g，补钾时每日尿量需不少于 500 ～ 1 000ml，维生素 C 5g/d。

5）低 Na^+ 血症：等渗盐水每日 100 ～ 250ml，一般不用高渗盐水。

2. 保肝退黄

（1）肌苷注射液 0.4 ～ 0.6g，静脉滴注，一日 1 次。

（2）三磷酸腺苷注射液 40mg，静脉滴注，一日 1 次。

（3）维生素 C 注射液 3.0 ～ 5.0g，静脉滴注，一日 1 次。

（4）门冬氨酸钾镁注射液 20ml 静脉滴注，一日 1 次。

（5）还原型谷胱甘肽注射剂 1.2g，静脉滴注，一日 1 次。

3. 抗肝细胞坏死，促肝细胞再生

（1）促肝细胞生长素 80 ～ 120mg，静脉滴注，一日 1 次。

（2）G-I 疗法：胰高血糖素 1mg，胰岛素 8 ～ 10u，10％葡萄糖注射液

500ml，静脉滴注，一日 1 次。

4. 免疫调控疗法

胸腺肽注射液 10 ～ 20mg，静脉滴注，一日 1 次。

5. 特殊支持疗法

人血白蛋白，血浆，鲜血定期输入。

6. 人工肝支持疗法：如血浆置换，血液透析等。

血浆置换：每次置换血浆量 2 000 ～ 3 000ml，治疗后静脉滴注 20% 人血白蛋白 50ml，肌肉注射速尿 20mg。每隔 5 ～ 7 天治疗 1 次，每位患者可治疗 2 ～ 4 次，每次治疗时间 2.5 ～ 4 小时。

7. 防治各种并发症

昏迷（肝性脑病）、吐血（上消化道出血）及腹痛（自发性细菌性腹膜炎）、癃闭（肝肾综合征）等。参见相关章节。预防给药给予：奥美拉唑胶囊 20mg，口服，一日 2 次，制酸保护胃肠黏膜；黄连素片 0.3g，口服，一日 3 次，或氟哌酸胶囊、氨苄青霉素等。清除肠道细菌，减少肝性脑病发生；生理盐水 150ml 加食醋 30ml 保留灌肠，以酸化肠道。

8. 中医药疗法

（1）退黄：

1）辨证使用中药汤剂：本病常见证型有热毒炽盛、热入心包、痰浊内闭、瘀血发黄、寒湿发黄、肝肾阳衰等。临床根据不同证型遣方用药，水煎取汁 200ml，口服，一日 3 次，或保留灌肠，一日 1 ～ 2 次。

2）自制神农肝康合剂：一次 40 ～ 50ml，口服，一日 3 次。与汤药并用时剂量减半。

3）茵栀黄注射液 40 ～ 60ml，静脉滴注，一日 1 次。或苦黄注射液 30 ～ 60ml，静脉滴注，一日 1 次。或岩黄连注射液 6 ～ 10ml，静脉滴注，一日 1 次。以清热利湿退黄。

4）丹参注射液 20 ～ 40ml，静脉滴注，一日 1 次。以活血化瘀退黄。

5）甘利欣注射液 30ml 或甘草酸二铵注射剂 150mg，静脉滴注，一日 1 次。以抗炎保肝退黄。

6）退黄膏穴位贴敷：一日1次，每次贴敷12小时，夜敷昼取。10次为一疗程。

7）中药药浴疗法：一日1次或一日2次。7日为一疗程。

8）甜瓜蒂适量吹鼻，令鼻孔流出黄水，2～3次/d。

（2）消退腹水：参见鼓胀章节。

（3）防治出血：

1）根据不同病机辨证加用具有止血作用的中药。

2）三七粉3g，口服或鼻饲，一日3次。

3）鼻出血可选用黑山栀粉吹鼻，或以消毒药绵蘸黑山栀粉塞鼻；牙龈出血可用地骨皮煎汤漱口。

4）吐血（上消化道出血）者参见相关章节。

（4）防治昏迷（肝性脑病）：参见相关章节。

参考文献

[1] 中华医学会感染病学分会肝衰竭与人工肝学组、中华医学会肝病学分会重型肝病与人工肝学组．肝衰竭诊治指南．中华肝脏病杂志，2013，21（3）：177-182.

1.2.15 呕［吐］血（上消化道出血）

吐血系胃络受损，络伤血溢，出现血从口中呕吐而出的病症。中医认为本病是由于饮食不节，胃中积热，情志失和，肝郁化火，致火盛气逆，迫血妄行；或因劳倦过度，或病久，导致脾虚气弱，血失统摄，或由于肝病日久，气滞血瘀；或胃痛缠绵，久痛伤络，致胃络瘀阻，血不循经。诱发因素为饮食不节，情志失和，劳倦过度，气候突变。现代医学上消化道出血属本病范畴。

上消化道出血系指十二指肠悬韧带以上的消化道任何部位的出血，包括食管、胃、十二指肠、胰、胆道、胃空肠吻合术后的上段空肠等部位病变引起的出血。病因中消化性溃疡首位，食管静脉曲张破裂为第二位，急性胃黏膜病变居第三位。

[临床表现]

1. 呕血与黑便

一般幽门以上出血表现为呕血，幽门以下出血表现为黑便。但出血量多，血液返流入胃内也可引起呕血，而幽门以上出血量少，血液在胃内可引起呕吐形成大便黑色柏油样。上消化道出血大便为黑粪呈柏油样，但出血量多时肠蠕动过快，呈暗红色甚至鲜红色。一般先有先驱症状：头晕、心悸、面色苍白、肢端发冷等。

2. 失血性急性周围循环衰竭

短期内失血大于1 000ml以上发生失血性休克。

3. 氮质血症

此称为肠性氮质血症，一般可超过14mmol/L，出血停止三天可降至正常。

4. 发热一般不超过38.5℃

5. 某些特殊临床表现

（1）神经系统表现如大出血后脑组织缺氧，出现意识障碍等。

（2）循环系统表现：大出血致有效血容量减少，血压下降，冠状动脉缺血痉挛致心绞痛、心梗等。

6. 舌脉

舌红苔黄或舌淡苔薄白；脉弦数或滑数或细弱或细数无力或微细欲绝。

【临床诊断】

1. 中医诊断

（1）呕吐液呈咖啡色或暗红色，吐血量多者可呈鲜红色，多夹有食物残渣，混有胃液。

（2）初期常有恶心，胃脘不适或疼痛。吐血量多者头晕心慌，汗出肢冷，甚或晕厥。

（3）脘腹有压痛，肠鸣音活跃。出血量多者心率增快，血压下降，面色苍白。

（4）呕吐物或大便隐血试验强阳性。

（5）胃镜或胃肠X线钡餐造影，可明确出血病灶及性质。

（6）肝功能、甲胎蛋白测定、癌胚抗原及肝胆脾B超等检查有助于肝源性出血诊断。

2. 西医诊断

（1）上消化道大出血诊断标准：

1）大呕血或黑粪，数小时内由失血量估计大于 1 500ml 或超出循环血量的 20%。

2）收缩压下降至 10.66kPa（80mmHg）以下。

3）脉搏＞ 120 次 /min 以上。

4）血红蛋白下降至 70g/L，或红细胞压积＜ 28%，但需注意除外血液浓缩或输液后血液稀释。

5）出现神志恍惚、烦躁、出汗、四肢厥冷等。

（2）失血量的判断：

1）出血方式：一般粪便隐血试验阳性提示 24 小时出血量达 5ml 以上，出血量达 60ml 以上出现黑粪，粪呈咖啡色时，失血量达 100ml 左右。胃内积血达 300ml 可引起呕血。

2）血压、脉搏观察：

成人失血量＜ 500ml，血压、脉搏正常。

失血量 500 ～ 1 000ml，收缩压＜ 12kPa（90mmHg），脉搏在 100 次 /min，HB 70 ～ 100g/L，病人常有头晕、口渴、烦躁、心悸、少尿等早期休克表现。

失血量＞ 1 500ml，收缩压＜ 10.66kPa（80mmHg），脉搏＞ 100 次 /min，血红蛋白 70g/L，病人神志恍惚，出冷汗、烦躁、心悸、口干、尿少，甚则昏迷，舌淡、脉微细欲绝。若收缩压下降 1.38kPa（10mmHg），脉搏增加 20 次，估计失血量＞ 1 000ml。

失血量＞ 2 000ml，收缩压＜ 8kPa（60mmHg），脉搏＞ 120 次 /min，微弱，患者出现昏迷、严重休克状态。

3. 实验室指标

（1）RBC 、Hb、HCT 与失血量呈正比：

小量出血（＜ 500ml）：上述指标无变化。

中量出血（800 ～ 1 500ml）：RBC 2.8 ～ 4.0×10^{12}/L。

Hb 70 ～ 80g/L、HCT 40% ～ 50%。

大量出血（> 1 500ml）：RBC < 2.8×10^{12}/L。

Hb < 70g/L、HCT < 40%。

此在无脾亢时指标，应动态观察。

（2）网织红细胞计数：

出血后 24 小时升高可达 5% ～ 15%，出血停止后一周渐正常。

（3）尿素氮> 14.3mmol/L 则提示出血量大。

4. 特殊技术诊断

紧急内镜（胃镜），消化道钡餐。

胃镜一般主张在上消化道出血后 24 ～ 48 小时内进行。

X 线钡餐检查最好在出血后停止和病情稳定后数天进行。

【中西医结合治疗方案】

1. 一般支持治疗

（1）通知上组医师或院总值班医师。

（2）下病危通知，暂禁食，记录出入。

（3）立即查血液分析（PLT 、CT）、血型、凝血功能，同时查肝肾功能、电解质、血糖等。

（4）判断出血原因、部位、出血量大小，必要时配血。

（5）原因不明之急性出血，可及时联系急诊胃镜检查。

（6）若有出血性休克应按休克抢救原则抢救，卧位休息，保持安静，平卧抬高下肢，保持呼吸道通畅，必要时吸氧，避免窒息，酌情用镇静剂如非即根、安定。忌用吗啡、巴比妥类药物。

（7）严密观察：呕血及黑粪情况；神态变化；脉搏血压、呼吸情况；肢体是否温暖，皮肤与甲床色泽；周围静脉特别是颈静脉充盈情况；每小时尿量；定期查 RBC 、Hb、HCT 与 BUN；心电监护；必要时测定 VUP。

（8）输血：Hb < 8g/L 输新鲜全血，门静脉高压者不能过量。输血量：中度出血输 500ml，重度出血输 1 000ml，严重休克输 2 000ml。输血速度 40D/min，90 ～ 150ml/h。

（9）输液：血压脉搏正常者输液给生理量，每日 1 500ml 左右。若无休克者，经静脉补给热量按葡萄糖 180～200g/d，补给生理量电解质，钠 4～6g/d，钾 2～3g/d。

2. 止血治疗

（1）止血芳酸注射液 400～600mg，静脉滴注，一日 1 次。

（2）止血敏注射液 0.25～0.5g，肌肉注射或静脉滴注，一日 1 次。

（3）H_2 受体阻滞剂：法莫替丁 20mg，静脉滴注，一日 2 次。亦可口服。

（4）安络血注射液 10mg，肌肉注射，一日 2 次。

（5）维生素 K_1 20mg，肌肉注射或静脉滴注，一日 2 次。

（6）质子泵抑制剂：奥美拉唑注射剂 40mg，静脉滴注或静脉滴注，一日 2 次。

（7）垂体加压素或垂体后叶素：降低门静脉压，适应于食管胃底静脉曲张破裂出血。垂体加压素注射液 0.2～0.4U/min 持续静脉滴注，通常用 1～2 天，也可用 3～4 天。或垂体后叶素：首次剂量 10～20u 加入 10% 葡萄糖注射液 20～40ml，静脉滴注，后以 0.2～0.4u/min 持续静脉滴注，血止后减量维持 2～3d。。高血压，缺血性心脏病，孕妇禁用，老年人慎用。或并用硝酸甘油注射液 10mg 加入 5% 葡萄糖注射液 250ml，静脉滴注，0.02～0.04mg/min。可根据患者血压调整剂量。

（8）生长抑素：收缩内脏血管，减少门脉压，抑制胃泌素及胃酸。先用 250μg 加入 0.9% 氯化钠 40ml，静脉滴注，后以 50～250μg/h 持续静脉滴注，维持 24 小时。共用 3d。

（9）善得定（奥曲肽）：首次以 0.1mg 加入 0.9% 氯化钠 40ml，静脉滴注，随后以 25～50μg/h，维持 24h，共用 3d。

（10）施他宁：首次以 250μg 加入 0.9% 氯化钠 40ml，静脉滴注，5 分钟内注完。后以 250μg/h 持续静脉滴注，维持 24/48 小时。共用 3d。

（11）冰盐水胃内灌注 200～300ml 经鼻胃管注入，每小时 1 次。或生理盐水 100ml 加去甲肾上腺素 8mg，冰冻至 3～4℃，一次 30 分钟，胃内灌注，2～4h 重复 1 次。

（12）凝血酶：首次 8 000 ～ 20 000u，溶于 50 ～ 100ml 生理盐水或冷牛奶或豆汁内口服或胃管内注入。1 ～ 2 小时重复 1 次。

（13）内镜止血及三腔二囊管压迫止血，作为二线选择方案。

3. 中医药疗法

（1）辨证使用口服中药汤剂：适应于急性出血恢复期患者。

1）胃中积热证：

治法：清胃泻火，降逆止血。

推荐方药：泻心汤合犀角地黄汤加减。酒大黄 8g、黄连 10g、水牛角 18g、茜根 12g、丹皮 15g、虎杖 15g、地榆 12g、紫珠草 15g 等。

2）肝火犯胃证：

治法：清肝泻火，降逆止血。

推荐方药：龙胆泻肝汤加减。龙胆草 12g、栀子 12g、夏枯草 15g、丹皮 12g、黄芩 12g、生地 12g、白芍 15g、地榆 12g、旱莲草 20g、侧柏叶 15g 等。

3）脾虚不摄证：

治法：健脾益气，温中止血。

推荐方药：气虚为主用归脾加减。党参 15g、黄芪 15g、白术 12g、茯苓 20g、当归 12g、炮姜炭 10g、龙眼肉 12g、远志 12g、乌贼骨 12g、木香 15g、炙甘草 10g 等。

阳虚为主，用黄土汤加减。党参 15g、黄芪 15g、茯苓 20g、白术 12g、灶心黄土 15g、熟附子 10g、炮姜炭 10g、艾叶 12g、炒地榆 12g、炒蒲黄 10g、白芨 12g、花蕊石 12g、血余炭 10g 等。

（2）中成药：自制神农止血散（三七、白芨、生大黄各等份）3g 或云南白药 1g，均兑入冰盐水（3 ～ 4℃）20ml 中搅匀灌服，一日 4 次。适用于急性出血患者。

（3）单味药：三七粉 3g 或生大黄粉 3g 或血竭粉 1g，均兑入冰盐水（3 ～ 4℃）20ml 中搅匀灌服，一日 4 次。适用于急性出血患者。

4. 出血性休克的抢救

（1）首先确定失血量。出现失血性休克丢失血大于血容量的 20%，输新鲜全血。建立2条通道，另一条路给予新鲜全血。

（2）立即给予代血浆或平衡盐液、低右。在开始10～30分钟输入液体500～2 000ml。鲜血：平衡盐液比例为1 ：2（或1 ：1）。低右＜1 000ml/d。

平衡液种类常以1.25%碳酸氢钠（5%碳酸氢钠40ml加5%或10%葡萄糖注射液100ml）1/3加复方氯化钠2/3；或1.25%碳酸氢钠1/3加等渗盐水2/3。

补液原则：及时、快速、足量恢复有效循环血量。

（3）病情初步改善后，应根据下列指标监测，调整输液速度、质或量：①尿量40～50ml/h。②脉搏有力，＜110次/min。③收缩压＞12kPa。④脉压差＞2.7kPa。⑤呼吸均匀，20次/min，PaO_2＞10.66kPa。⑥神志清楚安静。⑦四肢温暖，末梢循环充盈良好。⑧HCT＞35%。⑨水、电解质、酸碱度正常。

（4）力争在6～8h内止血。

5. 经上述处理后应判断是否有再出血

（1）血容量补足，血压回升，但患者仍感口渴、头昏、出冷汗、神志朦胧者。

（2）经足量血容量补充后，周围循环衰竭仍未改善或好转后又恶化（皮温，皮发花）。

（3）黑便或呕血再次出现，且次数增多，黑便呈暗红色，呕血转鲜红色伴肠鸣音亢进。

（4）RBC、Hb及HCT下降。

（5）经快速输血输液后，VUP仍有波动。

（6）在补液和排尿足够的情况下，BUN持续或再次升高。

6. 血止后的处理

（1）清除肠道积血：20%甘露醇80～100ml，口服，可于4～6h后重复；生大黄泡水泻下，常以10～15g泡服，或生大黄粉3g，冲服，用法用量据情而定。

（2）对症治疗：包括治疗原发病如肝硬化；肝功能受损者，给予保肝、抗肝细胞损伤，使肝细胞再生；感染者给予抗感染治疗；出现腹水者消除腹水。

（3）预防再出血：药物选用心得安，单硝酸异山梨醇酯，安体舒通，消心痛。中药可用丹参片、三七片；介入治疗可选内镜套扎；外科手术脾切除并食道胃底静脉断流。

7. 手术治疗

经积极止血处理后仍有下列情况者，须急请外科会诊手术治疗。

（1）持续大量出血，积极大量输血，仍不能保持血压，脉搏稳定者。

（2）年纪 50 岁以上，伴有动脉硬化者，经治疗 24h 出血仍不止者。

（3）住院期间反复大出血或过去有多次出血史者。

（4）出血并发穿孔、幽门梗阻者。

（5）食管胃底静脉曲张破裂出血经三腔二囊管压迫止血无效或止血 24h 后放松气囊再次出血者。

1.2.16　肝厥（肝性脑病）

因肝气严重损害，浊毒痰火内盛，不得外泄而熏蒸，蒙蔽脑神。在肝病症状基础上，出现以神识昏蒙为主要表现的肝病及脑的厥病类疾病。现代医学急慢性重症肝病并发肝性脑病属本病范畴。

【临床诊断】

1. 根本原因

肝衰竭，失代偿期肝硬化。

2. 诱因

进食高蛋白饮食、胃肠道出血、应用过量利尿剂或镇静剂、感染、电解质紊乱、手术、大量放腹水等。

3. 临床表现

Ⅰ期（前驱期）：轻度性格改变或行为异常，欣快激动或淡漠少言，行为偶尔失常，应答尚准确，但反应迟钝，可有扑翼样震颤，脑电图多数正常。

Ⅱ期（昏迷前期）：以意识错乱、睡眠障碍、行为失常为主。定向力、理解力减退、计算力下降、言语不清、睡眠时间倒错、可有幻觉、恐惧、狂躁、有明显 N 体征、膝腱反射亢进、肌张力增高、踝阵挛、Babinski 征阳性，扑翼样震颤阳性、脑电图异常。

Ⅲ期（昏睡期）：以昏睡和严重精神错乱为主，可以唤醒。大部分时间昏睡，醒时尚可应答问话，但常有神志不清和幻觉。扑翼样震颤阳性，肌张力增加，锥体束征阳性，脑电图异常。

Ⅳ期（昏迷期）：完全丧失神志，不能唤醒，浅昏迷时对疼和不适尚有反应。腱反射、肌张力亢进，有时呈张目凝视状，检查不能合作；深昏迷时各种反射消失，肌张力降低，瞳孔常散大，可出现阵发惊厥、踝阵挛和换气过度。

4. 实验室检查

BA 升高，支 / 芳比例下降，脑电图改变。

【中西医结合治疗方案】

1. 加强支持治疗

（1）病危，Ⅰ级护理，心电、血压鉴护。

（2）急查 BA、K^+、Na^+、Cl^-、Ca^{2+}、CO_2CP、GIU、LF、RF、Bloodanalysis、UrineRt、StoolRt。注意与糖尿病高渗性昏迷、酮症酸中毒、低钠性脑病鉴别。

（3）低蛋白饮食，前三天需禁蛋白，改善后可给蛋白 20g/d，渐至 30 ～ 50g/d。每天热量葡萄糖可给 300 ～ 400g，液体量不够者加 50% 葡萄糖注射液。

（4）水、电解质及酸碱平衡。记 24h 出入量、查生化、RF、必要时查尿 K^+、Na^+ 每天入量 1 500ml 左右，伴腹水、浮肿者、入液量应量出为入（尿量加 500 ～ 700ml）。

限 Na^+，NaCl ＜（3 ～ 5）g/d，腹水多者不给或＜ 0.25g/d。

（5）补充维生量 C、B、K、A、D、（禁用维生素 B_6）、ATP、CO-A。

（6）蛋白、血浆在出血、放腹水后致脑病者可给予。

（7）镇静（只限病人烦躁时用）：安定 5mg，肌肉注射，或非那根 12.5 ～ 25.0mg，肌肉注射。

（8）其他。

1）保护脑细胞功能：冰帽降低颅内温度减少消耗。

2）保持呼吸道通畅，必要时吸氧。

3）防治出血及休克（详见相关章节）。

2. 清除和抑制肠道有毒物质的产生和吸收。

（1）抗生素：黄连素片，0.3g，口服，一日1次。氟哌酸胶囊，0.4g，口服，一日2次。新霉素片，2～4g/d，口服。甲硝唑片，0.2g，口服，一日4次。

（2）干扰肠道细菌繁殖：乳酶生，0.9g，口服，一日3次。或用整肠生、乳酸菌素片。

（3）灌肠或导泻清除肠内积食或积血：可用生理盐水或弱酸性溶液（如稀醋酸液）灌肠，或33%碳酸镁30～60ml，口服或鼻饲。或20%甘露醇80～100ml，口服或鼻饲。

（4）改变肠道PH值：乳果糖10～20ml，口服，一日3次（可用蜂乳代）。或食醋10ml加入生理盐水500～1 000ml清洁灌肠或食醋30ml加入生理盐水150ml保留灌肠。1～2次/d。注意灌肠时病人应先采取臀部抬高位以使灌肠液进抵结肠脾曲，然后向右卧位，使药液进入右半结肠（此处乃产氨最多之处）。

（5）脱氨治疗：25%精氨酸40～80ml，28.75%谷氨酸钠20～40ml或31.5%谷氨酸钾20ml，门冬氨酸钾镁20ml或乙酰谷酰胺1.0g。分别加入支链氨基酸或葡萄糖注射液中静脉滴注。

以上需按患者电解质、CO2CP情况选择用药。

（6）纠正支芳比例：支链氨基酸250ml，静脉滴注，1～2次/d。

3. 肝性脑病并发脑水肿的处理

（1）临床诊断：意识障碍及精神症状：躁动、癫痫样抽搐、昏迷等；生命体征的变化：BP升高，收缩压可上升至18.1kPa，脉慢而宏大，HR可减至40次/min，呼吸深慢，可变得不规则，或出现抽泣样呼吸、间歇呼吸。后期则因延髓衰竭而致BP下降，脉速而弱，呼吸停止；眼底及瞳孔改变：眼底V充血及视乳头水肿；锥体束受累征及轻偏瘫；脑疝形成：①颞叶钩回疝：病情突变，由烦躁不安迅速转入昏迷，或由浅昏迷转为深昏迷。瞳孔大小不等，病侧瞳孔散大，对光反射消失。上眼睑下垂，双侧肢体瘫痪，锥体束征阳性。②枕骨大孔疝：早期出现颅内压增高症状，无瞳孔、呼吸变化，突然出现深昏迷，或出现面瘫、耳聋、吞咽困难，继之出现吞咽反射消失，双侧瞳孔散大。最后出现中枢性呼吸衰竭、呼吸暂停或骤停，脉搏减慢、血压下降，心脏停搏。

有下列表现应考虑处理：恶心、呕吐频繁，且对症处理无效；头痛渐加重；脉搏缓而有力，血压上升，脉压加大；视力模糊；呼吸节律改变，无病因可解释；球结膜水肿；嗜睡、不安、抽搐、昏迷程度加深。

（2）治疗：

1）脱水：20% 甘露醇 125ml，视病情 6 ～ 12h/ 次，静推或加压静脉滴注，30 分钟内注完，必要时重复给药。二次脱水之间，加用 50%葡萄糖注射液 50ml，静脉滴注，疗程 3 ～ 5d。

2）尿剂应用：呋塞米 20 ～ 40mg，肌肉注射或静脉滴注。

3）导泻：33% 碳酸镁 30 ～ 60ml，口服或鼻饲。

4）限制水入量：成人每天 1 500ml 以下，或相当于前一日尿量加 500ml。

4. 中医药疗法

（1）清开灵注射液 40ml 或醒脑静脉滴注射液 20 ～ 40ml，静脉滴注。一日 1 次。若出现厥脱者，亡阴用生脉注射液 50 ～ 100ml，静脉滴注；亡阳用参附注射液 40 ～ 80ml，静脉滴注。根据病情可重复使用。

（2）安宫牛黄丸（适应于实热证），一次 1 粒，温水熔化后鼻饲，一日 2 次。或紫雪丹（适用于实热证），一次 1 支，温水熔化后鼻饲，一日 2 次；至宝丹（适用于痰热证），一次 1 粒，温水熔化后鼻饲，一日 2 次；苏合香丸（适应于痰湿证），一次 1 丸，温水熔化后鼻饲，一日 2 次。

（3）神农排毒醒脑液保留灌肠：一次 150ml，一日 1 ～ 2 次。每次保留 1 ～ 2 小时以上。

（4）针刺法：止痉刺人中、百会、大椎；开闭刺人中、曲泽、委中，使之出血。或刺人中、涌泉等；固脱刺或针灸神阙、关元、气海，亦可刺内关配少冲、少泽、中冲、涌泉。

（5）蘸法：用灯草蘸清油点燃，用明火对准印堂、人中、颊车、解孔、神阙、大椎等穴，一触即起，可听见“啪”声，有止痉速效。

1.2.17 癃闭（肝肾综合征）

癃闭是膀胱气化不利，尿液排出困难的病症。其中小便不利，点滴而出为"癃"；小便不通，欲解不得为闭。现代医学急慢性重症肝病并发肝肾综合征属本病范畴。该病是在严重肝病基础上发生的原因不明的肾功能衰竭。

【诊断要点】

1. 病史

在原有各种急慢性肝病的晚期病人，尤其伴有门静脉高压的顽固性肝硬化腹水者，常在大量放腹水、强利尿剂利尿、消化道大出血、感染及肾毒性抗生素使用、手术后等发病。

2. 临床表现

（1）严重肝病。

（2）尿少，每日尿量＜400ml，甚至无尿。

（3）血电解质紊乱：低 Na^{+}、K^{+}、Cl^{-}、Ca^{2+}，后期可高 K^{+}。

（4）氮质血症：血尿素氮、血肌酐升高，患者厌食、恶心、呕吐、乏力、淡漠、思睡、震颤等。

3. 诊断标准

参照美国肝病学会《成人肝硬化腹水指南（2012年更新版）》推荐意见[1]等文献制定。

（1）肝硬化合并腹水。

（2）血清肌酐＞133μmol/L（15mg/L）。I型肝肾综合征：2周内血清肌酐浓度为2倍基线值，＞25mg/L（226umol/L）。

（3）停利尿剂至少2d以上并经白蛋白扩容后血清肌酐值没有改善（未降至≤133umol/L，白蛋白推荐剂量为1g/kg•d，最大量100g/d）。

（4）排除休克。

（5）目前或近期没有应用肾毒性药物或扩血管药物治疗。

（6）排除肾实质性疾病：尿蛋白＞500mg/d，显微镜下观察血尿＞50个红细胞或超声检测结果为肾实质性病变。

4. 临床分期

（1）早期（氮质血症前期）：尿量减少或少尿倾向，尿素氮、血肌酐轻、中度升高，血 K^+ 正常。

（2）中期（氮质血症期）：尿量明显减少（400～500ml/d），对利尿剂有反应，低 Na^+ 血症，尿素氮、血肌酐中度升高，血钾升高。

（3）晚期（肾实质器质性病变，可发生急性肾功能衰竭）：尿素氮、血肌酐显著升高、消化道、N 系统症状与体征，严重出血倾向，对利尿剂无反应。

5. 鉴别诊断

	功能性衰竭	急性肾功能衰竭	伴发慢性肾病
诱　因	肝衰，可于出血、利尿、感染、放腹水之后	休　克	可有可无
尿比重	正常或增高，可＞1.020	低而固定，＜1.015，多在 1.010±＜1.3	低，＜1.015，多在 1.101±＜1.3
U/B 渗透压	＞1.5	＜1.3	＜1.3
尿钠排出量	＜10mmol/L	＞40mmol/L	＞40mmol/L
尿常规	正常，轻度异常	明显蛋白尿、细胞及管型	明显蛋白尿、细胞及管型
Ucr/Scr	＞20	＜20	＜20

【中西医结合治疗方案】

1. 西医治疗

（1）积极治疗原发肝病。

（2）改善肾血流。

1）扩容：人血白蛋白，新鲜全血，血浆，亦可用代血浆，右旋糖酐。

2）莨菪类药：654-2 30～60mg 加入葡萄糖注射液 250ml，静脉滴注，一日 1 次。

3）多巴胺 40～60mg 加入葡萄糖注射液 100ml，静脉滴注，75～100μg/min，一日 1 次。

（3）速尿 100～200mg/ 次，静脉滴注。或托拉塞米注射液 60mg～100mg/ 次，静脉滴注，一日 1～2 次。

（4）腹水超滤浓缩回输：每次超滤腹水量 3 000 ～ 5 000ml，每周 1 ～ 2 次。根据病情每位患者治疗 1 ～ 4 次。

（5）收缩内脏血管药物：常用特利加压素与白蛋白联合，奥曲肽联合米多君等。

（6）血液净化疗法：常用血液透析、血液滤过、血浆置换等。

（7）防止和积极纠正水、电解质平衡紊乱。

2. 中医治疗

本病的基本病机为邪毒深陷，瘀热互结，内攻犯肾，开阖不利，小便不通所致。临床特点表现为正虚邪实，脏腑失调，阴阳虚损。中医治疗采取多途径综合措施。

（1）中药保留灌肠：基本方含大黄 20g、附子 15g、生黄芪 20g、厚朴 18g、芒硝 15g、益母草 15g、红花 12g、生牡蛎 30g、蒲公英 30g 等，水煎取汁 150ml，保留灌肠，一日 1 ～ 2 次。

（2）丹参注射液 20 ～ 40ml，静脉滴注，一日 1 次。可改善微循环，增加肾脏血流量，提高肾小球滤过率。

（3）中药肾区热敷加电磁波照射：药用附子 12g、桂枝 60g、葫芦巴 50g、槟榔 10g、当归 10g、川芎 15g、红花 10g、川牛膝 15g、车前子 15g、茯苓 15g 等，以水煎煮后将药渣布包，外敷双肾区，一日 1 次，每次敷 8 小时。敷药后再以电磁波照射，每次 30 分钟，一日 2 次。

（4）多功能艾灸治疗仪治疗：选灸神阙、气海、水分、水道、肾俞（双）、三阴交（右）等穴。每次灸治 15 分钟。温度控制在 45℃左右，被灸穴位呈潮红状为佳。一日 1 ～ 2 次。

（5）针灸疗法。

参考文献

[1] 美国肝病学会．成人肝硬化腹水指南（2012 年更新版）．临床肝胆病杂志，2013，29（9）：647-648.

1.2.18 厥脱（感染性休克）

厥脱是指邪毒内陷或内伤脏气或亡津失血所致的气血逆乱，正气耗脱的病症。现代医学急慢性重症肝病并发感染性休克属于本病范畴。

【临床观察指标】

（1）密切观察神志、肢端色泽、皮温、血压、脉搏及尿量，定时心肺听诊。

（2）详询病史。注意感染证据如寒战、高热、冷汗、腹痛，腹泻、出血等。

（3）查三大常规：RBC 比容，血液分析、K+、Cl^-、Na+、CO_2CP（必要时血气分析），尿素氮、血肌酐。

（4）病原学检查：选查血培养、腹水、痰、中段尿、大便等普通细菌、厌氧菌及特殊培养，并做药敏试验。

（5）疑 DIC 查 BPC 计数、出凝血时间，PT/PA，纤维蛋白原，三 P 试验，优球蛋白溶解试验。

（6）查 X 线，心电图，并行心电监护。

【诊断标准】

（1）有诱发休克的病因。

（2）意识异常。

（3）脉细速＞ 100 次 /min 或不能触知。

（4）肢湿冷，胸骨部位皮肤指压为阳性（压后再充盈时间＞ 2sec），皮花、黏膜苍白后发绀，尿量＜ 30ml/h 或尿闭。

（5）收缩压＜ 80mmHg（10.7kPa）。

（6）脉压＜ 20mmHg（2.67kPa）。

（7）有高血压者收缩压较原水平下降 30% 以上。

（8）凡符合上述第 1 项，以及第 2、3、4 项中的两项和第 5、6、7 项中的一项者，可诊为休克。

表 1-2-4　临床病情严重程度的判断

临床表现	轻　度	中　度	重　度
神态及表情	清醒或激动不安	神情、淡漠、烦躁	模糊昏迷
唇颊肤色	正常或苍白	口渴苍白	灰暗、微发绀
毛细血管充盈时间	延长	明显延长	显著延长
四肢浅静脉	轻度收缩	显著萎缩（下肢尤甚）	萎缩如条索
脉搏	稍快＜100次/min	100～120次/min细弱	＞120，可模不清
肢端温度	稍冷	肢端厥冷	厥冷到膝肘
动脉收缩压	稍高正常或＜10.7kPa	8～10.7kPa	＜8kPa可测不出
脉压	2.67kPa	1.35～2.67kPa	＜1.35kPa或测不清
尿量（ml/h）	＜30	＜20	0
估计血容量减少程度	±20%	±35%	＞45%
（占全身血容量）	（1.5升上）	2.5升上	（2～3.5升或以上）

【中西医结合治疗方案】

1. 护理

Ⅰ级护理，病危，心电监护，记录24h出入量，必要时留置导尿，酌情吸氧，平卧或“V”形位，注意保暖，避免搬动，暂禁食。尽快建立静脉通道，严重休克应开两条大通道，必要时做静脉切开。

2. 控制感染

（1）G^-杆菌感染：首选三代头孢如头孢哌酮（头孢哌酮/舒巴坦）、头孢他啶（头孢他啶/舒巴坦）、头孢噻肟（头孢噻肟/舒巴坦）。或喹诺酮类如左氧氟沙星、加替沙星、莫西沙星等。严重者用头孢吡肟、亚胺培南/西司他丁等。

（2）厌氧菌感染：首选甲硝唑1.0g，静脉滴注，一日1次。

（3）真菌感染：可选氟康唑、伏立康唑等。

要求广谱、联合、足量。可首剂冲击。

3. 扩容

（1）首先，生理盐水5%～10%葡萄糖注射液、平衡盐液750～1 000ml，1～2h快速滴完，血压回升速度减慢，12h 输入 2 000ml，24h 输入 3 000ml。

（2）给予 706 代血浆 500ml，静脉滴注。

（3）低分子右旋糖酐 500 ～ 1 000ml，静脉滴注，一日 1 次。

（4）维护用液可考虑；肝脑清注射液 250 ～ 500ml，静脉滴注，一日 1 次；10% 葡萄糖注射液 400ml，精氨酸 40ml，谷氨酸钠 40ml，静脉滴注。

4. 纠正酸中毒

（1）早期可用 10% 葡萄糖注射液 400ml，精氨酸 40ml，谷氨酸钠 40ml，静脉滴注。

（2）据 CO_2CP 结果，5% 碳酸氢钠 100 ～ 200ml/ 次，24h 内轻症病人给 250ml，重症病人给 500ml。

计算公式：用量 =0.25× 体重 ×（27mmol/L －测得 CO_2CP 值）。

5. 应用血管活性药物

（1）巴胺 20 ～ 40mg 加入 5 ～ 10 葡萄糖注射液 100 ～ 200ml，静脉滴注。

（2）阿拉明 10 ～ 20mg 加入 5 ～ 10 葡萄糖注射液 100 ～ 200ml，静脉滴注。

（3）给予 654-2 10 ～ 20mg，静脉滴注，1 次 /10 ～ 30 分钟。

6. 肾上脑皮质激素（1 ～ 2d）

氢化可的松 200 ～ 300mg 或地塞来松 10 ～ 20mg，静脉滴注（可间隔 4 ～ 6h 重复一次）。

7. 维护各重要脏器功能

（1）心衰者予西地兰 0.2 ～ 0.4mg，静脉滴注。

（2）利尿：呋塞米 20 ～ 200mg/ 次，静脉滴注。

（3）脑水肿者：20% 甘露醇 125 ～ 250ml 快速静脉滴注，8 ～ 12 小时 1 次。二次脱水之间，加用速尿 20 mg 或托拉塞米 20mg 静脉滴注。

（4）能量合剂：10% 葡萄糖注射液 400ml 加入胰岛素 20u、维生素 C 1 ～ 2g、ATP40mg、辅酶 A100U、10 氯化钾注射液 8ml，静脉滴注。

注：平衡盐液配制比例为生理盐水 1 000ml 加 5% 葡萄糖注射液 500ml 加 5%

$NaHCO_3$ 100ml。

8. 中医药疗法

本病以阴阳耗脱为临床表现，故治疗急以回阳、救阴、固脱以挽救生命。

（1）回阳救逆：红参 20g、制附子 15g，水煎取汁 100ml，口服，6 ～ 8 小时 1 次；参附注射液 20ml 加入 10% 葡萄糖注射液 40ml，静脉滴注，1 次 /30 分钟。或以 40 ～ 80ml 加入 10% 葡萄糖注射液 200ml，静脉滴注。一日 2 次。

（2）益气救阴：西洋参 20g，水煎取汁 100ml，口服，6 ～ 8 小时 1 次；生脉注射液或参麦注射液 20ml，加入 10% 葡萄糖注射液 40ml，静脉滴注，1 次 / 15 ～ 30 分钟。或以 50 ～ 100ml 加入 10% 葡萄糖注射液 250ml，静脉滴注，一日 2 次。

（3）开闭醒神：清开灵 10ml 加入 10% 葡萄糖注射液 40ml，静脉滴注，1 次 /1 ～ 2h。或以 40 ～ 60ml 加入 10% 葡萄糖注射液 250ml，静脉滴注，一日 2 次。

（4）针灸：神昏者针刺人中、涌泉、足三里穴。阳脱者用艾条灸关元穴，一次 15 分钟，一日 2 ～ 3 次。

（5）伴 DIC 者予丹参注射液 20 ～ 30ml 加入 5% 葡萄糖注射液 250ml，静脉滴注，一日 1 次。

1.2.19　腹痛（自发性细菌性腹膜炎）

腹痛是指腹部胃脘与季肋以下、耻骨毛际以上部位疼痛为主要症状的病症。引起腹痛的病因有寒邪内侵，湿热蕴结，食积停滞，气滞血瘀，虫积内扰和中焦虚寒等，或因邪实壅塞，脏腑气机不畅，或因中阳虚衰不能温运以致气机不畅。最终导致腹部脏腑气机不畅，“不通则痛”而成。现代医学急慢性重症肝病并发自发性细菌性腹膜炎属本病范畴。

【临床诊断】

1. 病史

原发严重肝病如肝硬变腹水、肝衰竭。

2. 临床特点

（1）多急性起病，发热，热型不规则或弛张热，少数为持续性低热，体温正常或低下。

（2）可出现黄疸明显加深，肝昏迷或休克。

（3）腹痛，多为持续性胀痛，亦可见急性剧痛或阵发性绞痛，部分病人有呃逆、恶心、呕吐或腹泻，少数病人有尿频、尿急等膀胱刺激征。

（4）上腹部、脐周或全腹压痛，半数左右有腹肌紧张，反跳痛等腹膜刺激征和肠鸣音减弱。

（5）腹水迅速增加呈顽固性、利尿效果不佳。

3. 实验室检查

（1）外周血白细胞（WBC、N）升高。

（2）血培养。

（3）腹水检测：腹水 WBC 及腹水中多形核白细胞（PMN）计数可作为诊断 SBP 的最可靠指标，WBC $\geqslant 0.3\times10^9$/L，PMN $\geqslant$ 0.25 或 WBC $< 0.3\times10^9$/L，pmn $\geqslant$ 0.45，有诊断意义。腹水呈酸性，PH 值与 WBC 和 PMN 数呈负相关。腹水乳酸值升高，也有诊断意义，腹水细菌培养阳性具有确诊价值。

【中西医结合治疗方案】

1. 支持疗法

（1）加强保肝，给予足够的热量和维生素。

（2）纠正水电解质失衡。

（3）输入氨基酸、白蛋白及鲜血等提高机体抵抗力。

2. 维持肠道微生态平衡

保持大便通畅，应用有利于肠道菌群的活菌剂，如双歧杆菌、乳酸杆菌等。

3. 合理应用抗菌药物

（1）头孢他定 2.0 ～ 6.0/d，分 2 ～ 3 次静脉滴注。

（2）头孢曲松钠 2.0 ～ 4.0/d，以生理盐水稀释后分 2 ～ 3 次静脉滴注。

（3）头孢噻肟 2.0 ～ 4.0/d，以生理盐水稀释后分 2 次静脉滴注。

（4）头孢哌酮钠 2.0 ～ 6.0/d，以生理盐水稀释后分 2 ～ 4 次静脉滴注。

（5）碳青霉烯类：亚胺培南，氨曲南等，酌情选用。

（6）喹诺酮类：氧氟沙星，加替沙星及莫西沙星等。

（7）氨基甙类如阿米卡星、庆大霉素、妥布毒素。

（8）抗厌氧菌：甲硝唑 0.5 ～ 1.5/d，分 2 ～ 3 次，静脉滴注。

（9）抗耐甲氧西林金葡萄：万古毒素 1.0 ～ 2.0/d，分 2 次，静脉滴注。

（10）抗真菌：氟康唑或二性毒素 B。

抗感染治疗目标：症状体征消失；腹水培养转阴；腹水 PMN 计数＜ 0.25×10^9/L。

抗感染治疗遵循原则：抗 G^- 菌为主，兼顾 G^+ 菌，应早期、足量、联合、广谱，避免肝肾毒性。入院当天抽腹水（床边）10ml 做腹水培养，首先经验用药，待培养回报后再进行修正。疗程以 7 ～ 10 天为宜。抗感染治疗 2 天后复查腹水 PMN 计数，并与治疗前检测结果比较，及时调整抗菌药物种类和剂量，用药 48h 腹水中 PMN 计数下降 50% 为抗感染治疗有效标志。治疗有效病例腹水 PMN 计数一般能在 5 ～ 8 天可降至正常。

4. 腹水排放或腹腔灌洗。

（1）每日或隔日放腹水 1 ～ 2L，再注入抗菌素，炎症好转后停止。

（2）双管灌流，一条管输入林格氏液及 5% 葡萄糖注射液 2 000 ～ 3 000ml，另一条管放腹水 3 000 ～ 4 000ml，每日或隔日一次。

5. 利尿

螺内酯片 40 ～ 80mg/ 次，口服，一日 2 次。呋塞米片 20mg，口服，一日 2 次，或呋塞米注射液 20mg，静脉滴注，一日 1 ～ 2 次。

6. 腹水超滤浓缩回输

每次超滤腹水量 3 000 ～ 5 000ml，每周 1 ～ 2 次。根据病情每位患者治疗 1 ～ 4 次。

7. 中医药疗法

（1）中药汤剂以祛邪扶正为法则，祛邪以清热解毒、凉血通腑为主，佐以行气利水，扶正以益气养阴为主。基本方：黄芩 12g、黄连 10g、栀子 12g、二花 20g、连翘 20g、蒲公英 30g、丹皮 15g、赤芍 15g、生大黄 8g、柴胡 15g、厚朴 15g、枳壳 15g，茯苓 30g、车前子 20g、大腹皮 18g、太子参 15g。根据临床表现灵活加减，如发热可加用青蒿、黄芩；腹痛、腹肌紧张者加白芍、葛根，炙草；黄疸明显者加茵陈、金钱草、秦艽。一日 1 剂，浓煎取汁 150 ～ 200ml，口服，一日 3 次。

（2）神农消鼓舒腹散敷脐：一日 1 次，每次贴敷 12 小时，夜敷昼取。

（3）神农通腑消胀液保留灌肠：一次 150ml，一日 1 ～ 2 次。每次保留 1 ～ 2 小时以上。

（4）针灸疗法。

1.2.20　胁痛（自身免疫性肝炎）

自身免疫性肝炎是一个以肝实质损伤为主要表现的自身免疫性疾病，女性多见，临床表现多样，有肝酶持续性升高、球蛋白升高、多种自身抗体阳性。病理改变为以汇管区淋巴细胞性碎屑坏死为基本特点的慢性活动性肝炎。本病可归属于中医“胁痛”、“湿阻”范畴。

【临床诊断】

1. 疾病诊断

西医诊断标准参照 2010 年美国肝病学会自身免疫性肝炎诊断与治疗指南[1]。

（1）临床症状：疲倦乏力，纳差，腹胀，恶心，或伴见关节痛、肌肉痛、闭经等。

（2）体征：可见黄疸、蜘蛛痣、皮疹、肝肿大、脾肿大等。

（3）生化学：ALT、AST、TBIL 升高，ALP 正常或轻度升高。r- 球蛋白升高，IgG 升高，血铜、铜蓝蛋白和抗胰蛋白酶水平正常。

（4）免疫学指标：ANA 或 SMA 或抗 LKMI 和（或）其他相关的自身抗体阳性，AMA 阴性。

（5）病毒标志物：提示肝炎病毒目前感染的标志物阴性。

（6）并发疾病：患者或其家人患甲状腺炎、类风湿关节炎、糖尿病或其他免疫性疾病。

（7）其他致病因素：没有最近使用肝毒性药物或酗酒史。

（8）肝活检：界面性肝炎，没有提示其他肝病的特征性改变。

（9）患者可能存在一种或一种以上的表现，也可以没有临床表现。

2. 证候诊断

（1）肝郁脾虚证：胁肋胀满疼痛，胸闷善太息，精神抑郁或性情急躁，纳食减少，脘腹痞闷，神疲乏力，面色萎黄，大便不实或溏泻。舌质淡有齿痕，苔白，脉沉弦。

（2）湿热中阻证：胁胀脘闷，恶心厌油腻，纳呆，身目发黄而色泽鲜明，尿黄，口黏口苦，大便黏滞臭秽或先干后溏，口渴欲饮或饮而不多，肢体困重，倦怠乏力。舌苔黄腻，脉象弦数或弦滑数。

（3）瘀血阻络证：面色晦暗，或见赤缕红丝，肝脾肿大，质地较硬，蜘蛛痣，肝掌，女子经行腹痛，经水色暗有块。舌暗或有瘀斑，脉沉细涩。

（4）肝肾阴虚证：劳累尤甚，或有灼热感，头晕耳鸣，两目干涩，口燥咽干，失眠多梦，潮热或五心烦热，腰膝酸软，鼻齿衄，女子经少闭经。舌体瘦质红少津，或有裂纹，苔少，脉细数无力。

【治疗方案】

1. 辨证选择口服中药汤剂、中成药

（1）肝郁脾虚证：

治法：疏肝健脾，益气活血。

推荐方药：逍遥散加减。柴胡、当归、白芍、白术、茯苓、薄荷、甘草等。

中成药：舒肝片等。

（2）湿热中阻证：

治法：清热利湿，理气和中。

推荐方药：茵陈蒿汤加味。茵陈、炒栀子、大黄、车前子、白术、苍术、枳壳等。

中成药：茵栀黄颗粒、八宝丹胶囊、熊胆胶囊等。

（3）瘀血阻络证：

治法：活血化瘀、散结通络。

推荐方药：膈下逐瘀汤加减。柴胡、枳壳、白术、当归、桃仁、红花、乌药、川芎、香附、丹皮、丹参等。

中成药：安络化纤丸、鳖甲煎丸、大黄䗪虫丸、复方丹参片等。

（4）肝肾阴虚证：

治法：养血柔肝，滋阴补肾。

推荐方药：一贯煎加减或六味地黄丸加减。生地、沙参、麦冬、当归、枸杞子、川楝子、丹皮、五味子、女贞子、酸枣仁等或生地、山萸肉、山药、丹皮、茯苓、泽泻等。

中成药：六味五灵片、护肝片等。

2. 辨证选择静脉滴注中药注射液

根据辨证选用中药注射液，如脾虚明显者选用黄芪注射液、瘀血明显者选用丹参注射液、偏于阴虚或气阴两虚者选用生脉注射液等静脉滴注。

3. 特色疗法

（1）中药离子导入：主穴取期门、章门、支沟、三阴交、足三里、内关、太冲；配穴：肝郁气滞取肝俞；脾虚湿盛取脾俞；肝肾阴虚取肾俞；瘀血阻络取膈腧。每次选用4穴，每天1次，每次20分钟。1周为1个疗程，连续1～2个疗程。

（2）贴敷疗法：

1）敷脐疗法：辨证属脾虚湿盛证者选用熟附子、香附、大腹皮、木香等；属肝郁气滞证者选用柴胡、木香、乌药等中药研末制成的脐饼，贴脐上，配合神灯照射，每次30分钟，每天1次，1周为1个疗程，连续1～2个疗程。

2）敷贴疗法：柴胡、枳实、酒白芍、甘草、郁金、元胡等研末蜜调外敷于右胁期门穴，每天1贴，每次4小时，连续3～5天。

（3）穴位注射：选取双足三里（气虚），双血海（血瘀）。以黄芪注射液或丹参注射液，每穴2ml，隔天1次，5次为一疗程。

（4）肝病治疗仪：应用红外线信息肝病治疗仪进行生物反馈治疗，每次20分钟，7天为一疗程。

（5）保留灌肠：应用生大黄、黄芩、白芨、紫草、茯苓、薏米、赤芍等水煎剂保留灌肠，每次1～2小时，每天1次，1周为一疗程。适用于合并黄疸或糖、脂代谢紊乱的自身免疫性肝病患者。

（6）足浴疗法：选用苏木、川木瓜、当归、五味子等中药水煎剂足疗。中药煎水 500ml，加温水至 2 500ml，足疗，每次 30 分钟，每天 1 次，1 周为一个疗程。适用于伴失眠症状的自身免疫性肝病患者。

（7）针灸疗法。

4. 健康指导

（1）生活起居：按照四季的特点进行起居调养，如春季应早睡早起，早起后室外活动，舒缓形体，做好“春捂”，防风防寒；夏季晚睡早起，适当午睡，在注意防暑的同时避免过凉，注意室内通风透气；秋季早睡早起，适当“秋冻”，并防秋燥；冬季早睡晚起，并防寒，尤其注意腿足保暖，睡前泡脚等。

（2）饮食调护：春季可多食具有疏肝健脾、活血祛瘀的食物，如粟米、大麦、小麦、山药、金橘、丹参、山楂等，药膳可选金橘楂药粟米粥等。夏季多吃具有清暑益气生津的食物及药食两用之品，如桃子、冬瓜、苡仁等，药膳可选薏苡仁冬瓜瘦肉汤。秋季，多吃具有润肺生津的食物或药食两用之品，如百合、大枣、蜂蜜等，枸杞菊花茶；冬季，可多吃具有益肾养肝功效的食物或药食两用之品，如枸杞、黄芪、羊肉等，山药黑芝麻糊。

（3）情志调摄：疏导患者情绪，鼓励患者，引导患者树立正确的对待疾病的态度，坚定战胜疾病的信心。引导患者保持积极乐观的心情，春季应戒郁怒，心胸开阔；夏季应心平气和，静心养神；秋季收敛神气，宁神定志；冬季宁神定志，安养神气。

（4）运动调养：根据患者的病情阶段及个性特点，制定个性化的运动处方，给予运动指导，如八段錦运动指导。同时，可以予以四季导引指导，如春季嘘字功平肝气，夏季呵字功补心气，秋季呬字功补肺气，冬季吹字功补肾气。

参考文献

[1] 美国肝病研究学会 . 自身免疫性肝炎诊断与治疗 . 临床肝胆病杂志，2010，26（4）：344-347.

1.2.21 胆胀（慢性胆囊炎）

因湿热痰瘀等邪阻滞于肝，或因情志郁怒等刺激，使胆气郁滞不舒。以反复发作右上腹疼痛、痞胀等为主要表现的内脏胀［著］类疾病。西医“慢性胆囊炎”属本病范畴。

【临床诊断】

1. 疾病诊断

（1）中医诊断标准：参照《中药新药临床研究指导原则》[1]、《中医消化病诊疗指南》[2]。

主要症状：右上腹胀满疼痛，反复发作。

次要症状：恶心、嗳气，腹胀、善太息。

多发于 40 ～ 65 岁，女性多于男性，且以偏胖体型为多见。

（2）西医诊断标准：参照《实用内科学》[3]，《临床诊疗指南・普通外科分册》[4]。

症状：右上腹持续性隐痛或胀痛，可放射到右肩胛区，高脂餐后加剧；反复发作的胃灼热、嗳气、反酸、腹胀、恶心等消化不良症状。

体征：部分患者有胆囊点的压痛或叩击痛。

实验室检查：白细胞计数可不升高，少数患者转氨酶升高。

影像学检查：B 超检查可明确诊断，合并胆囊结石且发生过黄疸、胰腺炎的患者应行 MRCP 或 CT 等检查了解胆总管情况。

2. 证候诊断

（1）肝胆郁滞证：右胁胀满疼痛，痛引右肩，遇怒加重，胸闷脘胀，善太息，嗳气频作，吞酸嗳腐。苔白腻，脉弦大。

（2）肝胆湿热证：右胁胀满疼痛，胸闷纳呆，恶心呕吐，口苦心烦，大便滞，或见黄疸。舌红苔黄腻，脉弦滑。

（3）气滞血瘀证：右胁刺痛较剧，痛有定处而拒按，面色晦暗，口干口苦。舌质紫暗或舌边有瘀斑，脉弦细涩。

（4）肝郁脾虚证：右胁胀痛，倦怠乏力，情绪抑郁或烦躁易怒，腹胀，嗳叹息，口苦，恶心呕吐，食少纳呆，大便稀塘或便秘。舌淡或暗，苔白，脉弦或细。

【治疗方案】

1. 辨证选择口服中药汤剂、中成药

（1）肝胆郁滞证：

治法：利胆疏肝，理气通降。

推荐方药：柴胡疏肝散加减。柴胡、白芍、川芎、枳壳、香附、陈皮、甘草、苏梗、青皮、郁金、木香等。

中成药：胆舒胶囊，四逆散颗粒等。

（2）肝胆湿热证：

治法：清热利湿，疏肝利胆。

推荐方药：大柴胡汤加减。柴胡、黄芩、茵陈、芍药、半夏、生姜、枳实、大枣等。

中成药：消炎利胆片等。

（3）气滞血瘀证：

治法：疏肝理气，活血化瘀。

推荐方药：膈下逐瘀汤加减。柴胡、当归、川芎、桃仁、丹皮、赤芍、乌药、延胡索、香附、枳壳、红花、炒五灵脂、生蒲黄等。

中成药：血府逐瘀颗粒等。

（4）肝郁脾虚证：

治法：疏肝理气，健脾助运。

推荐方药：柴芍六君子汤加减。柴胡、芍药、葛根、人参、白术、茯苓、半夏、陈皮、炙草、神曲、山楂、麦芽等。

中成药：逍遥丸等。

2. 针灸治疗

（1）体针：取胆囊穴、阳陵泉、胆俞、太冲、内关、中脘、足三里。每次 2 ～ 3 穴，用毫针行中强刺激，每穴运针 3 ～ 5 分钟，留针 10 ～ 20 分钟，隔 5 分钟行针 1 次，每日针刺 1 次。用电针亦可。

（2）头针：取头部胃区（以瞳孔直上的发际处为起点，向上做平行于正中线长 2cm 直线）。用毫针中度刺激，每次运针 5 分钟，留针 20 ～ 30 分钟，隔 5 分钟行针 1 次，快速捻转，每日针刺 1 次。

（3）耳针：取肝、交感、神门等穴。每次 2 ～ 3 穴。强刺激，留针 20 ～ 30 分钟，每日 1 ～ 2 次。

（4）点挑：取肝俞、脾俞、三焦俞。足三里、胆俞等穴。采用挑筋法或挑提法，每次取 3 ～ 4 穴，1 ～ 3 日挑 1 次，5 ～ 10 日为一疗程。临床上可根据病情辨证取穴。

3. 其他疗法

（1）耳穴压豆：借助探棒寻找阳性反应点，辨证分析，确定治疗方案、选穴配方，75% 乙醇棉球擦洗并消毒耳廓，再次核对穴位。左手固定耳廓，右手持止血钳夹王不留行籽对准耳穴贴压，贴压时稍加用力，注意刺激的强度，使耳廓有发热、胀麻感（即得气）为度。

（2）推拿疗法：

1）基本操作：患者取左侧卧位，医生坐于其背部，在右侧季肋部用轻快的摩法 3 ～ 5 分钟，并分别对日月、章门、期门诸穴用指柔法各 1 分钟。

患者取仰卧位，医生坐其右侧对上腹部及右侧季肋部用鱼际揉法或全掌揉法各 1 分钟。并对下胸及上腹部施以分推法 20 ～ 30 次。再按揉阳陵泉、胆囊、丘墟诸穴各 1 分钟以有酸胀得气感为度。

患者取俯卧位或坐位均可，用食、中指或拇指对膈俞、肝俞、胆俞等背穴施以指揉法，每穴约 1 分钟。

最后擦胆囊部，以热为度，搓两肋结束治疗。

2）辨证治疗：对胆囊炎疼痛甚者，先在肢体远端阳陵泉、胆囊穴附近寻找敏感的压痛点，找到痛点后对相对重而揉的按压或按揉法予以刺激，可达缓急止痛之功效。

3）中药穴位贴敷：根据病情需要，可选用中药穴位贴敷、穴位注射、肝病治疗仪等疗法。雷陵主任医师常用自制神农胆胀膏胆囊底贴敷，一日 1 次，每次贴敷 12 小时。

4. 健康指导

（1）饮食调理：多饮水，忌食脂肪含量高的食物，如肥肉、鸭、荷包蛋、油炸食物等，减少烹调用油，在烹调方法上以蒸、炖、煮为主。忌刺激性或产气食品，如牛奶、萝卜、洋葱、豆类等，忌饮酒。

（2）情志调摄：保持精神愉快，心情舒畅。正确对待疾病，避免诱发或加重疾病的不良情绪。

参考文献

[1] 郑筱萸．中药新药临床研究指导原则．北京：中国医药科技出版社，2002.

[2] 李乾构，周学文，单兆伟．中医消化病诊疗指南．北京：中国中医药出版社，2006.

[3] 复旦大学上海医学院，《实用内科学》编委会，陈灏珠．实用内科学．北京：人民卫生出版社，2009.

[4] 中华医学会．临床诊疗指南～普通外科分册．北京：人民卫生出版社，2006.

1.2.22 胆石病急性发作期（肝胆管结石急性发作期）

胆石病是因嗜食肥甘及湿浊热邪虫毒等蕴聚于肝，胆汁淤积，与邪毒凝结而形成砂石。以右上腹胀闷或痛，检查发现胆道结石为主要表现的结石类疾病。出现右上腹胀痛、畏寒、高热或伴有黄疸症状者为急性发作期。西医“肝胆管结石急性发作期”属本病范畴。

【临床诊断】

1. 疾病诊断

（1）胆石症诊断：参照《实用内科学》[1]、《临床诊疗指南—普通外科分册》[2]标准。

A：反复发作右上腹胀痛，畏寒、高热史，或伴有黄疸。

B：B 超显示肝内胆管扩张，内有强光团伴声影。

C：经皮肝穿刺胆管造影（PTC）、经十二指肠逆行胰胆管造影（ERCP）或磁共振胆胰管成像（MRCP）等影像学检查显示肝内胆管狭窄与扩张病变，扩张胆管内有大小不一结石影。

D：曾经手术、介入或内镜治疗证实肝胆结石。

具备 A、B 项可诊断，兼有 C、D 项可确诊。

（2）急性发作期诊断：出现明显的腹痛、恶寒发热、黄疸，三大症状中二者或者以上者。急性发作期分为梗阻型和胆管炎型。梗阻型表现为间歇性黄疸、肝区和胸腹部持续性不适、消化功能减退等胆道梗阻症状。胆管炎型表现为急性化脓性胆管炎，即腹痛、恶寒发热、黄疸。

2. 证候诊断

（1）肝胆蕴热证：胁肋灼痛或刺痛，胁下拒按或痞块。伴畏寒发热，口干口苦，恶心呕吐，身目微黄，大便干结。舌质微红，苔薄白或微黄，脉平或弦微数。

（2）肝胆湿热证：胁肋胀痛，身目发黄。伴发热，纳呆呕恶，小便黄，胁下痞块拒按，便溏或大便秘结。舌质红，苔黄厚腻，脉滑数。

【治疗方案】

1. 辨证选择口服中药汤剂或中成药

（1）肝胆蕴热证：

治法：疏肝解郁，清热利胆。

推荐方药：大柴胡汤合金玲子散加减。柴胡、枳实、延胡索、川楝子、白芍、黄芩、生大黄、半夏、生姜等。

中成药：消炎利胆片等。

（2）肝胆湿热证：

治法：清热利胆，化湿通下。

推荐方药：大柴胡汤合茵陈蒿汤加减。柴胡、黄芩、茵陈、栀子、生大黄、白芍、半夏、生姜、枳实等。

中成药：锦红片、双黄连口服液等。

2. 静脉滴注中药注射液

可选用具有清热解毒作用的中成药如双黄连注射液、清开灵注射液、醒脑静脉滴注射液等。

3. 辨证选择中药肛门滴注、针灸等

肛门滴注中药方同口服中药汤剂，从肛管中滴入，50 ～ 100ml/h。疼痛明显者予针刺足三里、胆俞、日月、期门、肝俞等；或用当归注射液穴位注射。发热者针刺大椎、曲池、合谷。也可在相应的经络穴位上采用中医推按运经仪治疗，以解痉镇痛、利胆排石。

4. 中医外治法

雷陵主任医师常用自制神农胆胀膏胆囊底贴敷，一日 1 次，每次贴敷 12 小时。

5. 其他

根据临床表现变化及胆道梗阻情况，可选用鼻胆管引流、胆管支架等治疗。

6. 外科基础治疗

进食少或不能进食者，予水电解质、营养支持。

7. 护理

辨证施护，予低脂清淡流质或半流质。

参考文献

[1] 复旦大学上海医学院，《实用内科学》编委会，陈灏珠．实用内科学．北京：人民卫生出版社，2009.

[2] 中华医学会．临床诊疗指南～普通外科分册．北京：人民卫生出版社，2006.

1.3 中医肝胆病特色制剂研发与应用

鄂西北秦巴山区具有丰富的中草药资源，境内神农架因“神农尝百草，一日而遇七十毒”而闻名，武当山也因李时珍亲临仙山采药而逐渐形成独特的武当道教医药。雷陵主任医师自1981年医学院校毕业后分配该地区从事中医临床工作30多年，其中在神农架脚下的房县山区基层行医10余年，1989年开始主要从事中医、中西医结合肝胆病临床医疗、科研及科室管理工作。几十年来，收集了大量的民间单方验方和特色疗法，对本地区特色中草药进行了深入调研，经常亲自上山采药。在长期的临床实践中，雷陵主任医师体会到以辨证使用中药汤剂为主治疗肝胆病尽管具有一定优势，但同时也存在着明显缺陷，其改善症状固然明显，但对改善理化指标疗效欠佳，虽然随症加减，用药灵活，但可复性差，难以推广应用，且传统中药患者自行煎煮质量不易标准化控制，患者服药剂量多少不等，携带不便。现行中医治疗方法单一，临床疗效有限。有鉴于此，自20世纪90年代初开始，他毅然打破传统以中药汤剂为主治疗肝胆病的用药模式，运用现代先进的科学技术手段和方法，采取本地区道地中草药为主要成分，研制“廉、便、效、验”的新型中药制剂，并充分挖掘历代中医治疗肝胆病的各种有效方法，开发中医肝胆病外治特色疗法，在医院领导的关怀和支持下，在专科团队的大力协助下，经过多年艰苦不懈努力，相继研制开发出神农肝胆病内服系列制剂，并均获得湖北省食品药品监督管理局批准文号，经临床大量验证应用，取得满意疗效，深受广大肝胆病患者好评。兹介绍如下。

1.3.1 神农扶正益肝胶囊（颗粒）

【处方来源】雷陵主任医师临床经验方［原名神农甦肝宝（胶囊）颗粒］。

【临床应用时间】1998年10月。

【主要成分】黄芪、白术、薏苡仁、菟丝子、枸杞子、柴胡、郁金、牡丹皮、虎杖、土茯苓、白花蛇舌草、绞股蓝、香菇菌丝等。

【剂型】胶囊剂，每粒0.4g，每盒4版装，每版12粒。颗粒剂，每袋10g。每盒10袋装。

【用法与用量】胶囊：口服，一次 4 粒，一日 3 次。颗粒：冲服，每次 1 袋，一日 3 次。3 月为一疗程。

【批准文号】鄂药制字 Z20111454。

【功效与主治】健脾祛湿、补益肝肾、理气活血、清热解毒。具有抑制病毒复制、调节机体免疫功能、恢复肝功能等作用。主治慢性乙型肝炎、丙型肝炎、无症状乙肝病毒携带及急性肝炎恢复期等。

【方解】慢性乙型肝炎主要是感受湿热疫毒之邪，由于正气不足，无力驱邪外出，以致病邪羁留不解，从而引起脏腑功能失调、气血失和、阴阳虚损，造成湿、热、淤、毒互结，肝脾肾三脏亏损。治以清热利湿解毒、疏肝理气活血、益气健脾补肾。方中黄芪益气扶正；白术健脾益气祛湿；薏苡仁健脾渗湿；菟丝子、枸杞子补益肝肾；柴胡、郁金疏肝解郁、行气活血；牡丹皮凉血祛瘀；虎杖、土茯苓、白花蛇舌草清热利湿解毒。绞股蓝、香菇为鄂西北神农架山区之特（盛）产。其中胶股蓝清热解毒，其有效成分为绞股蓝皂甙（GP），化学结构与人参皂甙相似，含有多种人体必需氨基酸及丰富的微量元素，具有良好保肝作用。绞股蓝皂甙能明显对抗环磷酰胺（CTX）对免疫功能的抑制作用，使 CTX 所致的小鼠脾脏及胸腺重量、血清溶血素产生的水平及活性特异性玫瑰花形成率的明显下降得以不同程度提高，对正常小鼠有免疫双向调节作用，小剂量绞股蓝皂甙可使脾脏重量和活性 E- 玫瑰花形成率高于中位数的下降，而低于中位数的上升；大剂量绞股蓝皂甙可使脾脏重量及抗绵羊红细胞溶血素水平，高于中位数的下降，低于中位数的上升。绞股蓝皂甙在体外能增强小鼠脾细胞对丝裂原 CONA、PHA、LPS 的增殖反应，对混合淋巴细胞中的 T 细胞有增强作用，并能促进小鼠脾细胞分泌白细胞介素 2。香菇性平、味甘，有益气、助食等功效，在日本被誉为“植物性食品的顶峰”，《本草求真》论香菇曰：“香菇食中佳品、性平，大能益气助食。”香菇主要成分有香菇多糖，为 T 细胞免疫增强剂，可增强抗体形成细胞功能，提高外周血中淋巴细胞的百分率和吞噬功能，对实验性肝损害引起的 ALT 升高有显著性降低作用，并能诱生免疫干扰素的产生，具有抗病毒作用。全方合用，共奏健脾祛湿、补益肝肾、理气活血、清热解毒之功。

【临床应用研究】2011 年 1 月至 2012 年 12 月，雷陵主任医师带领的课题组对 80 例 HBeAg 阴性慢性乙型肝炎病毒低水平复制患者进行了前瞻、随机、对照性系统观察研究。结果如下。

1. 研究设计

采取前瞻、随机、对照临床试验方案。

2. 医学与论理

按照《赫尔辛基宣言》（2000 年 10 月爱丁堡版），充分尊重病人的意愿，详告本研究内容，自行决定是否参加本试验，并做出口头或书面同意，由诊治医生记录于知情同意书中。

3. 资料与方法

（1）病例选择及分组：

1）诊断标准：参照 2010 年 12 月中华医学会肝病学分会、中华医学会感染病学分会《慢性乙型肝炎防治指南》（2010 年版）临床诊断标准[1]。

2）纳入标准：符合慢性乙型肝炎临床诊断标准，且 HBeAg 阴性，5.0×10^2 copies /ml ≤ HBV-DNA 水平 ≤ 10^4 copies /m，ALT ≤ 2×ULN。

3）剔除标准：

A. 年龄＜ 16 岁和＞ 60 岁者。

B. 合并其他病毒性肝炎。

C. 并发重型肝炎。

D. 并发肝硬化、肝癌。

E. 血清白蛋白小于 30g/L。

F. 合并其他严重疾病。

G. 酗酒。

H. 虽符合纳入标准，但已使用抗病毒药物如干扰素、核苷类似物及具有调节免疫作用药物如胸腺肽等者必须停用，否则排除。

I. 不符合纳入标准，未按规定用药，无法判断疗效或资料不全等影响疗效及安全性判断者。

4）分组：根据统计学方法估计样本含量，共确定 80 例 HBeAg 阴性慢性乙型肝炎病毒低水平复制病人为观察对象。按随机化原则，采取随机数字表法，分为治疗组 40 例，对照组 40 例。

（2）一般资料：两组病例治疗前基本病情资料见表 1-3-1 所示。

表 1–3–1　两组病例治疗前基本情况比较

项　目	治疗组	对照组
例　数	40	40
M/F（男 / 女）	23/17	22/18
年龄（X±S，岁）	16 ～ 60(31.8±12.52)	16 ～ 60(32.02±12.87)
病　程	9 月～ 18 年（7.9±6.8）	8 ～ 17 年（8.1±7.2）

注：各项目两组比较，P 均＞ 0.05。

（3）治疗方法及疗程：

1）对照组采用西医一般常规疗法，包括护肝、支持及对症疗法，使用药物如甘利欣、还原型谷胱甘肽、维生素 C 及肌苷等，不使用核苷类似物、干扰素等抗病毒药物。

2）治疗组在上述用药基础上加用自制扶正益肝颗粒，该制剂由香菇、绞股蓝、黑木耳、生黄芪、柴胡、白术、薏苡仁、枸杞子、菟丝子、郁金、牡丹皮、虎杖、白花蛇舌草等 16 味组成。统一由湖北省十堰市中医医院制剂室加工制剂成颗粒剂，药品批准文号：鄂药制字 Z20111454。每袋 10g 装。用法：每次 1 袋，冲服，一日 3 次。

两组疗程均 52 周。

（4）观察项目及方法：

1）筛选及基础值测定：

A. 病史询问，体格检查。主要症状体征观察包括胁肋疼痛、肝脾肿大、脘闷腹胀、食欲不振、倦怠乏力、口干而苦、恶心呕吐、嗳气、大便溏稀。

B. 肝功能试验包括：Tbil，重氮法，正常值＜ 17.1umol/L，试剂采用北京中生生物技术有限公司出品；ALT，速率法，正常值＜ 40u/L，试剂采用上海长征康仁医学科学有限公司出品；AST，速率法，正常值＜ 40u/L，试剂厂家同 ALT；GGT，速率法，正常值＜ 54u/L，试剂厂家同 ALT；TP，双缩脲法，正常值为 60 ～ 80g/L，试剂采用星亚医疗品有限公司出品；Alb，溴甲酚绿法，正常值为 40 ～ 55g/L，试剂厂家用 TP。均以德国产 CHEI-S 型半自动生化分析仪检测。

C. 清病毒学指标包括 HBVM，ELISA 法，试剂采用科华生物工程股份有限公司出品；Anti-HAV、Anti-HCV、Anti-HDV、Anti-HEV，试剂采用华美生物工程公司出品；均统一用美国产 EIX800 型酶标分析仪检测；HBV-DNA 定量，荧光 PCR 法，采用上海复星实业股份有限公司生产的微量荧光检测仪检测，检测低限值为＜ 5×10^2copies/ml。

D.B 超观察肝胆脾形态。统一采用日本产 SSD-630 型超声仪，探头频率为 3.5MHZ。

E. 安全性观测指标包括生命体征（T、R、BP）、血常规（仪器由日本东亚株式会社提供，型号为 K-1000 型）、尿常规（仪器由北京华晟源医疗科技有限公司提供，型号为 H-II 型）、BUN 及 Cr（速率法，试剂厂家同 ALT）、心电图。

2）治疗期间测定：肝功能、血清病毒学指标、肾功能、血液分析及 B 超 3 个月检测 1 次；心电图、尿常规于疗程结束后检测；随时观察记录患者症状体征变化，同时注意观察病人服药后可能出现的不良反应。

（5）统计学方法：计量资料求，用 t 检验；计数资料求 %，用 x^2 检验。

4. 结果

（1）两组治疗前后症状体征改善情况：

1）症状体征分级量化标准：参照《中药新药临床研究指导原则》中药新药治疗病毒性肝炎的临床研究指导原则中病毒性肝炎常见症状分级量化标准 [2]，如表 1-3-2 所示。

表 1-3-2　主要症状体征分级量化表

症状	轻	中	重
胁肋疼痛	隐隐作痛，不影响正常工作	疼痛较重，影响生活	疼痛剧烈，难以忍受
肝脾肿大	肋下＜ 1cm	肋下 1 ～ 2cm	肋下＞ 2cm
脘闷腹胀	食后脘闷腹胀，半小时内自行缓解	食后脘闷腹胀，2 小时内自行缓解	整日脘闷腹胀
食欲不振	食欲较差，食量减少低于 1/3	食欲不佳，食量少 1/3 以上	终日不欲进食，食量较病前减少 1/2

续表

症状	轻	中	重
倦怠乏力	肢体稍倦，可坚持轻体力工作	四肢乏力，勉强坚持日常活动	全身无力，终日不愿活动
口干而苦	偶觉口干苦	晨起口干苦	整日觉口干苦
恶心呕吐	偶有恶心	时有恶心，偶有呕吐	频频恶心，有时呕吐
嗳　　气	每次少于4次	每日4～10次	每日多于10次
大便溏稀	大便不成形，每日2～3次	稀便，每日4～5次	溏便，每日5次以上

2）两组治疗后主要症状体征疗效比较：

A. 主要症状体征疗效评价标准：参阅《中药新药临床研究指导原则》中药新药治疗病毒性肝炎的临床研究指导原则中主要症状和体征的疗效评价标准制定[2]。显效：疗程结束后，症状体征消失；有效：疗程结束后，症状体征分级减少1级以上；无效：达不到上述标准者。

B. 疗效比较见表1-3-3所示。

表1-3-3　两组治疗后主要症状体征疗效比较

症　　状	治疗组（40例）					对照组（40例）				
	n	显效	有效	无效	总有效率（%）	*n*	显效	有效	无效	总有效率（%）
胁肋疼痛	25	15	8	2	92*	27	12	7	8	70.37
肝脾肿大	19	9	7	3	84.21	18	7	9	2	88.89
脘闷腹胀	28	21	6	1	96.43*	27	12	8	7	74.07
食欲不振	30	26	3	1	96.67*	31	17	8	6	80.65
倦怠乏力	33	23	8	2	93.94	32	18	10	4	87.5
口干而苦	18	15	3	0	100	20	8	10	2	90
恶心呕吐	13	9	3	1	92.31	12	7	5	0	100
嗳　　气	10	8	2	0	100	9	6	2	1	88.89
大便溏稀	14	10	2	2	85.71*	15	5	4	6	60

注：x^2检验，与对照组治疗后比*$P < 0.05$。

（2）两组治疗前后肝功能指标变化情况，见表 1-3-4。

表 1-3-4　两组治疗前后肝功能指标变化情况比较（$\bar{x} \pm s$）

组别	例数	时间	TBil (umol/L)	ALT (u/L)	AST	GGT	TP (u/L)	Alb
治疗组	40	治疗前	19.94	51.25	49.04	54.93	73.73	43.96
			±8.98	±25.93	±23.42	±30.35	±34.12	±12.32
		治疗后	13.83	36.27	34.18	34.72	74.21	44.25
			±5.25*	±15.7*Δ	±13.9*Δ	±16.02*	±35.24	±11.77
对照组	40	治疗前	20.03	50.61	48.82	55.03	72.28	44.18
			±9.17	±27.2	±34.12	±31.4	±33.45	±13.83
		治疗后	14.12	42.45	40.54	35.54	71.87	43.76
			±4.89*	±16.03*	±14.3*	±15.62*	±32.39	±14.07

注：t 检验，与本组治疗前比，$^{*}P < 0.01$，与对照组治疗后比，$\Delta P < 0.01$。

（3）两组治疗后血清 HBV-DNA 变化情况详见表 1-3-5 所示。

表 1-3-5　两组治疗后血清 HBV-DNA 变化情况比较（%）

组　别	n	阴转	下降 1 lg	下降 2 lg	无变化	阴转率 (%)	总有效率 (%)
治疗组	40	15	8	5	12	37.5*	70Δ
对照组	40	6	7	3	24	15	40

注：x^2 检验，与对照组比 $^{*}P < 0.05$，$\Delta < 0.01$。

（4）两组治疗前后影像学变化情况见表 1-3-6 所示。

表 1-3-6　两组治疗前后影像学变化情况比较（$\bar{x} \pm s$，cm）

组别	例数	时间	肝右叶上下径	肝右叶前后径	肝左叶上下径	肝左叶前后径	胆　囊长　度	胆　囊内　径	胆　囊壁　厚	脾　脏厚　度
治疗组	40	治疗前	12.07	9.98	8.12	6.79	8.56	3.32	0.24	4.13
			±2.34	±3.3	±1.93	±1.85	±3.1	±1.2	±0.13	±1.03
			11.95	10.02	7.93	6.92	2.54	1.03	0.2	0.97*Δ
			±2.21	±2.54	±1.59	±1.43	8.32±	3.29±	0.25±	3.81±
对照组	40	治疗后	12.19	9.77	8.32	6.56	8.38	3.46	0.25	4.15
			±2.71	±2.89	±2.01	±1.52	±2.87	±1.4	±0.11	±1.12
			12.03	9.87	8.29	6.87	8.14	3.51	0.26	4.19
			±2.45	±2.76	±1.72	±1.28	±2.37	±1.32	±0.19	±1.23

注：t 检验，与本组治疗前比，$^{*}P < 0.05$；与对照组治疗后比，$\Delta P < 0.05$。

（5）临床综合疗效：

1）疗效判定标准：参阅《中药新药临床研究指导原则》中药新药治疗病毒性肝炎的临床研究指导原则中疾病疗效判定标准制定[2]。显效：临床症状消失，肝脾恢复正常或回缩，无压痛及叩痛，肝功能复常、HBV-DNA阴转；有效：临床症状明显减轻或消失，肝脾肿大稳定不变，无明显压痛或叩痛，肝功能检查恢复正常或较治疗前异常值下降50%以上，HBV-DNA定量下降＞1lg以上；无效：未达到上述标准或加重者。

2）综合疗效分析，见表1-3-7。

表1–3–7　两组治疗后临床综合疗效比较

	n	显效	有效	无效	总有效率（%）
治疗组	40	15	13	12	70*
对照组	40	6	10	24	40

注：x^2检验，与对照组比 *$P < 0.01$。

（6）临床安全性观察：治疗组服用扶正益肝颗粒过程中出现胃部不适5例，胃脘胀闷3例，经调整为饭后半小时至1小时服药及对症处理后消失。全部病例服药后理化检测血液分析异常6例，肾功能轻度异常3例，心电图异常2例，经确认均与试验药物无关。所有患者皆能完成疗程。

5. 讨论

（1）现代医学对本病的认识及治疗：慢性乙型肝炎是感染乙肝病毒引起的一种慢性传染性疾病。该病以肝脏慢性炎症性病变及/或纤维化为病理特征。乙型肝炎病毒（HBV）在肝细胞内持续复制，引起宿主一系列的免疫反应，造成肝脏及其他组织器官的免疫损伤，而这些免疫反应又与宿主的免疫功能状态密切相关。本病反复发作，迁延不愈，最终可演变为肝硬变及肝癌，严重危害人们身体健康。

慢性乙型肝炎临床分为HBeAg阳性慢性乙型肝炎和HBeAg阴性慢性乙型肝炎，HBeAg阳性慢性乙型肝炎往往HBV-DNA水平较高，病毒复制活跃。HBeAg阴性慢性乙型肝炎往往为HBeAg阳性患者转变而来，标志着病毒复制转入低水平阶段，或无病毒复制，或病毒变异。对本病的治疗关键是抑制或清除乙肝病毒，因此抗病毒治疗是近10多年来国内外治疗慢性病毒性肝炎的研究热点，抗病毒治疗的目的是抑制乃至清除宿主体内的肝炎病毒感染，促使肝脏损害恢复，减少肝硬变及肝癌发生，从而改善生活质量，减少并发症，提高生存率，延长患者生命。但迄今为止并无安全可靠的抗病毒药物，目前西医抗乙肝病毒措施主要包括抗病毒药物（如核苷类似物、干扰素等）及提高细胞免疫功能药物（如胸腺肽等）的应用两个方面，对乙肝病毒复制虽有一定抑制作用，但其疗程长，费用高，停药后易复发，且有一定的毒副作用，其中核苷类似物长期服用可导致病毒变异。

目前，现代医学公认的抗病药物核苷类似物及干扰素，主要适用于病毒复制水平较高且有免疫应答的慢性乙型肝炎患者。根据中华医学会肝病学分会、中华医学会感染病学分会联合修订的《慢性乙型肝炎防治指南》（2010年版），其抗病毒治疗的一般适应证包括：① HBeAg阳性者，HBV-DNA ≥ 10^5copies/ml（相当于20 000IU/ml）；HBeAg阴性者，HBV-DNA ≥ 10^4copies/ml（相当于2 000IU/ml）；② ALT ≥ 2×ULN；如用干扰素治疗，ALT应≤ 10×ULN，血清总胆红素应＜ 2×ULN；③ ALT ＜ 2×ULN，但肝组织学显示：Knodell HAI ≥ 4，或炎症坏死≥ G2，或纤维化≥ S2。而对于HBeAg阴性、HBV-DNA定量≤ 1×10^4copies/ml、ALT ≤ 2×ULN的慢性乙型肝炎患者，目前，西医尚缺乏适合的治疗方案和药物。

（2）中医对本病的认识：慢性乙型肝炎属中医“肝著”范畴。其发病外因系感染湿热疫毒之邪，内因乃正气不足，病理机制为“湿热疫毒”致病因子的持续存在，打破了机体相互联系，相互制约的生理平衡内环境紊乱，造成肝、脾、肾系统，而以肝子系统功能失调为主的错综复杂的系统失衡病理态。在整个病程中，以正虚邪恋、虚实夹杂为重心，表现出立体性、层次性、阶段性、多环节的病理特点。具体言之，人体感受湿热疫毒之邪后，由于正气不足，无力驱邪外出，以致病邪羁留不解，从而引起脏腑功能失调、气血失和、阴阳虚损等一系列病理变化。病变初起，因湿热疫毒留滞，肝失疏泄，气机失和，首先导致肝郁气滞之证。同时根据“脾主湿”、“湿易困脾”、“肝病传脾”的生理特点，继而影响到脾，表现为脾失健运。病情进一步发展，则出现三种病机转化，一是湿热壅遏，脉络阻滞或肝郁气滞，血行不畅，日久演变成血瘀络阻之证。二是素体阳盛，热重于湿，邪从热化或肝郁化火，耗伤阴血，出现肝阴虚，进而伤及肾阴，导致肝肾阴虚。三是素体阴盛，湿重于热，邪从寒化，或脾气不足发展为脾阳亏虚，脾阳虚损及肾阳，酿成脾肾阳虚。关于慢性乙型肝炎的辨证分型，多数学者认为辨证分型论治是提高慢性乙型肝炎疗效的关键，任何一法一方一药都不可能全部解决其临床治疗问题。运用辨证分型论治的方法治疗慢性乙肝病毒感染，各地开展了大量的临床研究，并取得了满意的疗效。在具体应用形式上，归纳起来主要有以下两种：①分型分治法，即基于病因病机认识，将本病分为若干个证型（通常为3～6型），采用不同治法，以不同方药治之。其中又有固定方（即：一证一法一方，方药稳定不变）和基础方随症加减（即对每个证型先拟一基本方，再根据病情变化，随症加减出入）两种模式。②分型通治法，即各位医家根据对本病特殊病机规律认识，虽然也客观存在着若干个证型，但在治疗上，却集多种治法于一炉，拟订一个通用的复方进行治疗。具体运用也有固定方和基本方随症加减两种。以上两法在遣药组方上，一般均采用两种手段：①单纯运用传统中医理论辨证立法处方，采用成方或自拟方治疗。②运用中医辨证与西医辨病相结合的方法治疗，用自拟方或在成方中加入按辨病要求选用的药物。从目前报道的文献来看，大多采用后一种方法，前一种方法较少。通治复方多采用辨证与辩病相结合的方法，临床应用最多，效果也较好，尤其对慢性乙肝病毒感染血清病毒学标志物影响作用明显。而分型分治对本病治疗则更具有针对性，在改善症状、体征方面有无以比拟的优点，因此仍是临床治疗慢性乙肝病毒感染的重要方法，具有进一步深入研究的价值。

鉴于目前西医对HBeAg阴性慢性乙型肝炎病毒低水平复制尚无适合的治疗方案，因此，充分发挥中医药特色优势，大力加强本病的中医药防治研究，深入探讨其辨证论治规律，寻找安全有效的中医药疗法，筛选和研发可靠的中药制剂，运用现代先进的科研方法进行系统的试验观察，不断提高临床疗效，具有非常重要的现实意义。

近年来，中医药防治慢性乙型肝炎取得了很大进展，但对HBeAg阴性慢性乙型肝炎病毒低水平复制患者，中药临床治疗虽有一定疗效，但未进行系统观察研究，更缺乏公认的治疗药物。笔者自制扶正益肝颗粒临床用于治疗慢性乙型肝炎多年，积累了大量的实践经验。前期临床试验表明，该药对慢性乙型肝炎病毒复制尤其HBeAg阴性、HBV-DNA ≤ 10^5copies/ml患者有较好疗效。本课题研究成功为HBeAg阴性慢性乙型肝炎病毒低水平复制提供一种新的治疗药物。

（3）扶正益肝颗粒的处方来源及组方原理：扶正益肝颗粒原名神农甦肝宝颗粒，该药系雷陵主任医师治疗慢性乙型肝炎的经验方和十堰市中医院肝病科科研协定方，临床用于治疗慢性乙型肝炎10余年。近年来，通过优化组方，改进制备工艺，疗效进一步提高，临床广泛应用于治疗慢性乙型肝炎，并取得了满意效果，深受鄂渝豫陕毗邻地区广大肝病患者好评。

雷陵主任医师经多年临床研究认为，该病的中医基本病因病机是感受湿热疫毒之邪，由于正气不足，无力驱邪外出，以致病邪羁留不解，从而引起脏腑功能失调、气血失和、阴阳虚损，造成湿、热、淤、毒互结，肝脾肾三脏亏耗。扶正益肝颗粒遵循中医理论，以“整体观念”、“辨证论治”为指导，以“正气不足、邪毒留恋、气血不和、脏腑功能失调”病机学说为依据，确立了“益气扶正、利湿清热、活血解毒”之治法，并筛选鄂西北秦巴山区道地中药材香菇、绞股蓝、黑木耳、柴胡、虎杖等为主要成分，经科学加工研制成中药复方制剂—扶正益肝颗粒，并获得湖北省药品监督管理局生产许可证（鄂药制字Z20082653）。方中以香菇、绞股蓝、黑木耳为主，此三药为鄂西北武当山及神农架山区之特（盛）产，其中香菇性平、味甘。有益气、助食等功效。本品主要成分有香菇多糖，为T细胞免疫增强剂，可增强抗体形成细胞功能，提高外周血中淋巴细胞的百分率和吞噬功能[3]，对实验性肝损害引起的ALT升高有显著性降低作用[4]，并能诱生免疫干扰素的产生，具有抗病毒作用[5]。绞股蓝味苦，性寒。有清热解毒，止咳祛痰功效。民间用以治疗慢性支气管炎、传染性肝炎、胃肠炎等疾病。药理实验提示，绞股蓝有效成分为绞股蓝皂甙（GP），其化学结构与人参皂甙相似，含有多种人体必需氨基酸及丰富的锌、铁、铜、镁、钙、铬、硒、锗、钒等微量元素，具有良好保肝及调节机体免疫功能作用[6]。黑木耳性平、味甘。具有益气、滋肾、养胃，益智、止血、活血、润燥，补血、止痛、通便等功能。药理实验表明，黑木耳含有丰富的蛋白质、铁、钙等矿物质，以及碳水化合物、粗纤维、维生素，并含有多种氨基酸、微量元素、酸性异多糖和丰富的胶质。其有效成分木耳多糖能增强巨噬细胞的吞噬功能，提高机体的非特异性免疫，具有抑菌消炎作用。并有抗凝血、抗血小板凝集、抗血栓、降血脂作用，可降低人体血黏度，减少胆固醇的数量，软化血管，促使血液流动畅通，疏通血管，从而起到活血化瘀作用。同时黑木耳含铁，可纠正慢性肝病患者之贫血，并能加强细胞壁的坚韧性，增强细胞内容物的免疫功能，保持细胞本身的正常活动，具有抗癌作用，因此对防止慢性乙型肝炎癌变有积极作用。黄芪性微温，味甘。功能补中益气。现代药理研究表明黄芪含有丰富氨基酸、微量元素（硒、铁、锌等）、黄酮及黄酮类似物、黄芪皂甙类和黄芪多糖等多种成分，能促进小鼠淋巴细胞对羊红细胞的免疫玫瑰花环形成，促进 PHA 诱导的体内淋巴细胞转化率，提高细胞免疫作用；同时能增加自然杀伤细胞和单核巨噬系统功能，诱生干扰素产生，从而在一定程度上抑制病毒复制[7]。并对实验性肝炎有保护作用，能提高血清总蛋白和白蛋白，其有效成分黄芪皂苷甲（ASI）能使小鼠再生肝的 DNA 含量明显增加，提示 ASI 有促进 DNA 合成，加速肝脏分化增殖作用[8]。可减少总胶原及Ⅰ、Ⅲ、Ⅴ型胶原在大鼠肝脏的病理性沉积，使胶原蛋白含量明显下降，对实验性肝纤维化具有明显的治疗作用[9]。柴胡性微寒，味苦、辛。具有疏肝解郁作用。可增强肝脏解毒功能，有效控制肝细胞变性坏死的发展，加速肝细胞再生、抑制胶原纤维增生，阻止脂肪在肝内蓄积，降低血清中转氨酶的活力。白术性温，味甘苦。具有健脾益气、利水化湿之功。能保护肝脏、防止肝糖原减少，促进蛋白合成，纠正白、球蛋白倒置，增强免疫及强壮功能。尚有抗菌、升高白细胞及抗肿瘤作用[8]。薏苡性味甘淡，微寒。健脾补肺，清热利湿。在日本，薏苡仁一直被视为珍贵的滋补、保健佳品。含有蛋白质、脂 肪、碳水化合物、粗纤维、钙、磷和铁，这些成分的含量均大大超过稻米的含量。薏芯仁还含有人体所需的亮氨酸、精氨酸、赖氨酸、酪氨酸等必需氨基酸及矿物质。薏苡仁的不饱和脂肪酸含量也较高，其中亚油酸和油酸的含量达 75% 以上。薏苡仁的主要活性成分包括酯类、不饱和脂肪酸类、糖类及内酰胺类等。苗明三用大、小剂量薏苡仁多糖水溶液灌服应用环磷酰胺复制出的免疫低下小鼠模型，每天给药 1 次，连服 7 天，结果发现，薏苡仁多糖可显著提高免疫低下小鼠腹腔巨噬细胞的吞噬百分率和吞噬指数，促进溶血素及溶血空斑形成及淋巴细胞转化[10]。薏苡仁水提液对机体免疫功能具有较好的增强作用，主要表现为体液免疫、细胞免疫和非特异免疫功能的改变。枸杞子味甘，性平。入肝、肾经。具有滋补肝肾、益精明目作用。据药理实验，枸杞多糖可提高小鼠腹腔巨噬细胞的吞噬功能，可增强正常小鼠和 Cy 处理鼠的 T 细胞介导的免疫反应与 NK 细胞的活性，提高 IL-2 的生成，能明显促进 ConA 活化的脾淋巴细胞 DNA 和蛋白质的生物合成，在体内不但可提高常规 LAK 活性，并能提高快速 LAK 活性。对 CCI4 致肝损伤有修复作用，对其 ALT 活性的升高有抑制作用[11]。菟丝子甘辛，微温，人肝肾经。补阴益阳，温而小燥、补而小滞，是一味平补肝肾的良药。具有补肝肾、益精明目、固精缩尿、止泻安胎的功效。药理研究表明，菟丝子能延长细胞生存期，调节机体免疫功能，改善机体代谢，改善内脏机能以及提高机体应激能力。通过研究发现，菟丝子作为一种免疫增强剂，能够参与体内多种免疫调节，可以增加小鼠脾和胸腺重量。以及小鼠巨噬细胞吞噬功能和 T 淋巴细胞增殖反应，并能诱导 IL-1、IL-2、IL-3 的释放[12]。集落刺激因子 (CSF) 是一种糖蛋白，是刺激和调控造血祖细胞及淋巴细胞增殖、分化、成熟主要调节因子，能够刺激产生多种淋巴因子，增强免疫反应。通过菟丝子对小鼠血清 CSF 的影响研究发现腹腔注射菟丝子提取物后小鼠血清 CSF 水平明显提高，而 CSF 是刺激和调控造血祖细胞及淋巴细胞增殖、分化和成熟的主要调控因子，能刺激产生多种淋巴因子，增强免疫反应[13]。郭澄等通过研究菟丝子灌胃给药方式治疗四氯化碳所致的小鼠肝损伤模型，发现菟丝子水提液能够提高肝糖原、肾上腺抗坏血酸等水平，降低血液乳酸、丙酮酸及谷丙转氨酶含量，从而表明菟丝子对四氯化碳引起的肝损伤有保护作用。这可能是通过抑制体内儿茶酚胺的释放或拮抗其活性来实现的[14]。郁金味辛、苦，性寒。归心肝胆经。本品辛能行气，苦能泄闭，故能活血止痛，行气解郁，凉血清心，利胆退黄、保肝利胆。现代研究表明，郁金乙醇提取物对 CCl_4 所致的肝损伤有显著的抑制效果。可促进肝脏血液循环，抑制肝内间质反应，清除血中过剩抗原，防止免疫复合物的产生，从而减少体液免疫反应亢进引起的慢性肝损伤及肝外损害[11]。牡丹皮味苦、辛，性微寒。归心、肝、肾经。功能清热凉血，活血散瘀。据药理实验，丹皮总甙对 CCl_4 实验性肝损伤有明显的保护作用，能抑制大鼠血清 ALT 活性，改善肝组织病理变化。对 CCl_4 诱导的体外肝细胞损伤也有显著地保护作用，能降低培养液中 ALT 活性，并能较对照组更好地维持肝细胞形态，研究认为，牡丹皮总甙的这种保肝作用可能与其自有基清除有关[11]。虎杖味苦，性寒。入肝、胆、肺三经。苦能燥湿、通泻，寒能清热，又能入血分，活血祛瘀。《药性论》载：虎杖有"利小便"之功效，使湿热从小便而出。故有清热、祛湿、活血、解毒、通便功能。现代药理实验表明，本品能利胆、降酶、降脂，促进肝细胞修复再生，减轻肝脏炎症，有较强的抑制肝炎病毒作用[15]。白花蛇舌草味味苦、甘、性寒，归胃、大肠、小肠经。功能清热利湿、解毒抗癌。药理实验表明，白花蛇舌草对 HBsAg 有较好的抑制作用，并能提高机体免疫功能[11]。以上诸药相合，共奏益气扶正、利湿清热、活血解毒之效，用于治疗 HBeAg 阴性慢性乙型肝炎病毒低水平复制，既能整体调控改善症状体征，又有增强机体的抗病毒免疫功能及保肝护肝作用，可有效地抑制乙肝病毒复制、促进 HBV-DNA 阴转、恢复肝功能，从而达到满意的治疗目标。

（4）临床试验结果分析：

1）对症状体征影响的临床观察：慢性乙型肝炎主要症状体征包括胁肋疼痛、肝脾肿大、脘闷腹胀、食欲不振、倦怠乏力、口干而苦、恶心呕吐、嗳气、大便溏稀等。本试验观察表明，疗程结束时，治疗组对上述症状体征均有明显的改善作用，其中对胁肋疼痛、脘闷腹胀、食欲不振、大便溏稀改善作用，经与对照组比较，具有显著性统计学差别（$P < 0.05$）。提示具有益气扶正、利湿清热、活血解毒作用的中药复方制剂—扶正益肝颗粒，在改善慢性乙型肝炎症状体征方面优于单纯西医常规疗法。

2）对肝功能指标影响的临床观察：本试验表明，经治疗 52 周后，治疗组 TBil、ALT、AST、GGT 与本组治疗前比较具有非常显著性差异（$P < 0.01$），与对照组治疗后比较，ALT、AST 两项有统计学差异（$P < 0.01$）。提示扶正益肝颗粒降低肝功能指标疗效显著，且优于对照组。

3）对血清 HBV-DNA 指标影响的临床观察：试验表明，经治疗 52 周，治疗组 40 例中，HBV-DNA 阴转 15 例，血清 HBV-DNA 载量较治疗前下降 13 例，阴转率达 37.5%，总有效率达 70%；对照组 HBV-DNA 阴转 6 例，血清 HBV-

DNA 载量较治疗前下降 10 例，阴转率为 15%，总有效率为 40%。两组比较均有显著性差异（$P < 0.05$ 及 $P < 0.01$）。结果显示，扶正益肝颗粒对降低血清 HBV-DNA 载量、促进 HBV-DNA 阴转有较好疗效，优于单纯应用西医常规治疗的对照组。

4）对影像学指标影响的临床观察》：B 超是慢性乙型肝炎普遍使用的影像学检测方法，具有简便、易行、经济之优点。本试验选择肝右叶上下径、肝右叶前后径、肝左叶上下径、肝左叶前后径、胆囊长度、胆囊内径、胆囊壁厚、脾脏厚度 8 项参数作为观察指标。经临床观察显示，扶正益肝颗粒治疗组在改善肝胆脾形态学方面有一定作用，于疗程结束时，治疗组对脾脏厚度有较好的改善作用，于本组治疗前比较有明显差异 ($P < 0.05$)。与对照组治疗后比差异亦具有显著性（$P < 0.05$）。

5）临床综合疗效观察：治疗组 40 例中，显效 15 例，好转 13 例，无效 12 例，总有效率达 70%。对照组 40 例，显效 6 例，好转 10 例，无效 24 例，总有效率为 40%。两组比较，经 x^2 检验分析，具有显著性统计学意义（$P < 0.01$）。提示扶正益肝颗粒治疗组在临床综合疗效方面明显优于对照组。

6）临床安全性观察：治疗组服用扶正益肝颗粒过程中出现胃部不适 4 例，胃脘胀闷 2 例，均未经特殊处理而自行消失。服药过程中理化检测血液分析异常 5 例，肾功能轻度异常 2 例，心电图异常 4 例，经确认均与试验药物无关。所有患者皆能完成疗程。提示扶正益肝颗粒具有很好的临床用药安全性。

参考文献

[1] 中华医学会肝病学分会、中华医学会感染病学分会．慢性乙型肝炎防治指南（2010 年版）[J]. 中华肝脏病杂志，2011，19（1）：13–24.

[2] 郑筱萸．中药新药临床研究指导原则．北京：中国医药科技出版社，2002 年 5 月第 1 版。143–151.

[3] 仝允梅．王浴铭．具有诱生干扰素作用中药的研究概况．中医研究，1993，6（2）：48.

[4] 吴璧城，张良宏，王华，等．香菇多糖治疗慢性肝炎的中远期疗效观察．中

西医结合肝病杂志，1993，3（4）：30.

[5] 王俊侠. 香菇多糖片治疗乙型肝炎60例. 中西医结合肝病杂志，1994，4(2)：39.

[6] 陈大毅，陈慧珍，李增嬉，等. 健奇灵治疗 HBsAg 携带者 52 例. 中西医结合肝病杂志，1992，2（1）：37.

[7] 刘星谐，喻正呷. 黄芪成分和药理活性研究进展 · 上海医药，1995，11(2)：121.

[8] 王伯祥. 主编. 中医肝胆病学. 第 1 版. 北京：中国医药科技出版社，1993：82–83.

[9] 马红，王宝恩，陈翌阳，等. 黄芪对肝纤维化治疗作用的实验研究. 中华肝脏病杂志，1997，5（1）：32–33.

[10] 苗明三. 薏苡仁多糖对环磷酰胺致免疫抑制小鼠免疫功能的影响 [J]. 中医药学报，2002，30(5)：49–51.

[11] 刘平. 现代中医肝脏病学. 第 1 版. 北京：人民卫生出版社 2002：68–93.

[12] 张庆平，石森林. 菟丝子对小鼠免疫功能影响的实验研 [J]. 浙江临床医学，2006，8(6)：568–569.

[13] 肖锦松，崔风军，赵文仲. 玉竹、菟丝子提取物对小鼠血清集落刺激因子的影响 [J]. 中医研究，1992，5(2)：12–15.

[14] 郭澄，苏中武，李承. 中药菟丝子保肝活性的研究 [J]. 时珍国药研究，1992，3(2)：62–64.

[15] 冉先德. 中华药海. 哈尔滨：哈尔滨出版社，1998：334–784.

（本文为湖北省重大科技成果，鉴定达国内领先水平。成果登记书：EK2013D1500360001295；研究论文获 2014 年十堰市第十四届自然科学优秀论文三等奖）。

1.3.2　神农肝康合剂

【处方来源】雷陵主任医师临床经验方。

【临床应用时间】1998 年 11 月。

【主要成分】茵陈、虎杖、丹参、生大黄、金钱草、郁金、垂盆草、绞股蓝等。

【剂型】浓缩合剂，每瓶250ml装。

【用法与用量】口服，一次30～50ml（小儿酌减），一日3次。服时摇匀。

【批准文号】鄂药制字Z20111455。

【功效与主治】清利湿热、活血解毒、利胆退黄。具有抗病毒、降低血清胆红素、恢复肝功能等作用。主治黄疸型肝炎及其他原因引起的黄疸，也可用于急性无黄疸型肝炎。

【方解】急慢性黄疸型肝炎属于中医“黄疸”、“急黄”、“瘟黄”病范畴，其病因病机主要是外感湿热疫毒，邪气内侵，气血壅滞，以致湿热瘀血互结，胆汁郁积外溢而成。故治当清利湿热、活血解毒、利胆退黄。方中茵陈味苦而凉，其气清芬，专攻清热利湿退黄。据药理研究，该药有利胆作用，能增强胆汁分泌，并有解热、抗肝炎病毒、抗肝损伤作用；虎杖味苦，性寒。入肝、胆、肺三经。苦能燥湿、通泻，寒能清热，又能入血分，活血祛瘀。本品能利胆、降酶、降脂，促进肝细胞修复再生，减轻肝脏炎症，有较强的抑制肝炎病毒作用。此外，虎杖所含大黄素和大黄素甲醚有泻下作用，对大肠杆菌、绿脓杆菌等均有抑制作用；丹参味苦微寒，为血分之要药，功能活血养血、凉血化瘀。所含水溶性成分丹酚酸A有显著性抗肝损害和抗肝纤维化作用。药理实验表明，活血化瘀药有改善微循环、减少病变部位缺血、增加肝脏营养及氧气供应、促进肝细胞修复、清除肝内胆汁淤积等作用，并能加速肝脾回缩；大黄苦寒，归脾、胃、肝、心包、大肠五经。有攻积导滞、泻热解毒、活血凉血之效。可促进胆汁、胰消化液的分泌，可利胆、止血、解痉、降低血压和胆固醇，并有较强的抑制HBV抗原作用；金钱草味苦，性辛凉。入肝、胆、肾、膀胱、肺五经。苦能燥湿，寒能清热，故有良好的利湿退黄作用。据药理实验，金钱草能明显促进胆汁分泌和排泄，可使胆汁流量显著增加而有良好利胆作用。并有利尿及抗菌作用；郁金味辛、苦，性寒。归心肝胆经。辛能行气，苦能泄闭，故能活血止痛，行气解郁，凉血清心，利胆退黄、保肝利胆。现代研究表明，郁金乙醇提取物对CCl_4所致的肝损伤有显著的抑制效果。能促进肝脏血液循环，抑制肝内间质反应，清除血中过剩抗原，防止免疫复合物的产生，从而减少体液免疫反应亢进引起的慢性肝损伤及肝外损害；垂盆草味甘、淡、性凉。入肝、胆、小肠经。利湿退黄，清热解毒。研究提示，垂盆草甙能显著抑制细胞免疫反应。对四氯化碳肝损伤有一定的保护作用，可降低其血清 ALT 活性及 Y- 球蛋白含量，减轻脂肪变性及肝纤维化程度。所含氨基酸对减轻肝细胞气球样变有一定作用。对苯巴比妥预先诱导的四氯化碳大鼠肝损伤，垂盆草可抑制其血清胆红素的升高。并有抗脂质过氧化的作用。绞股蓝味苦，性寒。功能清热解毒，民间用以治疗传染性肝炎。药理研究有保肝、抑制胆结石形成及抗肿瘤作用。能缓解四氯化碳对肝脏的损害作用。可改善肝细胞酸性磷酸酶、ATP 酶、葡萄糖 -6- 磷酸酶、酯酶的活性，降低 ALT、AST 活性。以上诸药相合，共奏清利湿热、活血解毒、利胆退黄之效。

【临床应用研究】2007 年 1 月至 2008 年 12 月，雷陵主任医师带领本科医护人员对 120 例病毒性肝炎高胆红素血症患者进行了前瞻、随机、对照系统观察研究。结果如下。

1. 研究设计

采取前瞻、随机、对照临床试验方案。

2. 医学与论理

按照《赫尔辛基宣言》（2000 年 10 月爱丁堡版），充分尊重病人的意愿，详告本研究内容，自行决定是否参加本试验，并做出口头或书面同意，由诊治医生记录于知情同意书中。

3. 资料与方法

（1）病例选择及分组：

1）诊断标准：参照 2000 年中华医学会传染病与寄生虫病学分会、肝病学分会西安会议联合修订的《病毒性肝炎防治方案》临床诊断标准 [2]。

2）纳入标准：凡符合病毒性肝炎高胆红素血症诊断标准患者作为观察治疗对象，具体病种包括急性病毒性黄疸型肝炎、慢性病毒性肝炎黄疸型、淤胆型肝炎、重型肝炎、肝炎后肝硬变高胆红素血症。

3）剔除标准：

A. 年龄＜ 16 岁和＞ 60 岁者。

B. 发生上消化道大出血。

C. 并发肝性脑病。

D. 并发肝癌。

E. 并发肝肾综合征。

F. 血清白蛋白小于30g/L。

G. 合并其他严重疾病。

H. 酗酒。

I. 排除。

J. 不符合纳入标准，未按规定用药，无法判断疗效或资料不全等影响疗效及安全性判断者。

4）分组：根据统计学方法估计样本含量，共确定120例病毒性肝炎高胆红素血症病人为观察对象。按随机化原则，采取随机数字表法，分为治疗组60例，对照组60例。

（2）一般资料：两组病例治疗前基本病情资料见表1-3-8所示。

表1–3–8　两组病例治疗前基本情况比较

项　目	治疗组	对照组
例　数	60	60
M/F（男/女）	43/17	41/19
年龄 (X±S，岁)	16～60(38.96±11.23)	16～60(40.15±12.48)
病　程	8天～18年(35.2±43.6月)	7天～16年(34.9±41.8月)
病种分类		
急性病毒性黄疸型肝炎	5	6
慢性病毒性肝炎黄疸型	26	27
淤胆型肝炎	9	7
重型肝炎	6	8
肝炎后肝硬变高胆红素血症	14	12

注：各项目两组比较，P均＞0.05。

（3）治疗方法及疗程：

1）对照组采用西医常规疗法，包括抗病毒、护肝、支持及对症疗法，使用药物如拉米夫定、甘利欣、还原型谷胱甘肽、血制品、维生素 C 及肌苷等。

2）治疗组在上述用药基础上加用自制神农肝康合剂，该药组方由茵陈、虎杖、丹参、生大黄、金钱草、郁金、垂盆草、绞股蓝等组成，统一由湖北省十堰市中医医院制剂室加工制成合剂（药品批准文号为鄂药制字 Z20082654），250ml/ 瓶，每次 50ml，口服，1 日 3 次。

均 15 天为一疗程，共 2 疗程。

（4）观察项目及方法：

1）筛选及基础值测定：

A. 病史询问，体格检查。主要症状体征观察包括胁肋疼痛、肝脾肿大、身目发黄、胸闷腹胀、食欲不振、倦怠乏力、口干而苦、恶心呕吐、蛛痣肝掌。

B. 肝功能试验包括：Tbil，重氮法，正常值＜ 17.1umol/L，试剂采用北京中生生物技术有限公司出品；ALT，速率法，正常值＜ 40u/L，试剂采用上海长征康仁医学科学有限公司出品；AST，速率法，正常值＜ 40u/L，试剂厂家同 ALT；GGT，速率法，正常值＜ 54u/L，试剂厂家同 ALT；TP，双缩脲法，正常值为 60 ～ 80g/L，试剂采用星亚医疗品有限公司出品；Alb，溴甲酚绿法，正常值为 40 ～ 55g/L，试剂厂家用 TP。均以德国产 CHEI-S 型半自动生化分析仪检测。

C. 血清病毒学指标包括 HBVM，ELISA 法，试剂采用科华生物工程股份有限公司出品；Anti-HAV、Anti-HCV、Anti-HDV、Anti-HEV，试剂采用华美生物工程公司出品；统一用美国产 Elx800 型酶标分析仪检测，HBV-DNA，荧光 PCR 法，采用上海复星实业股份有限公司生产的微量荧光检测仪检测。

D.B 超观察肝胆脾形态。统一采用日本产 SSD-630 型超声仪，探头频率为 3.5MHZ。

E. 安全性观测指标包括 WBC 、HGB 、PLT ，仪器由日本东亚株式会社提供，型号为 K-1000 型；BUN、Cr，速率法，试剂厂家同 ALT；心电图。

2）治疗期间测定：肝功能、B 超及肾功能、血液分析 10 天检测 1 次；血清病毒学指标和心电图于疗程结束后检测；随时观察记录患者症状体征变化，同时注意观察病人服药后可能出现的不良反应。

（5）统计学方法：计量资料求 X±S，用 t 检验；计数资料求 %，用 x^2 检验。

4. 结果

（1）两组治疗前后症状体征改善情况：

1）症状体征分级量化标准：参照《中药新药临床研究指导原则》病毒性肝炎常见症状分级量化标准[3]。如表 1-3-9 所示。

表 1–3–9　主要症状体征分级量化表

症状	轻	中	重
胁肋疼痛	隐隐作痛，不影响正常工作	疼痛较重，影响生活	疼痛剧烈，难以忍受
肝脾肿大	肋下＜1cm	肋下 1～2 cm	肋下＞2 cm
身目发黄	色淡黄	色黄	色深黄
脘闷腹胀	食后脘闷腹胀，半小时内自行缓解	食后脘闷腹胀，2 小时内自缓解	整日脘闷腹胀
食欲不振	食欲较差，食量减少低于 1/3	食欲不佳，食量减少 1/3 以上	终日不欲进食，食量较病前减少 1/2
倦怠乏力	肢体稍倦，可坚持轻体力工作	四肢乏力，勉强坚持日常活动	全身无力，终日不愿活动
口干而苦	偶觉口干苦	晨起口干苦	整日觉口干苦
恶心呕吐	偶有恶心	时有恶心，偶有呕吐	频频恶心，有时呕吐
蛛痣肝掌	偶见蜘蛛痣	有 2～4 个蜘蛛痣，可见肝掌	周身有多个蜘蛛痣，并见肝掌

2）两组治疗后主要症状体征疗效比较：

A. 主要症状体征疗效评价标准：参阅《中药新药临床研究指导原则》制定[3]。显效：疗程结束后，症状体征消失；有效：疗程结束后，症状体征分级减少 1 级以上；无效：达不到上述标准者。

B. 疗效比较见表 1-3-10 所示。

表 1-3-10　两组治疗后主要症状体征疗效比较

症状	治疗组					对照组				
	n	显效	有效	无效	总有效率（%）	*n*	显效	有效	无效	总有效率（%）
胁肋疼痛	35	21	9	5	85.7*	36	14	10	12	66.67
肝脾肿大	49	25	20	4	91.84	51	21	24	6	88.24
身目发黄	60	38	19	3	95*	60	21	27	12	80
脘闷腹胀	41	27	13	1	97.56*	40	14	19	7	82.5
食欲不振	48	31	12	5	89.58*	50	20	19	11	78
倦怠乏力	53	34	16	3	94.34*	51	17	24	10	80.4
口干而苦	24	17	7	0	100	22	13	7	2	90.91
恶心呕吐	38	29	8	1	97.37*	37	19	10	8	78.38
蛛痣肝掌	14	2	5	7	50	13	2	6	5	61.54

注：x^2 检验，与对照组治疗后比 *P ＜ 0.05。

3）两组治疗前后肝功能指标变化情况见表 1-3-11 所示。

表 1-3-11　两组治疗前后肝功能指标变化情况比较（$\bar{x}\pm s$）

组别	例数	时间	TBil (umol/L)	ALT (u/L)	AST (u/L)	GGT (g/L)	TP (g/L)	Alb (g/L)
治疗组	60	治疗前	165.8 ±98.7	398.15 ±8.02	307.6 ±7.15	254.21 ±8.99	68.22 ±5.29	34.12 ±5.03
		治疗后	46.23 ±26.04Δ*	58.27 ±5.91Δ	60.13 ±4.12Δ	78.35 ±4.33Δ*	70.21 ±3.64	35.23 ±4.17
对照组	60	治疗前	162.9 ±91.15	396.58 ±7.24	310.23 ±8.36	249.9 ±7.82	70.12 ±6.01	34.75 ±4.88
		治疗后	71.4 ±28.38Δ	54.16 ±4.83Δ	64.03 ±5.6Δ	108.8 ±53.9Δ	73.56 ±4.81	35.36 ±3.85

注：t 检验，与本组治疗前比，ΔP ＜ 0.01，与对照组治疗后比 *P ＜ 0.01。

4）两组治疗前后血清病毒学指标变化情况详见表 1-3-12 所示。

表 1-3-12　两组治疗前后血清病毒学指标变化情况比较

	治疗组（n=60）			对照组（n=60）		
	治疗前	治疗后	阴（阳）转率	治疗前	治疗后	阴（阳）转率
	阳（阴）性例数	阴（阳）转例数	(%)	阳（阴）性例数	阴（阳）转例数	(%)
HBsAg	51	0	0	50	0	0
HBsAb	60*	0#	0☆	59	0	0
HBeAg	21	6	28.57	23	4	17.39
HBeAb	19	4#	21.1☆	18	3	16.67
HBCAb	47	3	6.38	48	3	6.25
HBV-DNA	46	5	10.87	49	3	6.12
Anti-HAV	4	2	50	5	3	60
Anti-HCV	2	2	0	3	3	0
Anti-HEV	3	3	0	2	2	0

注：* 指阴性例数，# 指阳转例数，☆指阳转率；x^2 检验，两组治疗后各项阴（阳）转率比较，均 $P>0.05$。

5）两组治疗前后影像学变化情况，见表 1-3-13。

（4）临床综合疗效：

1）疗效判定标准：参阅《中药新药临床研究指导原则》制定[3]。显效：临床症状体征消失，肝功能、B 超检查均接近正常；有效：临床症状体征明显减轻，肝功能、B 超检查均明显改善；无效：症状体征无缓解或加重，肝功能、B 超检查均无改善。

表 1-3-13　两组治疗前后影像学变化情况比较（$\bar{x}\pm s$，cm）

组别	例数	时间	肝右叶上下径	肝右叶前后径	肝左叶上下径	肝左叶前后径	胆囊长度	胆囊内径	胆囊壁厚	脾脏厚度
治疗组	60	治疗前	12.87±2.34	12.98±3.3	8.34±1.93	7.79±1.85	10.56±3.1	5.78±1.2	0.47±0.13	4.76±1.03
		治疗后	9.35±2.21*	11.2±2.54*	7.83±1.59	6.92±1.43	8.32±2.54**	3.89±1.03**	0.31±0.2**	3.65±0.97**

续表

组别	例数	时间	肝右叶上下径	肝右叶前后径	肝左叶上下径	肝左叶前后径	胆囊长度	胆囊内径	胆囊壁厚	脾脏厚度
对照组	60	治疗前	12.59±2.71	12.67±2.89	8.12±2.01	7.56±1.52	10.38±2.87	5.46±1.4	0.45±0.11	4.69±1.12
		治疗后	10.18±2.45	10.5±2.76	7.68±1.72	6.87±1.28	9.14±2.37	4.62±1.32	0.41±0.19	4.24±1.23

注：t检验，与对照组治疗后比 $^*P<0.05$，$^{**}P<0.01$。

2）综合疗效分析见表1-3-14所示。

表1-3-14 两组治疗后临床综合疗效比较

	n	显效	好转	无效	总有效率(%)
治疗组	60	32	25	3	95*
对照组	60	22	28	10	83.33

注：x^2检验，与对照组比 $^*P<0.05$。

（5）临床安全性观察：治疗组服用肝康合剂过程中出现胃部不适11例，腹部隐痛8例，腹泻14例，对此，我们于服药时预先告知病人可能发生的不良反应，取得患者配合，并采取餐后服药。服用时将药液加温至35°左右以避免对胃肠刺激。治疗组全部病例服药后理化检测血液分析异常12例，肾功能异常3例，心电图异常5例，经确认均与试验药物无关。所有患者均未停止用药，皆能完成疗程。

5. 讨论

（1）现代医学对本病的认识：现代医学认为病毒性肝炎高胆红素血症主要是由于肝炎病毒造成肝细胞损伤或坏死，导致肝脏对胆红素的摄入、结合或排泄障碍，以及肠道功能紊乱，影响胆红素从肠道排泄，进而吸收增多，则黄疸更难消退。西医治疗该病，一般采取护肝、抗病毒、抗肝细胞坏死、促肝细胞再生，以及促进胆红素排泄、对症、支持等疗法，常用退黄药物如甘利欣、促肝细胞生长素、腺苷蛋氨酸、还原型谷胱甘肽、熊去氧胆酸、微粒体酶诱导剂（如鲁米那）、硫酸镁、糖皮质激素等等，但临床治疗效果往往不够满意。

（2）中医学对本病的认识：病毒性肝炎高胆红素血症属中医“黄疸”病，早在成书于秦汉时代的《黄帝内经》中即有记载，如《灵枢·论疾诊尺篇》曰“身痛色微黄，齿垢黄，爪甲上黄，黄疸也”；《素问·平人气象论》曰“尿黄赤安卧者，黄疸……目黄者，曰黄疸”；《素问·六元正纪大论》曰“湿热相搏，民病黄疸”；《伤寒论》曰“伤寒七八日，身黄如橘子色，小便不利，腹微满者，茵陈蒿汤主之”；《金贵要略》载“黄家所得，从湿得之”。二千多年来，诸位医家代有发挥，形成了完备的理论体系，积累了丰富的临床经验，尤其是近二十年来，广大的中医药、中西医结合工作者应用现代科学技术和方法，对本病的发病机理、辨证施治规律及药物作用机制的研究上取得了长足进展，临床疗效不断提高，在茵陈蒿汤、茵陈五苓散、茵陈术附汤、甘露消毒丹等经典退黄方剂基础上，又研制了新的大量的有效处方，如解放军 302 医院汪承伯教授研制的凉血活血重用赤芍方；湖南中医学院第一附属医院传染科胡金满等研制的解毒化瘀汤；解放军第一八医院李树清等研制的茵栀汤；江苏省海门市第三人民医院施雪平研制的兴阳活血利胆汤；重庆市垫江县人民医院张林研制的退黄散；深圳市东湖医院杨大国等创制的赤芍承气汤、附子茵陈退黄汤等。尽管中医药治疗病毒性肝炎高胆红素血症取得很大进展，但进一步研发疗效确切、剂型可靠、服用方便、安全无毒副作用的新型中药制剂，仍是广大从事中医肝病医务工作者一项艰巨的任务。

（3）神农肝康合剂的处方来源及组方原理：神农肝康合剂是本科雷陵副医师治疗黄疸的经验方和十堰市中医院肝病科科研协定方，临床用于治疗各种黄疸型肝病 20 余年。近年来，我们通过优化组方，改进制备工艺，临床疗效进一步提高，深受患者好评。

神农肝康合剂研制遵循中医基本理论，充分发挥中医药治疗黄疸的优势，结合现代医学对本病的认识，在长期临床实践的基础上，通过广泛调研和深入探讨，以中医“湿热发黄”、“瘀血发黄”、“疫疠发黄”、“热毒发黄”病机学说为依据，确立了“清利湿热、活血解毒、利胆退黄”之治法，并筛选鄂西北山区道地中草药茵陈、虎杖等为主要成分，经科学加工研制成中药复方制剂—神农肝康合剂。方中茵陈味苦而凉，其气清芬，功专清热利湿退黄，为古今中医治疗黄疸要药，《本草正义》曰："茵陈，乃治脾胃二家湿热之专药，湿疸、酒疸身黄溲赤如酱，皆胃土蕴湿积热之证，古今皆以此物为主，其效甚速，荡涤肠胃，外达皮毛，非此不可。"药理研究表明，该药有利胆作用，能增强胆汁分泌，并有解热、抗肝炎病毒、抗肝损伤的作用[4]；虎杖味苦，性寒。入肝、胆、肺三经。苦能燥湿、通泻，寒能清热，又能入血分，活血祛瘀。《药性论》载：虎杖有"利小便"之功效，使湿热从小便而出。故有清热、利湿、活血、通便之功，为治疗黄疸常用药物。现代药理实验表明，本品能利胆、降酶、降脂，促进肝细胞修复再生，减轻肝脏炎症，有较强的抑制肝炎病毒作用。此外，虎杖所含大黄素和大黄素甲醚有泻下作用，对大肠杆菌、绿脓杆菌等均有抑制作用[4]；丹参味苦微寒，为血分之要药，功能活血养血、凉血化瘀。所含水溶性成分丹酚酸A有显著性抗肝损害和抗肝纤维化作用。药理实验表明，活血化瘀药有改善微循环，减少病变部位缺血，增加肝脏营养及氧气供应，促进肝细胞修复，清除肝内胆汁淤积等作用[5]；大黄苦寒。入脾、胃、肝、心包、大肠五经。既入气分，又入血分，有攻积导滞、泻热解毒、活血凉血之效。《本草易读》曰："大黄，味苦大寒，入太阴脾，厥阴肝经，泻热行瘀，决壅开塞。通经脉而破症结。"药理研究显示，本品能促进胆汁、胰消化液的分泌，可利胆、止血、解痉、降低血压和胆固醇，并有较强的抑制HBV抗原作用[4]。临床实践证明，大黄与茵陈同用，清热利湿退黄效果更好；金钱草味苦，性辛凉。入肝、胆、肾、膀胱、肺五经。苦能燥湿，寒能清热，故有良好的利湿退黄作用。据药理实验，金钱草能明显促进胆汁分泌和排泄，可使胆汁流量显著增加而有良好利胆作用。并有利尿及抗菌作用[4]；郁金味辛、苦，性寒。归心肝胆经。《唐本草》曰：郁金"主血积，破恶血"。《本草备要》也曰："泄血、破瘀"。《圣济总录》郁金散，选用郁金"治谷疸，唇口先黄，腹胀气急"。本品辛能行气，苦能泄闭，故能活血止痛，行气解郁，凉血清心，利胆退黄、保肝利胆。现代研究表明，郁金乙醇提取物对CCl_4所致的肝损伤有显著的抑制效果。能促进肝脏血液循环，抑制肝内间质反应，清除血中过剩抗原，防止免疫复合物的产生，从而减少体液免疫反应亢进引起的慢性肝损伤及肝外损害[6]；垂盆草味甘、淡、性凉。入肝、胆、小肠经。利湿退黄，清热解毒。研究提示，垂盆草甙能显著抑制细胞免疫反应。对四氯化碳肝损伤有一定的保护作用，可降低其血清ALT活性及r–球蛋白含量，减轻脂肪变性及肝纤维化程度。所含氨基酸对减轻肝细胞气球样变有一定作用。对苯巴比妥预先诱导的四氯化碳大鼠肝损伤，垂盆草可抑制其血清胆红素的升高。并有抗脂质过氧化的作用[6]。绞股蓝味苦，性寒。功能清热解毒，民间用以治疗传染性肝炎。药理研究有保肝、抑制胆结石形成及抗肿瘤作用。能缓解四氯化碳对肝脏的损害作用。对实验性高脂血症大鼠，绞股蓝可降低血脂的同时，改善肝细胞酸性磷酸酶、ATP酶、葡萄糖–6–磷酸酶、酯酶的活性，降低ALT、AST活性。对实验性大鼠胆结石的形成有抑制作用，同时可以降低血及胆汁中胆固醇、总胆汁酸的含量[6]。以上诸药相合，共奏清利湿热、活血解毒、利胆退黄之效。用于治疗病毒性肝炎高胆红素血症，在有效消除黄疸同时，可显著改善症状体征，恢复肝功能，可谓药证相符，丝丝入扣，甚为合拍。

（4）临床试验结果分析：

1）对症状体征影响的临床观察：病毒性肝炎高胆红素血症主要症状体征包括胁肋疼痛、肝脾肿大、身目发黄、胸闷腹胀、食欲不振、倦怠乏力、口干而苦、恶心呕吐、蛛痣肝掌。本试验观察表明，疗程结束时，治疗组对上述症状体征均有明显的改善作用，其中对胁肋疼痛、身目发黄、胸闷腹胀、食欲不振、倦怠乏力、恶心呕吐改善作用，经与对照组比较，具有显著性统计学差别（$P < 0.05$）。提示具有清利湿热、活血解毒、利胆退黄作用的复方制剂神农肝康合剂，在改善病毒性肝炎高胆红素血症症状体征方面优于西医常规疗法。

2）对肝功能指标影响的临床观察：本试验表明，经治疗1个月后，治疗组TBIL、ALT、AST、GGT与本组治疗前比较具有非常显著性差异（$P < 0.01$），与对照组治疗后比较，TBIL、GGT两项有统计学差异（$P < 0.01$）。提示神农肝康合剂降低血清胆红素、恢复肝功能疗效显著，明显优于对照组。

3）对血清病毒学指标影响的临床观察：本组病例病原学检测包括甲、乙、丙、戊四型肝炎，其中以乙型肝炎为主，两组所占的比例分别为83.33%（50/60）及85%（51/60）。经治疗后，两组乙肝HBeAg及HBV-DNA和Anti-HAV有一定的变动，阴转率分别为28.57%（6/21）、10.87%（5/46）、50%（2/4）及17.39%（4/23）、6.12%（3/49）、60%（3/5）。但两组比较无统计学差别（$P > 0.05$）。

结果表明，两组对血清病毒学各项指标转换均无显著影响。

4）对影像学影响的临床观察：B 超是病毒性肝炎普遍使用的影像学检测方法，具有简便、易行、经济之优点。本试验选择肝右叶上下径、肝右叶前后径、肝左叶上下径、肝左叶前后径、胆囊长度、胆囊内径、胆囊壁厚、脾脏厚度 8 项参数作为观察指标。经临床观察显示，神农肝康合剂治疗组在改善肝胆脾形态学方面有显著作用，于疗程结束时，治疗组对肝右叶上下径、肝右叶前后径、胆囊长度、胆囊内径、胆囊壁厚、脾脏厚度的改善，与对照组比较有明显差异 ($P < 0.05$ 及 $P < 0.01$)。

5）临床综合疗效观察：治疗组 60 例中，显效 32 例，好转 25 例，无效 3 例，总有效率达 95%。对照组 60 例，显效 22 例，好转 28 例，无效 10 例，总有效率为 83.33%。两组比较，经 x^2 检验分析，具有显著性统计学意义（$P < 0.05$）。提示神农肝康合剂治疗组在临床综合疗效方面明显优于对照组。

6）临床安全性观察：治疗组服用肝康合剂过程中出现胃部不适 11 例，腹部隐痛 8 例，腹泻 14 例，经给予相应处理均未停止用药。理化检测血液分析异常 12 例，肾功能异常 3 例，心电图异常 5 例，经确认均与试验药物无关，皆能完成疗程。提示神农肝康合剂具有很好的临床用药安全性。

参考文献

[1] 艾书眉 . 血浆置换与口服神农肝康合剂治疗重型病毒性肝炎患者的护理 . 护理学报，2007，14（11）：75-76.

[2] 中华医学会传染病与寄生虫病学分会、肝病学分会 . 病毒性肝炎防治方案 . 中华肝脏病杂志，2000，8：324-329.

[3] 郑筱萸 . 中药新药临床研究指导原则 . 北京：中国医药科技出版社，2002 年 5 月第 1 版 .

[4] 冉先德 . 中华药海 . 哈尔滨：哈尔滨出版社，1998.334-784.

[5] 雷 陵，吴遂德，李家华，等 . 活血祛淤法在急性黄疸型肝炎中的应用 . 中西医结合肝病杂志，1992，2（3）：41-42.

[6] 刘 平 . 现代中医肝脏病学 . 第 1 版 . 北京：人民卫生出版社，2002，65-79.

（本文为湖北省重大科技成果，鉴定达国内领先水平。成果证书号：

EK090850；本研究获 2010 年十堰市科技进步三等奖 [十堰市人民政府颁发证书编号：2010J-41-3-18-10-DI]。）

1.3.3 神农肝脂宁丸

【处方来源】雷陵主任医师临床经验方。

【临床应用时间】1999 年 1 月。

【主要成分】绞股蓝、葛花、柴胡、三棱、泽泻、生山楂、虎杖、生大黄、法夏等。

【剂型】小蜜丸，每瓶内装 80g。

【用法与用量】口服，一次 6g，一日 3 次。3 月为一疗程。

【批准文号】鄂药制字 Z20111456。

【功效与主治】行气化湿、活血祛痰、降脂减肥。具有祛脂保肝作用。主治脂肪肝及高血脂。

【方解】脂肪肝属中医“积聚”、“胁痛”、“黄疸”、“痰浊”、“肥气”及“湿阻”、“胀满”、“癖病”范畴。其主要病机是肝失疏泄，脾失健运，湿热内蕴，痰浊郁结，瘀血阻滞而最终形成痰湿瘀阻互结，痹阻肝脏脉络而形成脂肪肝。治当疏肝行气、活血化痰、通腑降浊。神农肝脂宁中以绞股蓝为主，本品味苦、性寒，有清热解毒功效。含有多种人体必需氨基酸及丰富的锌、铁、铜、镁、钙、铬、硒、锗、钒等微量元素。具有显著降低胆固醇、甘油三酯、低密度脂蛋白及升高高密度脂蛋白的作用，从而阻止脂质在肝细胞内沉积，特别是阻止脂肪酸在肝细胞内的堆积，维护线粒体的功能，进而减少或抑制肝星状细胞的激活与增殖，减轻肝细胞脂肪变性及肝纤维化。研究证实，绞股蓝能抑制脂肪细胞产生游离脂肪酸及合成中性脂肪，对脂质代谢失调有明显调控作用，因而可以治疗脂肪肝；葛花气微味淡。功能解酒毒，除胃热。日本学者研究了各部分提取物对 CCl_4、乙醇和高脂饮食诱导的肝损害动物模型的作用，结果表明，甲醇提取物和三萜皂甙能抑制乙醇诱导的血中 TG 的升高，异黄酮和三萜皂甙能显著抑制

AST、ALT 的升高，特别是异黄酮作用更显著；柴胡疏肝行气。药理实验可增强肝脏解毒功能，有效控制肝细胞变性坏死的发展，加速肝细胞的再生，抑制胶原纤维增生，阻止脂肪在肝内蓄积，降低血清转氨酶的活力；三棱行气开胃、破血消淤。能改善微循环，增加肝脏的供血供氧，促进肝功能恢复，提高肝细胞对脂质的代谢能力；泽泻利水渗湿泻热。据药理研究，本品对各种原因引起的动物脂肪肝均有良好效应，能减轻肝内脂肪量，改善肝功能。并可抑制外源性胆固醇吸收，抑制肝内 TG 的合成；山楂健脾开胃，增强消化，并有破气散瘀作用。实验表明对大鼠脂肪肝及高血脂模型有明显降低甘油三酯、抑制脂肪在肝内沉积的作用，并能改善脂肪肝患者血液流变性；虎杖有清热、祛湿、活血、解毒、通便功能。能利胆、降酶、降脂、促进肝细胞修复再生，减轻肝脏炎症；大黄通腑泻下、导滞降浊，促进脂浊从肠道排出，减少吸收。并有明显的降低胆固醇作用；半夏燥湿化痰、通肠和胃。能促进脂浊消散，加速肝内脂肪代谢。以上诸药合用，一方面可保护肝细胞，增强肝脏代谢功能，加速肝内脂质的转输，提高肝细胞对脂质的清除能力，另一方面又能降低血脂，促进脂质的排泄，减少脂质吸收，因此可达到“标本兼治”目的。

【临床应用研究】2000 年 1 月—2002 年 6 月，雷陵主任医师主持开展了“神农肝脂宁治疗脂肪肝的临床及实验研究”课题。其中临床研究以神农肝脂宁观察治疗脂肪肝 142 例，并与脂必妥治疗的 48 例和同期对照。结果如下。

1. 研究设计方案

选择前瞻、随机、对照临床试验方案。

2. 材料与方法

（1）试验对象：选择病因包括肥胖性、酒精性、营养失调性、药物或中毒性、糖尿病性、肝炎病毒等，临床症状、体征及血清、影像学指标符合脂肪肝诊断的患者为研究对象。

（2）试验规模及分组：根据预试结果，采用统计学方法确定样本量，共观察 190 例，按 3 ∶ 1 比例不完全随机分组，其中治疗组（A 组）142 例，对照组（B 组）48 例。

（3）诊断标准：参照叶维法主编《临床肝胆病学》中有关脂肪肝的诊断标

准（天津科学技术出版社出版，1985年8月，第1版，934页），且经不同医师两次或两次以上腹部B超及/或CT检测，必要时做肝活检证实为脂肪肝者。

（4）纳入标准与排除标准：

1）纳入标准：凡符合脂肪肝的诊断标准，病因包括肝炎病毒、肥胖性、酒精性、营养失调性，药物或中毒性、糖尿病性，且工作生活稳定，自愿配合观察者。

2）排除标准：

A. 年龄小于16岁或大于60岁者。

B. 符合纳入标准，但长期服用与治疗本病相关的中西药物者，必须停用，否则排除。

C. 有肝硬化、肝癌、肝血管瘤、胆石症、活动性消化性溃疡、慢性肠炎，有心、脑、肾、神经、精神病和不稳定性糖尿病病人，有吸毒及血吸虫病史。酒精性脂肪肝患者必须戒酒。

D. 妊娠、哺乳期，有受孕可能未采取有效避孕措施。

E. 不符合纳入标准，未按规定用药，无法判断疗效或资料不全等影响疗效及安全性判断者。

（5）一般资料：两组病例治疗前基本病情资料如下，详见表1-3-15所示。

表1-3-15　两组病例治疗前基本情况比较

项目		治疗组	对照组
例数		142	48
I/O（住院/门诊）		51/91	17/31
M/F（男/女）		82/60	28/20
年龄（±S，Y）		16～60（34.96±11.23）	17～60（35.15±12.78）
病程（±S，Y）		1～8（3.62±1.56）	1～6（3.05±1.94）
病情程度	轻	71	25
	中	49	15
	重	22	8

注：各项目两组比较，$p>0.05$。

（6）投药方案：

1）治疗组（A 组）142 例，以自制神农肝脂宁丸（方由绞股蓝、葛花、柴胡、三棱、泽泻、生山楂、虎杖、生大黄、法夏等 12 味组成），统一由湖北省十堰市中医医院制剂室加工制成丸剂，每次服 6g，一日 3 次。

2）对照组（B 组）48 例，用脂必妥（由成都地奥九泓制药厂提供，内含红曲等成分，每片 0.35g），每次服 3 片，一日 3 次。

两组一般护肝，对症治疗相同，均不使用其他对脂肪肝有影响的药物。

（7）观察项目及方法：

1）筛选及基础值测定：

A. 病史询问，体格检查，主要症状体征包括肝区疼痛、食欲不振、呕恶、腹胀、便溏、阳痿、闭经、舌炎、牙龈出血、蜘蛛痣、肝掌、男性乳房肿大、肝肿大、乏力。

B. 血液生化指标包括 TBil（重氮法，正常值＜ 17.1umol/L，试剂采用北京中生生物技术有限公司生产），ALT（速率法，正常值＜ 40u/L，试剂采用上海长征康仁医学科学有限公司出品），AST（速率法，正常值＜ 40u/L，试剂厂家同 ALT）。TG（酶法，试剂采用北京中生生物技术有限公司生产，正常值为 0.28 ～ 1.8mmol/L），TC（同 TG，正常值为 2.8 ～ 6.0mmol/L），HDL-C（同 TG，正常值为 0.6 ～ 1.6），LDL-C（同 TG，正常值为 2.84 ～ 3.10mmol/L），WBC、HGB、PLT（仪器由日本东亚株式会社提供，型号为 K-1000 型），BUN（速率法，试验厂家同 ALT），Cr（速率法，试验厂家同 ALT）。

C.B 超检测包括肝脏状态、肝脏轮廓、肝实质回声、远场回声、出肝表面回声线，肝内管状结构、肝内强回声结节。统一采用日本产 SSD-630 型超声仪，探头频率 3.5MHZ。

D. 血液流变学包括 10/s 全血黏度、10/s 还原黏度、血浆黏度、40/s 全血黏度、40/s 还原黏度、200/s 全血黏度、200/s 还原黏度，统一采用江西新元技术开发公司生产的 SA-B 型血液流变检测仪。

2）治疗期间测定：

每月查一次肝功、血脂、B 超、血液流变学，随时观察症状、体征变化，详细记录病人可能出现的不良反应。治疗前后各查一次血常规、心电图、肾功能。

（8）疗程：疗程均为 3 个月。

（9）统计学方法：计量资料求 ±S，用 t 检验，计数资料求 %，用 x^2 检验，等级比较用 Ridit 分析。

3. 结果

本组 190 例患者于疗程结束时，扣除脱落及数据不全的 19 例，按实际 171 例（其中治疗组 126 例、对照组 45 例）进行统计分析，其结果如下。

（1）两组治疗后症状体征改善情况，详见表 1-3-16 所示。

表 1–3–16　两组治疗后症状体征变化比较 [例（%）]

	治疗组				对照组			
	n	消失	好转	无变化	*n*	消失	好转	无变化
肝区疼痛	97	61(62.89)	27(27.84)	9(9.28)*	31	10(32.26)	13(41.94)	8(25.81)
食欲不振	82	36(43.9)	34(41.46)	12(14.63)*	28	8(28.57)	11(39.29)	9(32.14)
呕　恶	42	21(50.0)	15(35.71)	6(14.29)	17	4(23.53)	8(47.06)	5(29.41)
腹　胀	87	50(57.47)	28(32.18)	9(10.35)*	30	10(33.33)	12(40.0)	8(26.67)
便　溏	36	9(25.0)	12(33.33)	15(41.67)	13	6(46.15)	4(30.77)	3(23.08)
阳　痿	11	2(18.18)	5(45.46)	4(36.36)	3	0 (0)	1(33.33)	2(66.67)
闭　经	9	2(22.22)	6(66.67)	1(11.11)	2	0 (0)	1(50.0)	1(50.0)
牙龈出血	38	19(50.0)	12(31.58)	7(18.42)	8	2(25.0)	4(50.0)	2(25.0)
舌　炎	29	15(51.72)	8(27.59)	6(20.69)	7	2(28.58)	3(42.86)	2(28.58)
蜘蛛痣	18	3(16.67)	9(50.0)	6(33.33)	5	1(20.0)	2(40.0)	2(40.0)
肝　掌	22	5(22.73)	10(45.46)	7(31.82)	6	1(16.67)	3(50.0)	2(33.33)
男性乳房肿大	17	4(23.53)	8(47.06)	5(29.41)	4	0 (0)	2(50.0)	2(50.0)
肝肿大	78	16(20.51)	52(66.67)	10(12.82)*	37	9(28.13)	13(40.63)	10(31.25)
乏　力	69	32(46.38)	28(40.58)	9(13.04)*	29	7(24.14)	13(44.83)	9(31.03)

注：x^2 检验，* 与对照比 $p < 0.05$。

（2）两组治疗前后肝功能变化情况，详见表 1-3-17 所示。

表 1-3-17　两组治疗前后肝功能变化情况比较（$\bar{x} \pm s$）

组别	例数		TBil	ALT	AST	GGT
			(umol/L)	(u/L)		
治疗组	126	治疗前	18.1±5.34	65.76±32.48	60.85±27.14	69.18±27.97
		治疗后	16.23±3.94	34.18±16.17*Δ	37.18±16.71*Δ	43.73±21.43*Δ
对照组	45	治疗前	17.58±4.89	61.72±29.85	64.02±31.11	66.48±31.67
		治疗后	16.87±3.77	45.17±20.31	49.23±23.55	54.86±23.52

注：t 检验，与本组治疗前比较，$^*P < 0.01$，与对照组治疗后比较，$\Delta P < 0.05$。

（3）两组治疗前后血脂变化情况，详见表 1-3-18。

表 1-3-18　两组治疗前后血脂变化情况比较（$\bar{x} \pm s$，mmol/L）

组别	例数		TC	TG	HDL-C	LDL-C
治疗组	126	治疗前	7.05±1.32	2.27±0.87	1.54±0.26	2.95±0.67
		治疗后	5.01±0.98*Δ	1.15±0.67*ΔΔ	1.68±0.21**	2.73±0.52
对照组	45	治疗前	6.98±1.25	2.18±0.79	0.56±0.18	2.87±0.71
		治疗后	5.87±0.91	1.59±0.88	1.58±0.16	2.69±0.56

注：t 检验，与本组治疗前比较，$^*P < 0.01$，$^{**}P < 0.05$；与对照组治疗后比较，$\Delta P < 0.01$，$\Delta\Delta P < 0.05$。

（4）两组治疗前后 B 超积分变化情况：

1）B 超量化积分标准：B 超改善采用量化积分的办法进行考核评估，其积分标准如表 1-3-19。

表 1-3-19　B 超量化积分标准

	0	1 分	2 分	3 分
肝脏形态	正常	饱满	增大	明显增大
肝脏轮廓	清晰	尚清晰	欠清晰	不清晰
肝实质回声	均匀	近场光点弥漫性增强	近场光点明显增强	近场光点明显增强、增粗、闪亮

续表

	0	1分	2分	3分
远场回声	无衰减	1/3 衰减	2/3 衰减	完全衰减呈无感回声区
出肝表面回声线	清晰	尚清晰	欠清晰	消失
肝内管状结构	清晰	尚清晰	欠清晰	消失
肝内强回声结节	无	单个	多个	

2）两组治疗前后比较：

表 1-3-20　两组治疗前后 B 超积分变化情况比较（$\bar{x} \pm s$）

组　别	例　数	治疗前	治疗后
治疗组	126	10.96±2.81	4.25±2.06*Δ
对照组	45	11.71±3.84	7.18±4.95

注：t 检验，与本组治疗前比较，*$P < 0.01$；与对照组治疗后比较，Δ$P < 0.01$。

（5）两组治疗前后血液黏度变化情况，详见表 1-3-21 所示。

表 1-3-21　两组治疗前后血液黏度变化情况比较（$\bar{x} \pm s$，Mpa/s）

	治疗组（*n*=126）		对照组（*n*=45）	
	治疗前	治疗后	治疗前	治疗后
10/s 全血黏度	12.97±1.95	11.56±1.54*Δ	13.02±1.86	12.33±1.67
10/s 还原黏度	28.67±2.03	25.45±1.88**ΔΔ	28.17±1.98	27.85±1.63
血浆黏度	1.89±0.29	1.61±0.26*ΔΔ	1.97±0.25	2.25±0.66
40/s 全血黏度	7.19±0.95	6.81±0.57*Δ	7.68±1.10	7.49±0.92
40/s 还原黏度	16.25±1.33	15.14±1.02**	16.53±1.12	15.77±0.96
200/s 全血黏度	5.45±0.86	4.88±0.61*	5.37±0.71	5.29±0.53
200/s 还原黏度	12.59±1.07	11.16±0.92	12.71±0.88	11.23±0.74

注：t 检验，与本组治疗前比 *$P < 0.05$，**$P < 0.01$，与对照组治疗后比 Δ$P < 0.05$，ΔΔ$P < 0.01$。

（6）临床综合疗效：

1）疗效判定标准：参考有关文献[1][2]，结合临床实际判定，临床综合疗效按临床治愈、显效、有效、无效判定。临床治愈：症状、体征消失，B超检查肝脏形态及实质恢复正常，实验室检查指标恢复正常；显效：症状消失，B超积分至少有三项指标每项比治疗前下降2分以上，ALT下降＞40%，血脂下降20%～40%；有效：症状减轻，B超积分至少有两项指标每项比治疗前下降1分以上，ALT下降20%～40%，血脂下降10%～20%；无效：症状无明显改善，B超治疗前后无变化，血脂下降＜10%，ALT下降20%。

2）综合疗效分析，详见表1-3-22所示。

表1-3-22　两组治疗后临床综合疗效比较

	n	临床治愈	显效	有效	无效	总有效率（%）
治疗组	126	31	46	38	11	91.27*
对照组	45	8	15	13	9	80.0

注：x^2检验，与对照组比 $^*P < 0.05$。

（7）不良反应：治疗组126例于开始服药1周内，少部分出现了消化道不良反应，其中腹泻25例，胃脘部不适或轻微疼痛28例，腹部不适或腹部隐痛19例，恶心14例。随经调整为饭后半小时服药，或予以对症处理后消失，均未影响疗程。重点病人查肾功能、心电图、血常规均无异常，未出现心、肾及造血系统损害。

4. 讨论

（1）现代医学对脂肪肝的认识：

1）概念：脂肪肝（Fatty Liver，FL）是指由于肝脏本身及肝外原因引起的过量脂肪（主要为甘油三酯）在肝内持久贮积所致的疾病。肝脏在脂类的消化、吸收、运转、氧化、分解、转化、合成及分泌等代谢中起重要作用，并保持动态平衡。如动态平衡失常，脂类在肝内贮积，超过肝重的5%以上，或组织学上每单位面积1/3以上肝细胞脂变时称为脂肪肝。轻度脂肪肝含脂量为肝重的5%～10%，中度为10%～25%，重度在25%～50%以上，脂肪肝不是一个独立的疾病，而是由多种疾病和病因引起的肝脏脂肪性变，最常见者为肥胖、糖尿病、酒精中毒，其他包括药物性、中毒性、营养失调性、肝炎病毒等引起，最严重者为急性中毒性妊娠脂肪肝。本病的发病率较高，国外学者在做肝活检标本时报告其发病率占26.5%，近年来，由于生活习惯，饮食结构等多种因素的影响，我国脂肪肝的发病有逐渐增加趋势。各种病因引起的脂肪肝、肝纤维化发生率高达25%，平均1.5%～8.0%的患者可发展为肝硬化，可以认为脂肪肝是肝纤维化及肝硬化的前期病变。

2）脂肪肝的发病机制：脂肪肝发病机理至今尚未明确，现代医学认为可能与多种因素有关，如脂质代谢异常、激素水平改变、环境和遗传因素、脂质过氧化损害、免疫反应、缺氧和肝循环障碍等在其发病过程中起一定的作用。

食物脂肪经酶消化后由小肠吸收，其乳糜微粒～甘油三酯可用作能源，贮存于脂肪组织，或转运肝脏进入代谢。脂肪酸来源于甘油三酯的水解。脂肪酸与白蛋白结合由肝脏摄取，在线粒体内氧化分解释放能量或重新酯化成甘油三酯、磷脂和胆固醇酯，大部分的甘油三酯以极低密度脂蛋白（VLDL）分泌入血。VLDL主要在肝内合成。肝功能正常时，甘油三酯的合成和分泌相等，肝转化代谢功能降低时，肝细胞内甘油三酯贮存增加。因此脂肪肝的发生主要是由于：①转运进肝的食物脂肪酸增加；②肝线粒体中脂肪酸合成增加或氧化减少，都使甘油三酯增多；③肝细胞输出甘油三酯减少；④转运进肝的糖过多。

（2）中医学对脂肪肝的认识：

1）病名：脂肪肝是现代医学疾病名称，中医无此病名。根据其临床特征一般可归属于中医“积聚”、“胁痛”、“黄疸”、“痰浊”、“肥气”及“湿阻”、“胀满”、“癖病”范畴。

2）病因病机：中医认为，脂肪肝起因多为过食肥甘厚味，过度肥胖，或饮酒过度，或感受湿热疫毒，或情志失调，或久病体虚以及食积、气滞、疫气等都可引发本病，其病变部位在肝，与肝、胆、脾、胃、肾等脏腑密切相关。对其发病机理的认识，许钰波[3]认为本病患者多有饮食不当、嗜甘厚味或嗜酒成性等习惯，以致脾胃肝胆功能紊乱，肝气郁滞，瘀血内阻，湿热熏蒸，痰浊胶结则导致本病。马秀清[4]认为脂肪肝的病因主要为饮食不节和情志失调。饮食不节、过食肥甘、嗜酒过度则伤脾，脾虚运化失常，则痰浊内生，情志失调则肝气郁结，木郁则土壅，气滞则血瘀，痰瘀交阻，则病积而成本病。戴贻超等[5]认为本病与脾虚、痰、热、湿、气滞、血瘀等因素有关，主要累及脾胃、肝、肾等脏腑。赵文霞等[6]认为脂肪肝由痰浊内停，瘀血阻络，肝失条达，脂质沉积于肝脏而发病，以气虚、痰浊、水湿、血瘀为病理基础。贾秀琴[7]认为肝脾失调是本病病机关键，病邪为痰浊、瘀血、气滞。姚平[8]认为本病病机系痰瘀互结、气滞、血瘀。大多数学者认为本病病机是肝失疏泄，脾失健运、湿热内蕴、痰浊郁结，瘀血阻滞而最终形成湿痰瘀阻互结，痹阻肝脏脉络而形成脂肪肝[9-13]。中医治疗本病，以化痰祛湿、活血化瘀、疏肝解郁、健脾消导为主，也可根据病情，辅以清热、解毒、利胆、化积、补肾、养肝等方法。

（3）神农肝脂宁的处方来源及组方原理：神农肝脂宁是雷陵医师在长期临床实践中积累的有效经验方和十堰市中医院肝病研究所科研协定方。1994年用于临床，经多次调整药味和剂量后，于1998年定型由十堰市中医院药剂科加工制成丸剂。迄今为止，已累计为脂肪肝病人调配水煎剂70 000余副，销售肝脂宁丸6 000余瓶。取得了满意的临床疗效，深受患者好评。

神农肝脂宁是遵循中医理论，结合现代医学对本病的认识，在广泛调研基础上，通过深入探讨脂肪肝的病因病机，确立了“疏肝行气、活血化痰、通腑降浊”的治疗法则，并筛选利用鄂西北神农架山区地道中草药为基础研制而成治疗脂肪肝的复方制剂。方中以绞股蓝为主，绞股蓝（Gynostemm a pentapnyllum makino）俗称五叶参、七叶胆，味苦、性寒，有清热解毒、止咳祛痰功效，民间用以治疗慢性支气管炎、传染性肝炎、胃肠炎等疾病。现代药理实验提示，绞股蓝有效成分为绞股蓝皂甙（GP），其化学结构与人参皂甙相似，被誉为中国“南方人参”，含有多种人体必需氨基酸及丰富的锌、铁、铜、镁、钙、铬、硒、锗、钒等微量元素。具有显著降低胆固醇、甘油三酯、低密度脂蛋白及升高高密度脂蛋白的作用，从而阻止脂质在细胞内沉积，特别是阻止脂肪酸在肝细胞内的堆积，维护线粒体的功能，进而减少或抑制肝星状细胞的激活与增殖[14]，减轻肝细胞脂肪变性及肝纤维化[15]。汪敏[16]研究亦证实，绞股蓝能抑制脂肪细胞产生游离脂肪酸及合成中性脂肪，对脂质代谢失调有明显调控作用，因而可以治疗脂肪肝。葛花为豆科多年生落叶草质藤本植物葛 Pueraria lobata(willd)-ohwi 将开放的花。气微味淡，功能解酒毒，除胃热。日本学者研究了各部分提取物对 CCl_4、乙醇和高脂饮食诱导的肝损害动物模型的作用，结果表明，甲醇提取物和三萜皂甙能抑制乙醇诱导的血中TG的升高，异黄酮和三萜皂甙能显著抑制AST、ALT的升高，特别是异黄酮作用更显著[17]。柴胡为伞形科多年生划草本植物柴胡（北柴胡）Bupleurumchinense D C.和狭叶柴胡（南柴胡）B.scorzoneraefolium，willd的根，味苦、性平，归肝、胆经。功能疏泄肝气而解郁结，《本经》谓本品："主心腹肠胃中结气，饮食积聚，寒热邪气，推陈致新。"实验表明，柴胡可增强肝脏解毒功能，有效控制肝细胞变性坏死的发展，加速肝细胞的再生，抑制胶原纤维增生，阻止脂肪在肝内蓄积，降低血清中转氨碳的活力[18]。三棱为黑三棱科多年生草本植物黑三棱Sparganium stoloniferum Buch.-Ham，的块状根茎。味苦、性平。苦平泄降，入肝脾二经。既可走血分破血中之结，又可走气分，以行气消积而止痛。善消血瘀除气结，并有行气开胃，消食止痛作用。素有破血中之气，肝经血分之药之称。故能改善微循 环，增加肝脏的供血供氧，促进肝功能恢复，提高肝细胞对脂质的代谢能力。泽泻（Alisma orietnale csam，Juzep）甘寒，功能利水渗湿泻热。实验表明，泽泻对各种原因引起的动物脂肪肝均有良好效应，能减轻肝内脂肪量，改善肝功能[19]，并可抑制外源性胆固醇吸收，抑制肝内TG的合成[20]。山楂（Crataegus cuneatas.et Z）味酸、甘，性微温。能健脾开胃，增强消化，并有破气散瘀及止泻痢作用。《随息居饮食谱》谓生楂"醒脾气，消肉食，破瘀血，散结消胀，解酒化痰，除疳疾，止泻痢"。实验显示，山楂对大鼠脂肪肝及高血脂模型有明显降低甘油三酯，抑制脂肪在肝内沉积的作用，并能改善脂肪肝患者血液流变性作用[21]。虎杖（polygonum cuspidatum sieb，et zuce）及鄂西北山区之盛产、本地俗称酸杆子根、花芽杆根，民间喜用作下肝火，治疗传染性肝炎。其味辛、甘，性平。具有清热、祛湿、活血、解毒、通便功能。能利胆、降酶、降脂、促进肝细胞修复再生，减轻肝脏炎症[22]。大黄（Rheum officinale Baill），味苦性寒。功能通腑润肠，导滞降浊。《本经》载本品"下瘀血，破症瘕积聚，留饮宿食，荡涤肠胃，推陈致新"。与虎杖同用，可促进脂浊从肠道排出，减少吸收。实验研究大黄有明显的降低胆固醇作用[23]。半夏[Pinelliaternata(Thunl) Breit]，味辛、性温。有燥湿化痰、通肠和胃之功，能促进脂浊消散、加速肝内脂肪代谢。以上诸药合用，共奏疏肝行气，活血化痰，通腑降浊之效。其组方符合传统中医学的方从法立、以法定方原则，又结合了现代药理研究。用于治疗脂肪肝，既可保护肝细胞，增强肝脏代谢功能，加速肝内脂质的转输，提高肝细胞对脂质的清除能力，又能降低血脂，促进脂质的排泄，减少脂质吸收。可谓药证相符，组方严谨，配伍精当，丝丝入扣，甚为合拍。

（4）临床试验结果分析：

1）对症状体征影响的临床观察：脂肪肝常见的临床表现有肝区疼痛、食欲不振、呕恶、腹胀、便溏、阳痿、闭经、牙龈出血、舌炎、蜘蛛痣、肝掌、男性乳房肿大、肝肿大、乏力等。从我们观察情况来看，其出现的频率约依次为肝区疼痛＞食欲不振＞腹胀＞肝肿大＞乏力＞呕恶＞牙龈出血＞便溏＞舌炎＞肝掌＞蜘蛛痣＞男性乳房肿大＞阳痿＞闭经。本试验对上述症状体征分别选用消失、好转、无变化三个等次考核评估其疗效，结果表明，两组对各项症状体征均有不同程度的改善作用，其中对肝区疼痛、食欲不振、腹胀、肝肿大、乏力 5 项的疗效，经统计学处理有显著差异（$p < 0.05$），提示疏肝理气，活血化痰、通腑降浊复方制剂神农肝脂宁对上述症状体征的疗效明显优于脂必妥对照组。

2）对肝功能指标影响的临床观察：本实验结果显示，疗程结束时，治疗组 Tbil、ALT、ASTGGT 检测与治疗前自身比较和与对照组治疗后比较均有显著的统计学差异（$p < 0.01$ 及 $p < 0.05$）。说明神农肝脂宁恢复肝功能疗效显著，明显优于脂必妥治疗的对照组。

3）对血脂影响的临床观察：试验表明，经治疗后两组对血脂四项参数均有一定的影响。其中治疗组在降低 TC、TG 方面与治疗前自身比较和与对照组治疗后比较均有明显差别（$p < 0.5$ 及 $p < 0.01$），在升高 HDL-C 方面治疗组与治疗前自身比较亦有显著差异。提示神农肝脂宁具有良好的降血脂作用。

4）对影像学影响的临床观察：本实验对所有入选的病例均进行了治疗前后两次 B 超检测对照，并采用量化积分的方法进行评估疗效。结果表明，治疗组与治疗前自身比较及与对照组治疗后比较均有非常显著性差别（$p < 0.01$）。提示，神农肝脂宁在改善脂肪肝的影像学指标方面有显著疗效。

5）对血黏度影响的临床观察：本试验均应用 SA-B 型血液流变检测仪观察所有病例治疗前后血液黏度的变化。结果治疗组于治疗后对 10/S 全血黏度、

10/S 还原黏度、血浆黏度、40/S 全血黏度四项参数的改善作用，经与治疗前自身比较及与对照组治疗后比较均有显著的统计学差异（$P < 0.05$ 及 $P < 0.01$）。对 40/S 还原黏度、200/S 全血黏度的疗效，治疗组治疗后与治疗前自身比较亦有明显差别（$P < 0.01$ 及 $P < 0.05$）。表明，神农肝脂宁具有很好地降低血黏度作用。

6）临床综合疗效观察：治疗组入选病例 142 例，疗程结束时，除去脱落及资料不全者 16 例，实际统计 126 例，其中临床治愈 31 例，显效 46 例，有效 38 例，无效 11 例，总有效率达 91.27%。对照组入选病例 48 例，疗程结束时，除去脱落及资料不全者 3 例，实际统计 45 例，其中临床治愈 8 例，显效 15 例，有效 13 例，无效 9 例，总有效率为 80%。两组比较经统计学处理，有显著性差异（$p < 0.05$)。提示神农肝脂宁对脂肪肝具有明显的综合疗效，且优于脂必妥对照组。

7）临床安全性观察：治疗组经服用神农肝脂宁后所出现的主要不良反应为腹泻，胃脘部不适或轻微疼痛，腹部不适或腹部隐痛及恶心。其中腹泻大多表现为轻度，少部分表现较重，且原有便溏的病人服药后大多表现出原有便溏加重的现象，其中原无腹泻病人在出现腹泻现象后，病人自感腹部松弛、舒服。部分出现胃脘部不适或轻微疼痛、恶心的患者后经检查证实为慢性胃炎或十二指肠球炎。出现腹部不适或腹部隐痛的病人，考虑系方中大黄所致。所有出现上述不良反应者均未因此终止治疗，皆能完成疗程。重点病人查肾功、心电图、血常规均无异常改变。说明神农肝脂宁具有较好的临床用药安全性。

5. 小结

应用中药复方制剂治疗脂肪肝，国内已有较多的临床研究报告，均显示出有效性。本临床观察表明，神农肝脂宁对治疗脂肪肝，可显著改善症状、体征，恢复肝功能，降低血脂及血液黏度，消除肝内脂质，从而达到治愈脂肪肝的目的，并且具有较好的临床用药安全性。其对脂肪肝的疗效是综合性的，具有综合疗效。本试验进一步提示中医药在抗脂肪肝方面具有广阔的前景。本研究的完成，为将神农肝脂宁开发为完全意义的新药打下了坚实基础，并对今后深入开展中医药防治脂肪肝科研提供了理论及临床依据。

参考文献

[1] 何东仪，胡义扬，刘平．健脾活血方治疗脂肪肝的临床研究。中西医结合肝病杂志，2000，10（3）：5.

[2] 车念聪．疏肝祛脂方治疗脂肪肝30例临床观察．中医杂志，2001，42（4）：228-229.

[3] 许钰波．护肝降脂胶囊治疗脂肪肝300例．中医研究，1998，11（5）：16.

[4] 马秀清．降脂舒肝汤治疗脂肪肝120例临床分析．河北中医，1997，19（1）：9

[5] 戴贻超，徐力，丁曙光．清肝降脂散治疗脂肪肝60例．中西医结合肝病杂志，1998，8（4）：234-235.

[6] 赵文霞，段荣章，苗明三，等．脂肝乐胶囊治疗痰湿瘀阻型脂肪肝的临床与实验研究．中国中西医结合杂志，1997，17（8）：457.

[7] 贾秀琴．加味温胆汤治疗酒精性脂肪肝38例．中西医结合肝病杂志，1996，6（2）：35.

[8] 姚平．分消肝脂灵治疗肝功能异常性脂肪肝88例．中西医结合肝病杂志，1997，7（4）：241.

[9] 李向农．加味温胆汤治疗脂肪肝39例临床观察．新中医，1996，28（11）：39.

[10] 叶陶．祛脂肝汤合绞股蓝治疗脂肪肝30例．中西医结合肝病杂志，1998，8（1）：58.

[11] 魏金茹．50例脂肪肝相关因素分析，中国中医药信息，1998，（3）：41.

[12] 刘燕玲．浅谈脂肪肝中医药治疗．北京中医药大学学报，1995，18（5）：54-55.

[13] 项凤英．消脂护肝汤治疗脂肪肝50例疗效观察．上海中医药杂志，1996，（4）：41.

[14]MccLain GJ · BaYves，Deaciue I，et al.Cytokines in alcoholic liver disease[J]. Semin liver Dis，1999，19：205-219.

[15] 陆伦根，曾民德，李继强，等．花生四烯酸和亚油酸刺激的Kupffer细胞以肝星状细胞增殖的影响[J]. 肝脏，1998，3：207-210.

[16] 汪敏．绞股蓝对实验性家兔高脂血症的作用观察．贵州医药，1994，18（3）：129.

[17]NiihoY，YamazakiT，NakajimaY，etal.PhaYmacological Studies on puerariae flos on a lcohol induced unusual metabolism and experimental live injury in mice.Yakugakuzasshi，1990，110(8)：604.

[18] 雷陵，张青梅，杨智海．神农苏肝宝治疗慢性乙肝病毒感染的临床研究．中华实用中西医杂志，1999，12（8）：1268–1270.

[19] 方建安．降脂汤治疗脂肪肝疗效观察．中华实用中西医杂志，1999，12（8）：1272.

[20] 何熹延．泽泻与高脂血症、动脉粥样硬化和脂肪肝．中西医结合杂志，1981，1（2）：114–116.

[21] 车念聪．疏肝祛脂方治疗脂肪肝 30 例临床观察．中医杂志，2001，42（4）：229.

[22] 王伯祥．主编．中医肝胆病学．第 1 版，北京：中国医药科技出版社，1993：65.

[23] 牟吉荣，徐刚．疏肝化脂饮治疗脂肪肝 60 例．四川中医，2001，19（8）：45.

【实验研究】为深入探讨神农肝脂宁丸在脂肪肝治疗中的作用，阐明该药的作用机制，2002 年雷陵主任医师主持完成了以下动物实验研究。

1. 神农肝脂宁对实验性脂肪肝的影响

（1）材料与方法：

1）动物 SD 大鼠 50 只，雄性，体重 211±17.5g，由华中科技大学同济医学院动物中心提供，按体重随机分为空白对照组、病理模型组、神农肝脂宁小剂量组、神农肝脂宁大剂量组、脂必妥对照组，每组 10 只。

2）饲料 参考文献配方[1]并略加改变。除空白对照组外其他各组摄食下述配方组成的高脂饲料：基础饲料 88.8%，猪油 10%，胆固醇 1%，胆盐 0.2%。

3）药品：①神农肝脂宁煎液系按处方比例将各药材加水煎煮 3 次，过滤，合并，浓缩为生药 0.32g/ml 和 1.28g/ml。②脂必妥片产自成都地奥九泓制药厂，批号0012072，研碎，加水配成0.028g/ml。③猪油：市售。④胆固醇：中国医药(集团)上海化学试剂公司，AR级，25g装，批号F 20020303。⑤三号胆盐：中国医药(集团)上海化学试剂公司，BR级，25g装，批号F 20010628。

4）模型复制：按黄氏方法[2]进行，除空白对照组外其他各组每天按1.0ml/100g体重灌服30%乙醇，并在试验第1天按0.5ml/100g体重，第5、10和15天按0.3ml/100g体重在后肢皮下注射40% CCl_4大豆油溶液。治疗组于灌服乙醇前2小时灌服治疗药或阳性对照药1ml/100g。空白对照组以等量生理盐水注射于相同部位，并灌服生理盐水。共18天。

5)检测结果：第18天，末次给药后，空腹15h，自眼眶静脉丛取血，分离血清，测定血清胆固醇（TC）、甘油三酯(TG)和高密度脂蛋白(HDL-C)[3]。取血后处死动物，取新鲜肝脏，称重，然后取肝脏按常规制成切片，HE染色，光镜下观察。

（2）结果：

1）肉眼观察：正常肝脏无异常变化；模型组肝脏体积增大，重量增加，切面油腻，呈奶黄色；治疗组和对照组肝脏色泽、质地、体积和重量较模型组均明显改善(见表1-3-23所示)。

表1-3-23 实验结束时大鼠的肝重比较（$\bar{x} \pm s$）

组　别	动物数	肝重（g）
空白组	10	6.28±0.62
模型组	10	11.27±1.71*
肝脂宁（小）	10	9.82±0.95Δ
肝脂宁（大）	10	8.87±1.34ΔΔ ☆
脂必妥组	10	10.05±1.01

注：与空白组比较，*$P<0.01$；与模型组比较，Δ$P<0.05$，ΔΔ$P<0.01$；与对照组比较，☆ $P<0.05$。

2）测量血脂三项指标：模型组给药后胆固醇(TC)和甘油三酯(TG)明显升高，高密度脂蛋白(HDL-C)降低；治疗组和对照组TC和TG与模型组比较均明显降低，HDL-C升高（见表1-3-24）。

表 1-3-24 实验结束时大鼠血脂水平的比较 (mmol/L, $\bar{x} \pm s$)

组别	动物数	TC	TG	HDL-C
空白组	10	1.93±0.11	1.40±0.26	1.30±0.14
模型组	10	5.62±0.32*	2.55±0.55*	0.99±0.11*
肝脂宁（小）	10	3.06±0.81 ☆☆	2.31±0.51 Δ	1.20±0.18
肝脂宁（大）	10	1.88±0.26 ☆☆	2.01±0.47 ☆	1.31±0.16 ☆☆
脂必妥组	10	2.64±0.75 ☆☆	2.29±0.37	1.25±0.15 ☆☆

注：与空白组比较，$^*P < 0.01$；与模型组比较，☆ $P < 0.05$，☆☆ $P < 0.01$。

3）光镜观察：正常大鼠肝脏无异常病变；模型组肝细胞排列不规整，脂滴特别大，积聚成团，细胞核被推至一边，脂滴形成囊泡，分布密度大；治疗组和对照组脂滴与模型组比较较小，密度稍稀，有部分正常肝细胞小叶结构清晰。

（3）讨论：近年来，脂肪肝的患者逐年增多，发病的机理是各种原因（如饮食、药物、内分泌）导致脂肪过度浸润，在肝细胞中形成脂肪微滴，散布于肝脏中所致，可导致肝硬变[4]。西药降脂虽有一定疗效，但长期服用有一定的副作用，且停药后血脂迅速回升，并且价格较高。因此寻求无毒副作用的天然药物已经成为治疗脂肪肝的重要研究内容。中医认为脂肪肝是由于过食肥甘厚味或嗜酒无度，或素体肥胖导致痰浊瘀滞所致。我们临床上以疏肝行气、活血化痰、通腑降浊法治疗脂肪肝取得了较为满意的效果。神农肝脂宁即是以此法立方的经验方，方中以神农架山区天然的绞股蓝、虎杖、葛花、生山楂等为主精制而成。本实验研究证实神农肝脂宁具有降低血脂，改善肝功能，改善肝细胞脂肪浸润等作用，其可能是临床上治疗脂肪肝的重要因素。

参考文献

[1] 殷果华，殷云勤，等．降脂益肝冲剂治疗脂肪肝的实验观察．中华实验和临床病毒学杂志，2000，14(2)：193−195.

[2] 黄北胜，王宗伟，黄真炎，等．虎金丸抗大鼠脂肪肝病理学和超微结构观察．中西医结合肝病杂志，1998，8(3)：150−152.

[3] 杜笑逸，王义明，柴瑞，等．月见草油对实验性高血脂及脂肪肝地影响．中

国药学杂志，1991，20(10)：597−599.

[4] 倪燕军，刘厚钰. 脂肪肝的发病机理和诊断治疗研究进展. 国外医学消化系疾病分册，1997，17：158−161.

2. 神农肝脂宁对高脂血症大鼠的实验研究

（1）材料与方法：

1）动物 SD 大鼠 50 只，雄性，体重 211±17.5g，由华中科技大学同济医学院动物中心提供。

2）药物与仪器：① 神农肝脂宁煎液系按处方比例将各药材加水煎煮 3 次，过滤，合并，浓缩为生药 0.32g/ml 和 1.28g/ml。②脂必妥片产自成都地奥九泓制药厂，批号 0012072，研碎，加水配成 0.028g/ml。③胆固醇：中国医药(集团)上海化学试剂公司，AR 级，25g 装，批号 F20020303。④三号胆盐：中国医药(集团)上海化学试剂公司，BR 级，25g 装，批号 F 20010628。⑤甲基硫氧嘧啶：武汉亚法生物技术有限公司，批号 20010412。⑥猪油：市售。⑦仪器：721 型分光光度计(上海精密科学仪器有限公司)，BT224 半自动生化分析仪(意大利制)。

3）动物模型的复制与分组[1]：选用上述大鼠 50 只，按体重随机分成 5 组，即空白对照组、病理模型组、神农肝脂宁小剂量组、神农肝脂宁大剂量组、脂必妥对照组，每组 10 只。除空白组每天喂养普通饲料外，其他各组均喂养高脂饲料(基础饲料 87.6%、胆固醇 2%、猪油 10%、胆盐 0.2%、甲基硫氧嘧啶 0.2%)。肝脂宁大、小剂量组除给上述高脂饮食外，每只每天按 10ml/kg 灌服大、小浓度肝脂宁煎液。对照组每只每天按 10ml/kg 灌服脂必妥混悬液。给药期间自由饮水，给药时间为 4 周。

4）观测指标及测定方法：各组动物实验第 4 周最后一日晚停止给药及饲料，次日清晨空腹自眼眶静脉丛取血，测定血清 TC、TG、HDL-C[2](用酶法测定，试剂盒均购自温州东瓯生物工程有限公司)。测定血清 MDA(按南京建成生物工程研究所提供的试剂盒说明书操作)、SOD 活性(按南京聚力生物工程研究所提供的试剂盒说明书操作)[3]。

（2）结果：

1）神农肝脂宁对实验性大鼠血脂水平的影响(见表1-3-25)：模型组TC、TG显著升高而HDL-C显著降低，神农肝脂宁大、小剂量组及脂必妥对照组TC、TG及HDL-C与模型组比较有明显改善，神农肝脂宁组效果优于脂必妥对照组。

表1-3-25　实验结束时大鼠血脂水平的比较(mmol/L，$\bar{x} \pm s$)

组别	动物数	TC	TG	HDL-C
空白组	10	2.04±0.41	1.28±0.30	1.40±0.19
模型组	10	5.04±0.75*	2.24±0.60*	0.70±0.07*
肝脂宁（小）	10	3.72±0.74 ☆☆	1.85±0.44	1.25±0.06 ☆☆ Δ
组别	动物数	TC	TG	HDL-C
肝脂宁（大）	10	3.63±0.63 ☆☆	1.55±0.38 ☆☆	1.32±0.14 ☆☆ ΔΔ
脂必妥组	10	3.94±0.59 ☆☆	1.80±0.47	1.15±0.11 ☆☆

注：与空白组比较，*$P<0.01$；与模型组比较，☆☆$P<0.01$；与对照组比较，Δ$P<0.05$，ΔΔ$P<0.01$。

2）神农肝脂宁对实验性大鼠血清MDA值和红细胞SOD活性的影响(见表1-3-26)：模型组的MDA显著高于空白组，SOD显著低于空白组，神农肝脂宁大剂量组MDA明显低于模型组和对照组；治疗组和对照组SOD均显著升高，且神农肝脂宁大剂量组明显高于对照组。

表1-3-26　实验结束时大鼠血清MDA和红细胞SOD的比较($\bar{x} \pm s$)

组别	动物数	MDA(nmol/L)	SOD(ng/g.Hb)
空白组	10	3.33±0.33	2721.87±325.24
模型组	10	5.15±0.34*	2318.48±250.92*
肝脂宁（小）	10	4.67±0.68	2611.35±190.40 ☆
肝脂宁（大）	10	3.73±0.37 ☆☆ ΔΔ	2913.39±409.89 ☆☆ ΔΔ
脂必妥组	10	4.74±0.27	2537.45±204.44 ☆

注：与空白组比较，*$P<0.01$；与模型组比较，☆$P<0.05$，☆☆$P<0.01$；与对照组比较，ΔΔ$P<0.01$。

（3）讨论：一般认为，高脂饮食对血脂影响很大，本实验采用的高脂血症模型是给大鼠灌服高脂饲料而成。其中甲基硫氧嘧啶是甲状腺激素的阻断剂，它抑制了甲状腺激素的合成，从而影响脂质代谢，形成高血脂。本实验表明：模型组 TC、TG 显著升高而 HDL-C 降低，治疗组和对照组 TC、TG 较模型组显著降低，HDL-C 较模型组显著升高，且治疗组对血清脂质的改善优于对照组，说明神农肝脂宁有降血脂作用。

SOD(超氧化歧化酶) 是防御自由基的一个重要抗过氧化酶，它通过催化自由基的歧化反应而有效地清除自由基，防止脂质过氧化物（MDA）的产生，保护细胞组织的正常功能。当血脂水平增高，血液黏度升高，循环系统中供血不足，从而使心肌细胞和血管内皮细胞易发生脂质过氧化损伤。由于自由基与多种疾病的关系不断为人们所证实，因此，减少机体内自由基生成和增加其清楚的作用，为研究中药防病治病提供了强有力的依据[4]。

SOD 的升高和 MDA 的降低可以间接地反映出自由基被清除或水平下降。从本实验监测的 MDA 含量和 SOD 活力发现，高血脂症 SOD 活力下降而 MDA 升高，治疗后 SOD 活力上升而 MDA 值下降，且神农肝脂宁组效果优于对照组，说明神农肝脂宁有清除自由基的作用。神农肝脂宁方中配以神农架山区天然的绞股蓝、柴胡、虎杖、山楂等中药，气味纯厚，药效力强。现代中药药理认为补气、活血药物能提高免疫力、抗过氧化和改善微循环等功能。由此推测，神农肝脂宁对高血脂症的改善作用可能与防止脂质过氧化有关。

参考文献

[1] 徐淑云，等 . 主编 . 药理实验方法学，第二版，北京，人民卫生出版社，1991，1407−1051.

[2] 杜笑逸，王义明，柴瑞，等 . 月见草油对实验性高血脂及脂肪肝地影响 . 中国药学杂志，1991，20(10)：597−599.

[3] 路小光，战丽彬 . 单纯性肥胖大鼠模型血脂及 SOD，MDA 变化 . 白求恩医科大学学报，1997，23(3)：248−250.

[4] 郁加凡 . 健脾益肾法抗自由基损伤的临床研究，浙江中医杂志，

1993；（6）：270.

（本文为2002年湖北省重大科技成果，鉴定达国内领先水平。成果证书号：EK030055；研究论文获2008年十堰市第十一届自然科学优秀论文三等奖。）

1.3.4 神农护肝降酶胶囊

【处方来源】雷陵主任医师临床经验方。

【临床应用时间】1999年2月。

【主要成分】垂盆草、五味子、龙胆草、白芍、虎杖、牡丹皮、徐长卿等。

【剂型】胶囊剂，每粒0.4g，每盒2版装，每版12粒。

【用法与用量】口服，一次2粒，一日3次。或遵医嘱。

【批准文号】鄂药制字Z20111457。

【功效与主治】清热凉血、柔肝敛阴、解毒降酶。具有降低血清转氨酶的作用。主治慢性病毒性肝炎，尤其是慢性病毒性肝炎转氨酶长期反复升高者。

【方解】血清转氨酶主要包括丙氨酸氨基转移酶（ALT）、天门冬氨酸氨基转移酶（AST）。丙氨酸氨基转移酶和天门冬氨酸氨基转移酶是反映慢性病毒性肝炎肝细胞受损最主要的生化学指标，其中丙氨酸氨基转移酶是反映肝细胞损害最敏感的指标，门冬氨酸氨基转移酶则能较准确地反映肝细胞损害的程度。慢性病毒性肝炎肝损伤的原因是由于病毒复制所造成的免疫性肝损伤，或病毒直接对肝细胞造成的损害。根据临床表现，中医辨证多属于肝胆湿热或肝阴不足。治疗当清热利湿、泻火解毒为主，佐以柔肝养阴。方中以垂盆草、龙胆草、虎杖清肝泻热、祛湿解毒；五味子、白芍柔肝养阴；牡丹皮凉血活血；徐长卿利湿解毒。现代药理研究表明，垂盆草、龙胆草、虎杖、五味子均有良好的降酶作用，尤其对降低血清丙氨酸氨基转移酶有显著作用；白芍、五味子乃酸味之品，酸味药能调节肝细胞内的酸碱环境，降低肝细胞周围的PH值，减少肝细胞内酶的渗出；徐长卿有抗过敏作用，可改变机体的反应性，减低体液免疫反应，减轻肝细胞的损伤及肝细胞酶的释放。全方合用，共奏清热凉血、柔肝敛阴、解毒降酶之功。

【**临床研究**】2013年12月雷陵主任医师主持申报了《神农护肝降酶胶囊对急慢性肝炎血清转氨酶升高影响的临床研究》科研课题，并经十堰市科技局核准立项，纳入2014年十堰市科学技术研究与开发项目计划（批准文号：十科发〔2014〕14号，编号14Y61）。其主要研究设计内容如下。

1. 立项意义和必要性

我国为各种急慢性肝炎的高发区，长期以来，以甲、乙、丙、丁、戊肝炎病毒感染引发的病毒性肝炎严重危害人民身体健康，仅乙型肝炎一项，全国就有7亿多人曾受其感染，现在仍有9 000多万人呈病毒携带状态，其中20%～40%终将发展成肝硬化或肝癌。我国政府历来重视加强本病的防治，从中央和地方每年均斥巨资立项资助其科研工作。本地区经济文化相对落后，卫生条件较差，长期以来，病毒性肝炎发病率一直居高不下，但近几年城乡人民生活水平明显提高，卫生意识大大增强，加之乙肝疫苗广泛接种，病毒性肝炎流行势头得到有效遏制。随着社会人口流动性增大、交流日益频繁、人们生活方式和观念转变，传统以病毒性肝炎为主的肝病疾病谱群发生了深刻变化，酒精性肝炎、非酒精性脂肪性肝炎、中毒性肝炎、药物性肝炎发病率逐渐增多。由于肝炎病毒的变异、预防性疫苗的局限性、不良的生活习惯等原因，病毒性肝炎发病在相当长的时间内仍呈较高水平。因此，加强急慢性肝炎防治仍是广大医务工作者需要进一步研究的课题。

急慢性肝炎是各种病因所致的肝脏弥漫性炎症，临床以肝功能异常为主要病理特征。血清转氨酶为肝功能试验主要指标之一，是反映肝细胞损害的标准试验，临床可分为两种，一种是存在于肝细胞浆中“丙氨酰氨基转移酶（ALT）”，另一种是存在于肝细胞线粒体中的“门冬氨酸氨基转移酶（AST）”。血清转氨酶是人体代谢过程中必不可少的“催化剂”，当肝细胞发生炎症、坏死、中毒等，造成肝细胞受损时，转氨酶便会释放到血液里，使血清转氨酶升高。通常，体检中主要检查的血清转氨酶为谷丙转氨酶(ALT)。1%的肝脏细胞损害，可以使血中ALT的浓度增加1倍。因此，ALT水平可以比较敏感地监测到肝脏是否受到损害。AST反映肝细胞线粒体的损害，较能说明肝脏组织的破坏程度。各种急慢性肝炎诸如急性病毒性肝炎、慢性病毒性肝炎、非酒精性脂肪性肝炎、酒精性肝炎、中毒性肝炎、药物性肝炎等均可导致血清转氨酶不同程度升高。目前，具有保肝降酶作用的中西药物甚多，临床应用虽有较好疗效，但往往停药后易复发，不良反应较多，且西药保肝降酶药价格昂贵。少数病例疗效欠佳。因此，研发高效、价廉，副作用小、复发率低的药物，进一步提高临床疗效，具有重要意义。

本课题旨在中医药疗法，运用现代科研方法，对我科名中医雷陵主任医师研发的神农护肝降酶胶囊（原名肝酶安胶囊）临床有效性及安全性进行系统观察，力求在中医药治疗急慢性肝炎血清转氨酶升高研究上有所突破和创新，为今后深入开展中医药治疗急慢性肝炎血清转氨酶升高研究提供新的线索和临床实践依据。

2. 相关领域国内外现状及发展趋势

肝脏是人体内最大的“化工厂”，担负着代谢、解毒和合成等重要的生理功能，无论何种原因引起肝细胞受损，都会导致患者肝功能发生异常改变。血清转氨酶是肝损伤最常见和最重要的肝功能指标，能客观准确的反映肝细胞损伤及其损伤程度。因此，肝功能的检测结果对肝病患者的诊断、治疗及其预后具有重要意义。

血清转氨酶是催化氨基酸与酮酸之间氨基转移的一类酶，该酶普遍存在于动物、植物组织和微生物中。人体内存在很多酶谱，临床上通过抽血化验检测肝功能的血清转氨酶主要有两种，一种叫丙氨酸氨基转氨酶（ALT，俗称谷丙转氨酶），另一种叫天门冬氨酸氨基转氨酶（AST，俗称谷草转氨酶），其中尤以前者ALT最为常用。ALT及AST主要存在于肝细胞中，其他脏器中如肾、心肌、胰、肌肉、脾、胆、肺也含有一定数量的ALT和AST。其中ALT主要存在于细胞浆中，AST主要存在于细胞浆的线粒体中。当肝细胞损伤时，ALT首先进入血中，当细胞严重损伤、危及线粒体时，AST也会进入血中。由于ALT、AST主要存在于肝细胞中，当其明显升高时常提示有肝损伤，当谷草转氨酶（AST）的值高超过谷丙转氨酶ALT时，须警惕是重症或慢性肝炎，如果两种都比较高，而且AST水平超过ALT，一般说明肝细胞损害比较严重，而且特别多见于酒精性肝炎。因此，ALT水平可以比较敏感地监测到肝脏是否受到损害，AST反映肝细胞线粒体的损害，较能说明肝脏组织的破坏程度。引起肝损伤而导致血清转氨酶升高的原因很多，但主要为病毒性肝炎、非酒精性脂肪性肝炎、酒精性肝炎、中毒性肝炎、药物性肝炎等急慢性肝炎。血清转氨酶持续不降或迁延反复易演变为肝纤维化、肝硬化、肝癌以及肝衰竭，进而危及患者生命。采取有效措施，消除或减轻肝细胞炎症，恢复肝功能，可有效阻止病情进展，防止或减少肝硬变、肝癌和肝衰竭发生，改善生活质量，提高生存率。

目前，具有保肝降酶的中西药物种类繁多，常用西药如硫普罗宁、多烯磷脂酰胆碱、还原型谷胱甘肽、促肝细胞生长素以及肌苷、三磷酸腺苷、辅酶A、复合维生素B、维生素C、能量合剂、肝提取等。中药制剂包括水飞蓟类（益肝灵、水飞蓟素、奶蓟素、西利马灵、西利宾胺、水飞蓟宾等）、齐墩果酸片、甘草酸制剂（甘利欣、强力宁、甘草甜素片等）、五味子制剂（联苯双酯、五酯胶囊等）、山豆根（肝炎灵）、苦参素、垂盆草制剂（垂盆草冲剂等）等等。常用保肝降酶药物的作用机制主要为抑制肝组织内炎症反应、修复肝细胞膜、抗肝细胞坏死和促进肝细胞再生、降低血清转氨酶活性。上述药物应用临床虽有较好的保肝降酶效果，但西药制剂及中药单味提取物往往存在着停药后易复发，且西药保肝降酶药价格昂贵，不良反应较多，部分病例疗效欠佳。因此，作为中医药工作者必须加强本病的中医药研究，发挥中医特色优势，深入探讨其辨证论治规律，筛选和研发新的中药制剂，运用现代科研方法进行系统的临床观察，不断提高临床疗效，减少复发率，造福广大肝病患者。

本课题遵循中医理论，以“整体观念”、“辨证论治”为指导，充分发挥中药复方的综合药理作用，进行多靶点、多途径、多环节整体调控，恢复和重建脏腑、气血、阴阳平衡，从而达到降低和稳定血清转氨酶作用。根据血清转氨酶升高患者的临床表现，本病的中医病机为“肝胆湿热、肝阴受损”。治拟“清热利湿、泻火解毒、柔肝养阴”之法，选用自制神农护肝降酶胶囊治疗。该药系筛选鄂西北神农架道地中药材垂盆草、五味子、龙胆草、白芍、虎杖、牡丹皮、徐长卿、绞股蓝等为主要成分科学加工制剂而成，方中以垂盆草、龙胆草、虎杖清肝泻热、祛湿解毒；五味子、白芍柔肝养阴；牡丹皮凉血活血；徐长卿利湿解毒。现代药理研究表明，垂盆草、龙胆草、虎杖、五味子、绞股蓝均有良好的降酶作用，尤其对降低血清丙氨酸氨基转移酶有显著作用；白芍、五味子乃酸味之品，酸味药能调节肝细胞内的酸碱环境，降低肝细胞周围的PH值，减少肝细胞内酶的渗出；徐长卿有抗过敏作用，可改变机体的反应性，减低体液免疫反应，减轻肝细胞的损伤及肝细胞酶的释放。全方合用，共奏清热凉血、柔肝敛阴、解毒降酶之功，可有效发挥保肝降酶作用。该制剂立法科学、组方合理、用药独特、剂型可靠、服用方便、价格低廉、疗效可靠，复发率低。本研究拟开展较大样本的随机、对照、前瞻性临床试验，对神农护肝降酶胶囊治疗急慢性肝炎血清转氨酶升高的有效性及全性作深入系统观察，该项目研究成功将在中药复方治疗急慢性肝炎血清转氨酶升高方面有所突破和创新。

本成果拟达国内领先水平，争取开发为治疗急慢性肝炎血清转氨酶升高新药。

3. 主要研究内容、技术工艺路线

（1）研究内容：

1）神农护肝降酶胶囊（原名肝酶安胶囊）治疗急慢性肝炎血清转氨酶升高的临床有效性研究：基于既往研究基础，采用科学的临床医学应用研究方案，通过严格的试验观察和统计分析，比较神农护肝降酶胶囊（原名肝酶安胶囊）对急慢性肝炎血清转氨酶升高治疗前后和与对照组治疗后血清转氨酶指标（ALT、AST）及临床症状体征变化，从而揭示中药神农护肝降酶胶囊（原名肝酶安胶囊）对急慢性肝炎血清转氨酶升高的作用和临床综合疗效。

2）神农护肝降酶胶囊（原名肝酶安胶囊）治疗急慢性肝炎血清转氨酶升高的安全性研究：通过设立科学合理的临床安全性指标和观察方法，研究神农护肝降酶胶囊（原名肝酶安胶囊）治疗前后患者生命体征（T、R、BP）、血常规、肾功能、尿常规、心电图和临床症状的变化，以揭示神农护肝降酶胶囊（原名肝酶安胶囊）治疗急慢性肝炎血清转氨酶升高的的临床用药安全性。

3）神农护肝降酶胶囊（原名肝酶安胶囊）治疗急慢性肝炎血清转氨酶升高的作用机理探讨：根据中西医对本病发病机制的认识，通过临床试验结果和神农护肝降酶胶囊（原名肝酶安胶囊）组方分析，从传统中药功效及现代药理作用两方面深入揭示中药复方制剂神农护肝降酶胶囊（原名肝酶安胶囊）对治疗急慢性肝炎血清转氨酶升高的作用机理。

（2）技术路线：

1）试验设计方案：采用前瞻、随机、同期对照性研究方案。

2）试验对象：选择急慢性肝炎（病毒性肝炎、非酒精性脂肪性肝炎、酒精

性肝炎、中毒性肝炎、药物性肝炎等）血清转氨酶升高（ALT ＞ 40U/L、AST ＞ 40U/L）的患者作为观察治疗对象，年龄为 16 ～ 65 岁。

3）试验规模及分组：根据预试验，按统计学方法估计样本含量，本组共需观察 80 例，其中治疗组 40 例，对照组 40 例，按随机数字表法随机分组。

4）诊断标准：参照《中药新药临床研究指导原则》中药新药治疗病毒性肝炎的临床研究指导原则及中华中医药学会 2008 年制定的《中医内科常见病诊疗指南—中医病证部分》（中国中医药出版社 2008 年 7 月第一版）有关急慢性肝炎诊断标准。

5）治疗方法及疗程：对照组以甘利欣胶囊 150mg，口服，1 日 3 次。治疗组用神农护肝降酶胶囊（原名肝酶安胶囊，方由垂盆草、五味子、龙胆草、白芍、虎杖、牡丹皮、徐长卿、绞股蓝等 10 味组成。统一由湖北省十堰市中医医院制剂室加工制剂成胶囊剂，药品批准文号：鄂药制字 Z20111457。每粒 0.3g）口服，每次 2 粒，每日 3 次。均 2 周为一疗程，共 2 疗程。

6）观察项目：包括肝功能（ALT、AST、GGT、TBIL、TP、Alb）、血清病毒学指标（抗 -HAV、抗 -HCV、抗 -HDV、抗 -HEV、HBVM、HBV-DNA 定量）、血脂（TG、TC）、血糖、B 超（肝实质回声、胆囊形态等）、症状体征，以及生命体征（T、R、BP）、血常规、肾功能、尿常规、心电图等安全性指标。

7）疗效标准：综合疗效参阅《中药新药临床研究指导原则》中药新药临床研究指导原则有关急慢性肝炎疗效判定标准。血清转氨酶及其他生化学指标、病毒学指标分项统计，据实判定。

8）统计方法：计量资料用 t 检验，计数资料用 x^2 检验。

（技术路线图示附后）

4. 关键技术和创新点阐述

（1）关键技术：

1）神农护肝降酶胶囊组方及剂型制备。

2）研究方案及观察指标的选择。

（2）创新点：

1）目前，治疗急慢性肝炎血清转氨酶升高的中西药物甚多，但存在着停药后易复发，部分病例反复升高，迁延难愈。对此，中药复方治疗有较好效果，但进行系统观察总结较少，尚缺乏公认的治疗药物。神农护肝降酶胶囊（原名肝酶安胶囊）临床用于治疗急慢性肝炎血清转氨酶升高10余年，积累了大量的实践经验，对急慢性肝炎血清转氨酶升高病人有较好疗效。因此，该课题研究成功必将为急慢性肝炎血清转氨酶升高患者提供一种新的安全有效的药物。

2）神农护肝降酶胶囊（原名肝酶安胶囊）为首次采用鄂西北神农架、武当山道地中药材为主要成分研制开发的中药复方制剂，其组方含垂盆草、五味子、龙胆草、白芍、虎杖、牡丹皮、徐长卿、绞股蓝等10味组成。统一由湖北省十堰市中医医院制剂室加工制剂成胶囊剂。该制剂具有本土化特色。

3）本课题首次研发治疗急慢性肝炎血清转氨酶升高的中药复方制剂，该制剂保持了传统中药汤剂疗效，改进了汤药投药量大，口感差缺陷，剂型稳定、工艺简单、质量易控、服用方便、疗效可靠，是该病理想的治疗药物。

技术路线图示

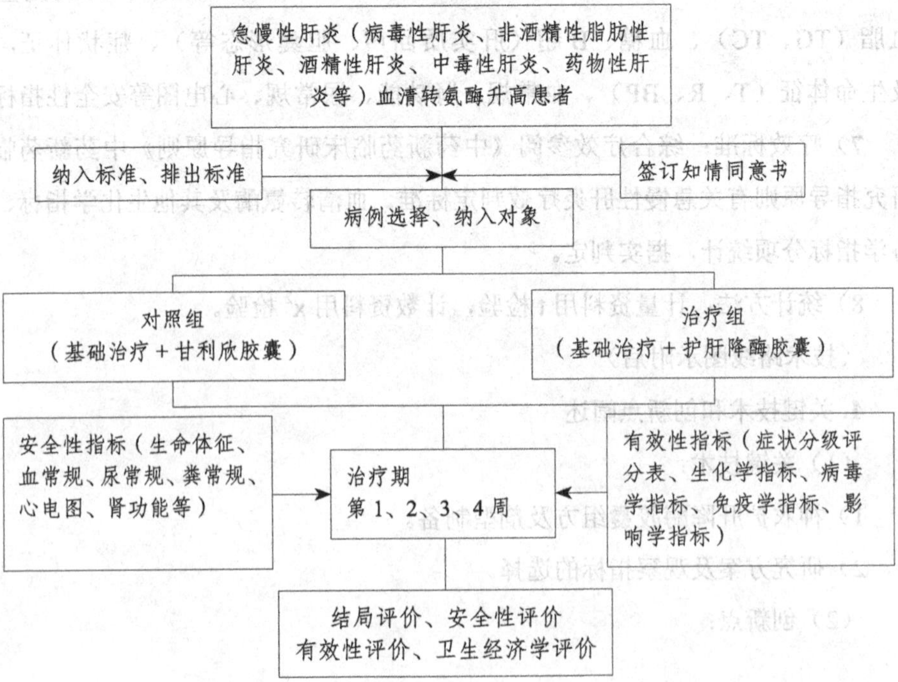

5. 知识产权及预期成果说明

（1）知识产权：急慢性肝炎血清转氨酶升高是十堰市中医院肝病科雷陵主任医师根据自己多年的临床经验研制的经验方，临床治疗急慢性肝炎血清转氨酶升高10余年，具有满意的效果。临床初步观察表明，该药尚有良好的保肝降酶及稳定肝功能效果。该项目由医院投资开发，已在本院肝病科广泛应用，其知识产权属十堰市中医院。

（2）预期成果：

1）为急慢性肝炎血清转氨酶升高患者提供一种新的安全有效的中药制剂，并为推广应用该药提供临床及理论依据。争取开发为国家Ⅲ类新药。

2）在临床疗效及作用机理研究方面，提交1～2篇立论正确、数据完整、结构合理和水平较高的学术论文在国内国际专业学术会议上交流或核心期刊上发表。

3）本项目研究成果拟达国内领先水平。

4）本成果提供形式为新产品。

6. 技术、经济具体考核指标

（1）神农护肝降酶胶囊（原名肝酶安胶囊）治疗急慢性肝炎血清转氨酶升高的总有效率＞90%。

（2）神农护肝降酶胶囊（原名肝酶安胶囊）对急慢性肝炎血清转氨酶指标（ALT、AST）复常率＞90%。

（3）临床不良反应发生率＜5%。

（4）医疗费用为西医常规疗法的1/3。

7. 技术和市场风险分析

急慢性肝炎血清转氨酶升高系纯中药复方制剂，具有良好的综合药理作用，临床疗效显著，复发率低，方中主要药材选用鄂西北神农架、武当山山区道地中草药，与国内外同类药物相比选药独特，药源丰富，价格低廉。因此该药具有较强的市场竞争力和良好的市场开发前景。

急慢性肝炎血清转氨酶升高患者如得不到有效治疗，最终可演变为肝硬化、肝癌。因此，采取有效治疗措施，降低血清转氨酶，恢复肝功能，消除肝细胞炎症，可预防肝硬化及肝癌发生，改善患者预后，延长病人生命。神农护肝降酶胶囊（原名肝酶安胶囊）对急慢性肝炎血清转氨酶升高具有很好的临床有效性和安全性。该药疗效确切，药源丰富，价格低廉，不良反应小，无毒副作用。并有良好的科研基础，课题组能顺利地完成各项研究任务。因此，本项目无技术及市场风险。

8. 年度工作计划安排

研究时限2年，即2014年1月至2015年12月。

年度计划安排：

2013年12月编制科研手册，印制原始病例报告表，并进行人员培训。

2014年1月正式开题，筛选入组病人，进行临床观察，12月以前完成观察病例40例。

2015年完成全部病例观察。

2015年12月进行课题总结，组织成果鉴定。

9. 投资预算、资金来源渠道说明

投资总额5.0万元，包括：科研业务费（调研、业务资料、报告、论文发表、学术交流、成果鉴定、劳务费）2.5万元。

实验材料费：生化试剂、分析测试2.0万元。

项目组织实施及管理费0.5万元。

其中自筹资金（科室业务收入列支）2.5万元，科技拨款2.5万元。

10. 项目组主要成员

姓　名	职　　称	所学专业	现从事专业	项目中任务
雷　陵	主任医师	中医内科	中医肝胆病	课题设计与实施
艾书眉	副主任护师	中医护理	中医肝胆病护理	病例观察及统计分析
向淑珍	主治医师	中西结合	内科肝胆病	执行临床病例观察
李文星	副主任技师	影像学	CT	执行临床病例检测
李小梅	主管护师	西医护理	中西结合肝胆病护理	执行临床病例观察
温　琼	副主任护师	西医护理	内科护理	执行临床病例观察
施　丽	主管护师	西医护理	内科护理	执行临床病例观察
杨静波	主治医师	中医内科	中医康复	执行临床病例观察
杜德平	副主任护师	西医护理	内科护理	执行临床病例观察
高　芬	主管护师	西医护理	中西结合肝胆病护理	执行临床病例观察

1.3.5　神农软肝丸

【处方来源】雷陵主任医师临床经验方。

【临床应用时间】1999 年 7 月。

【主要成分】胶股蓝、黑木耳、黄芪、白术、柴胡、郁金、莪术、丹参、参三七、桃仁、鳖甲、水牛角、生牡蛎等。

【剂型】小蜜丸，每瓶内装 80g。

【用法与用量】口服，一次 6g，一日 3 次。3 月为一疗程。

【批准文号】鄂药制字 Z20111464。

【功效与主治】活血化瘀、软坚散结、益气健脾。具有抑制纤维结组织形成、改善血浆蛋白及保肝等作用。主治肝硬化及肝血管瘤等。

【方解】肝硬化属中医“胁痛”、“积聚”、“痞块”、“肝血瘀阻”“单腹胀”、“水臌”等范畴。其病因病机为正气不足，湿热疫毒不解，日久导致气机郁滞，瘀血阻络。其病变在气血两端，肝脾两脏。表现为正虚邪实，虚实错杂。故以益气健脾、活血化瘀、软坚散结为治则。方中绞股蓝味苦，性寒。具有清热解毒、止咳化痰作用。药理实验提示，绞股蓝有效成分为绞股蓝皂甙，含有多种人体必需氨基酸及丰富的锌、铁、铜、镁、钙、铬、硒、锗、钒等微量元素，具有良好保肝及增强免疫作用。胶股蓝皂甙对摩利斯肝癌等癌细胞的增殖有抑制作用，并有一定的防止正常细胞癌变作用；黑木耳性平、味甘。具有益气、滋肾、养胃，益智、止血、活血、润燥，补血、止痛、通便等功能。药理实验表明，黑木耳含有丰富的蛋白质、铁、钙等矿物质，以及碳水化合物、粗纤维、维生素，并含有多种氨基酸、微量元素、酸性异多糖和丰富的胶质。其有效成分木耳多糖能增强巨噬细胞的吞噬功能，提高机体的非特异性免疫，具有抑菌消炎作用。并有抗凝血、抗血小板凝集、抗血栓、降血脂作用，可降低人体血黏度，减少胆固醇的数量，软化血管，促使血液流动畅通，疏通血管，从而起到活血化瘀作用；黄芪性微温，味甘。生用能益卫固表，利水消肿，托毒生肌。炙用补中益气。含有丰富氨基酸、微量元素（硒、铁、锌等）、黄酮及黄酮类似物、黄芪皂甙类和黄芪多糖等多种成分，能促进小鼠淋巴细胞对羊红细胞的免疫玫瑰花环形成，促进 PHA 诱导的体内淋巴细胞转化率，提高细胞免疫作用。并对实验性肝炎有保护作用，能提高血清总蛋白和白蛋白，其有效成分黄芪皂苷甲（ASI）能使小鼠再生肝的DNA含量明显增加，提示ASI有促进DNA合成，加速肝脏分化增殖作用。可减少总胶原及Ⅰ、Ⅲ、Ⅴ型胶原在大鼠肝脏的病理性沉积，使胶原蛋白含量明显下降，对实验性肝纤维化具有明显的治疗作用；白术性温，味甘苦。具有健脾益气、利水化湿之功。能保护肝脏、防止肝糖原减少，促进蛋白合成，纠正白、球蛋白倒置，增强免疫及强壮功能；柴胡性微寒，味苦、辛。功能疏肝解郁。可增强肝脏解毒功能，有效控制肝细胞变性坏死的发展，加速肝细胞的再生，抑制胶原纤维增生，阻止脂肪在肝内蓄积，降低血清中转氨酶的活力；郁金味辛、苦，性寒。活血止痛，行气解郁，凉血清心，利胆退黄、保肝利胆。可促进肝脏血液循环，抑制肝内间质反应，清除血中过剩抗原，防止免疫复合物的产生，从而减少体液免疫反应亢进引起的慢性肝损伤及肝外损害；莪术味辛、苦，性温。功能破血祛淤、行气止痛。药理实验有较强的抗肿瘤作用，还有升高白细胞、改善动物实验性微循环障碍、抗炎和抗病毒作用。桂莪术醇提取物及挥发油对小鼠CCl_4和TAA引起的肝损害有保护作用，能明显降低血清ALT活性，使BSP潴留减少，肝组织病变减轻，对CCl_4致肝脂肪聚积有抑制作用；丹参乃活血化瘀要药，广泛用于抗肝脏纤维化，对肝脏纤维降解及重吸收有促进作用。能降低肝硬化患者门静脉内径、脾静脉内径、门静脉血流量、脾静脉血流量；参三七味甘、微苦，性温。化瘀止血、活血止痛。能显著地改善蛋白代谢，改善肝脏微循环，减少胶原纤维形成，促进肝内胶原降解，具有较好的抗肝纤维化作用。同时该药还有一定的抗乙肝病毒效应，对HBV有抑制作用；桃仁味苦，性平。能活血化瘀、润肠通便。桃仁提取物能改善肝脏血流量，促进肝内胶原纤维分解代谢，降低肝组织胶原含量，减轻肝脏硬变程度，减少肝内纤维间隔，使变性的肝细胞好转，扩张的肝窦恢复正常，并可促进胶原纤维降解；鳖甲味咸，性平。滋阴潜阳，软坚散结。可抑制结缔组织增生和提高血浆蛋白，对实验性肝纤维化有较好的抗肝纤维化作用，且有一定的抗癌作用；水牛角清热、解毒、凉血、止血、安神。具有促进白蛋白合成和降低球蛋白作用；生牡蛎益阴潜阳、化痰软坚散结。本品富含人体必需的多种氨基酸和微量元素，有利于肝细胞功能的恢复。并有促进肝细胞修复与再生及抗肝纤维化作用。以上诸药合用，共奏益气健脾、活血化瘀、软坚散结之效。

【临床研究】2003 年 1 月至 2005 年 12 月，雷陵主任医师主持开展了自制中药神农软肝丸治疗肝炎肝硬化（Post Hepatitic Cirrhosis）的临床观察研究，并与同期采取常规治疗的病例作对照。其结果如下。

1. 研究设计

采取前瞻、随机、对照临床试验方案。

2. 医学与论理

按照《赫尔辛基宣言》（2000 年 10 月爱丁堡版），充分尊重病人的意愿，详告本研究内容，自行决定是否参加本研究，并做出口头或书面同意，由诊治医生记录于知情同意书中。

3. 材料与方法

（1）病例选择及分组：

1）诊断标准：参照 2000 年 9 月中华医学会传染病与寄生虫病学分会、肝病学分会西安会议联合修订的《病毒性肝炎防治方案》标准中有关肝炎肝硬化临床及病原学诊断标准。

2）纳入标准：符合肝炎肝硬化诊断标准；年龄为 16 ～ 70 岁；有至少 1 年以上的慢性肝炎病史；血清肝纤维化指标至少有两项升高（＞ 2.0ULN）；B 超和 / 或 CT 检测符合肝硬化特征；肝穿刺证实有＞ S4 期纤维化存在及假小叶形成，同时伴有各期炎症。

3）剔除标准：合并腹水；发生上消化道大出血；合并肝性脑病；合并肝癌；血清胆红素大于正常 2.5 倍；血清白蛋白小于 30.0g/L；血清凝血酶原时间较正常对照延长 3 秒以上；白细胞计数底于 3×10^9/L；血小板计数底于 50×10^9/L；合并其他严重疾病；酗酒。

4）分组：根据统计学方法估计样本含量，共确定 150 例肝炎肝硬化病人为观察对象。按随机均衡化原则，分为治疗组 75 例，对照组 75 例。

（2）一般资料：两组病例治疗前基本病情资料如下，详见表 1-3-27 所示。

表 1-3-27　两组病例治疗前基本情况比较

项目		治疗组	对照组
例数		75	75
I/O（住院 / 门诊）		33/42	35/40
M/F（男 / 女）		58/17	56/19
年龄（±S，Y）		16 ～ 69(46.96±11.23)	16 ～ 70(48.15±13.78)
病程（±S，Y）		1 ～ 15(6.35±1.18)	1 ～ 14(5.98±1.81)
病因分类	乙肝肝硬化	60	57
	丙肝肝硬化	11	13
	丁肝肝硬化	4	5

注：各项目两组比较，P 均＞ 0.05。

（3）投药方案及疗程：

1）对照组采用常规疗法，包括抗病毒、保肝、支持及对症等治疗，不使用对肝纤维化、肝硬化有直接影响的中西药物，如西药 r- 干扰素、秋水仙碱、及中药活血化瘀、软坚散结之品。

2）治疗组在对照组常规治疗基础上加用神农软肝丸（方由胶股蓝、黑木耳、黄芪、白术、柴胡、郁金、莪术、丹参、参三七、桃仁、鳖甲、水牛角、生牡蛎等 16 味组成，统一由湖北省十堰市中医医院制剂室加工制成小蜜丸），每次 8g，口服，1 日 3 次。均 3 月为一疗程，共 2 疗程。

（4）观察项目及方法：

1）筛选及基础值测定：

A. 病史询问，体格检查。主要症状、体征观察包括乏力、纳差、腹胀、胁痛、黄疸、面色晦暗、肝掌、蜘蛛痣、胁下痞块。

B. 肝功能试验包括：TBil，重氮法，正常值＜ 17.1umol/L，试剂采用北京中生生物技术有限公司出品；ALT，速率法，正常值＜ 40u/L，试剂采用上海长征康仁医学科学有限公司出品；AST，速率法，正常值＜ 40u/L，试剂厂家同 ALT；GGT，速率法，正常值＜ 54u/L，试剂厂家同 ALT；TP，双缩脲法，正常值为 60 ～ 80g/L，试剂采用星亚医疗品有限公司出品；Ab，溴甲酚绿法，正常值为 40 ～ 55g/L，试剂厂家用 TP。均以意大利产 Elimat-400 型全自动生化分析仪检测。

C. 血清病毒学指标包括 HBVM，ELISA 法，试剂采用科华生物工程股份有限公司出品；Anti-HCV、Anti-HDV，试剂采用华美生物工程公司出品；统一用美国产 Elx800 型酶标分杆仪检测，HBV-DNA，荧光 PCR 法，采用上海复星实业股份有限公司生产的微量荧光检测仪检测。

D. B 超重点观察门静脉内径（DPV）、脾静脉内径（DSV）、门静脉血流速度（VPV）、脾静脉血流速度（VSV）、门静脉血流量（QPV）、脾静脉血流量（QSV）、脾脏厚度。统一采用日本产 SSD-630 型超声仪（探头频率为 3.5MHZ）及美国产 HDI-ESP 型惠仪彩色超声诊断仪（探头频率为 3.5MHZ）。

E. 血清肝纤维化指标包括透明质酸（Hyaluronic-acid，HA）、层黏连蛋白（Liminin，LN）、III 型前胶原（TypeIII procllagen，PCIII）、IV 型胶原，酶免法。HA 正常值为 2 ～ 110ng/ml，LN 为 98 ～ 133ng/ml，PCIII 为＜ 120ng/ml，IV 型胶原为＜ 100ng/ml。试剂由上海海军医学研究所及重庆肿瘤研究所提供。

F. 肝活检以美国第三代 BARD Magnum 活检枪，以 16G 活检针穿刺切取标本，经福尔马林固定后，常规制成切片，HE 染色，专人检测。

G. 安全性观测指标包括 WBC、HGB、PLT，仪器由日本东亚株式会社提供，机型为 K-1000 型；BUN、Cr，速率法，试剂厂家同 ALT；心电图。

2）治疗期间测定：肝功能 4 周复查 1 次；血清病毒学指标、纤维化指标及 B 超 3 个月复查 1 次；随时观察记录症状体征变化，同时注意观测病人可能出现的不良反应，血液分析、肾功能、心电图治疗前后各检测一次。

3. 统计学方法

计量资料求 X±S，用 t 检验；计数资料求 %，用 x^2 检验；等级比较用 Ridit 分析。

4. 结果

（1）两组治疗前后症状体征改善情况：

1）症状体征程度划分标准：中医症状体征采用轻、中、重度划分的办法进行考核评估，其划分标准如表 1-3-28 所示。

2）两组治疗前后比较，详见表 1-3-29 所示。

（2）两组治疗前后肝功能变化情况，详见表 1-3-30 所示。

（3）两组治疗前后血清病毒学指标变动情况，详见表 1-3-31 所示。

（4）两组治疗前后血清肝纤维化指标变化情况，详见表 1-3-32 所示。

（5）两组治疗前后门脉血流动力学变化情况，详见表 1-3-33 所示。

表 1-3-28　中医症状体征程度划分标准

项目	轻	中	重
乏力	肢体稍倦，可坚持体力劳动	四肢乏力，勉强坚持日常活动	全身无力，终日不愿活动
纳差	食欲较差，食量减少低于 1/3	食欲不佳，食量减少 1/3 以上	终日不欲进食，食量较前减少 1/3
腹胀	食后腹胀，半小时内自行缓解	食后腹胀，2 小时内自行缓解	整日腹胀
胁痛	隐隐作痛，不影响正常生活	疼痛较重，影响生活	疼痛剧烈，难以难受
黄疸	色淡黄	色黄	色深黄
面色晦暗	前额及眼眶色暗少光泽	前额、眼眶及面颊色黑无光泽	前额、眼眶及面颊鼻梁青黑无光泽
肝掌	色红	色深红	色紫黑
蜘蛛痣	1 ～ 2	3 ～ 4	＞ 5
胁下痞块	质软如鼻	质硬如额，按之不适	质硬如额，按之疼痛

表 1-3-29　两组治疗前后症状体征改善情况比较

	治疗组（*n*=75）							对照组（*n*=75）						
		治疗前			治疗后				治疗前			治疗后		
	n	轻	中	重	轻	中	重	*n*	轻	中	重	轻	中	重
乏力	65	12	35	18	35	23	7＊	62	14	33	15	20	30	12
纳差	42	9	17	16	21	13	8＊	40	12	19	9	15	18	7
腹胀	62	15	37	10	34	23	5＊	61	16	38	7	20	29	12
胁痛	45	18	21	6	24	19	2＊	43	16	22	5	18	21	4
黄疸	38	25	9	4	32	5	1＊	37	24	11	2	20	14	3

续表

	治疗组（n=75）							对照组（n=75）						
		治疗前			治疗后				治疗前			治疗后		
	n	轻	中	重	轻	中	重	n	轻	中	重	轻	中	重
面色晦暗	41	19	17	5	25	14	2*	39	18	17	4	20	16	3
肝掌	26	9	13	4	14	11	1	25	8	15	2	11	12	2
蜘蛛痣	33	18	12	3	23	8	2	34	19	14	1	22	11	1
胁下痞块	52	25	22	5	39	11	2*	51	26	21	4	30	18	3

注：Ridit分析，与对照组治疗后比 *$P<0.05$。

表1-3-30　两组治疗前后肝功能变化情况比较（$\bar{x}\pm s$）

	治疗组（n=75）		对照组（n=75）	
	治疗前	治疗后	治疗前	治疗后
TBil(umol/L)	33.38±10.27	16.23±8.04*Δ	34.29±13.15	23.43±11.38
ALT(u/L)	95.75±43.12	38.17±16.71*Δ	93.89±41.70	44.46±20.30
AST(u/L)	77.46±34.17	39.83±18.18*Δ	76.17±31.68	47.53±23.61
GGT(u/L)	70.28±28.79	48.37±21.34#Δ	71.98±33.67	55.86±23.77
TP(g/L)	70.82±34.26	72.11±32.67	71.25±36.12	69.36±35.80
AIb(g/L)	38.17±25.13	48.21±28.37#Δ	39.35±21.68	45.06±24.51

注：t检验，与本组治疗前比 *$P<0.01$，#$P<0.05$，与对照组治疗后比 Δ$P<0.05$。

表1-3-31　两组治疗前后血清病毒学指标变动情况比较

	治疗组（n=75）			对照组（n=75）		
	治疗前	治疗后	阴（阳）转率	治疗前	治疗后	阴（阳）转率
	阳（阴）性例数	阴（阳）转例数	（%）	阳（阴）性例数	阴（阳）转例数	（%）
HBsAg	60	0	0	57	0	0
HBsAb	60*	0#	0 ☆	57	0	0
HBeAg	34	6	17.65	31	3	9.68
HBeAb	12*	4#	33.33 ☆	10	3	30.0
HBCAb	54	2	3.7	51	3	5.88
HBV-DNA	45	29	64.44	41	26	63.41

续表

	治疗组（n=75）			对照组（n=75）		
	治疗前	治疗后	阴（阳）转率	治疗前	治疗后	阴（阳）转率
	阳（阴）性例数	阴（阳）转例数	(%)	阳（阴）性例数	阴（阳）转例数	(%)
Anti-HCV	11	2	18.18	13	1	7.69
Anti-HDV	4	1	25.0	5	0	0

注：* 指阴性例数，# 指阳转例数，☆ 指阳转率。x^2 检验，两组治疗后各项阴（阳）转率比较，均 $P > 0.05$。

表 1-3-32　两组治疗前后血清肝纤维化指标变化情况比较（$\bar{x} \pm s$，ng/ml）

	治疗组（n=75）		对照组（n=75）	
	治疗前	治疗后	治疗前	治疗后
HA	469.67±76.32	176.14±39.16*☆	447.45±59.17	328.21±31.60
LN	235.01±86.42	125.27±35.70*☆	241.53±72.56	204.78±67.08
PC Ⅲ	187.93±86.54	108.75±27.54*☆	194.56±68.71	188.35±56.28
IV-C	165.54±62.42	115.34±24.5*☆	169.75±60.42	185.42±35.76

注：t 检验，与本组治疗前比 *$P < 0.01$；与对照组治疗后比☆ $P < 0.01$

表 1-3-33　两组治疗前后门静血流动力学变化情况比较（$\bar{x} \pm s$）

组别	例数	血管内径（mm）		血流速度（cm/s）		血流量（ml/min）	
		门静脉	脾静脉	门静脉	脾静脉	门静脉	脾静脉
治疗组	75						
	治疗前	14.03±1.02	12.13±1.89	23..15±16.01	28.78±12.30	2534.9±1602.23	2166.45±1217.24
	治疗后	13.12±1.42*	10.32±1.91**	21.27±13.25**	27.01±13.13**	1488.56±1157.15**	1523.28±934.87**
对照组	75						
	治疗前	14.21±1.10	12.10±1.90	23.25±15.21	28.53±12.41	2457.8±1515.31	2145.48±1028.14
	治疗后	14.09±1.07	12.04±1.88	23.17±15.23	28.24±13.13	2389.76±1536.12	2050.33±1184.91

注：t 检验，与本组用药前相比，*$P < 0.05$ **$P < 0.01$。

（6）临床综合疗效：

1）疗效判定标准：参阅中国中西医结合学会消化系统专业委员会 1993 年 11

月洛阳第五届学术会议制定的疗效评定标准（试行）。

A. 显效：疗程结束时，①症状完全消失，一般情况良好；②肝脾肿大稳定不变，无叩痛及压痛，有腹水者腹水消失；③肝功能（ALT、胆红素、A/G或蛋白电泳）恢复正常；④以上3项指标保持稳定1/2～1年。

B. 好转：疗程结束时，①主要症状消失或明显好转；②肝脾肿大稳定不变，无明显叩痛及压痛，有腹水者减轻50%以上而未完全消失；③肝功能指标下降幅度在50%以上而未完全正常。

C. 无效：未达到好转标准或恶化者。

2）综合疗效分析，详见表1-3-34。

表1-3-34 两组治疗后临床综合疗效比较

	n	显效	好转	无效	总有效率（%）
治疗组	75	32	38	5	93.33*
对照组	75	22	40	13	82.67

注：x^2检验，与对照组比 $^*P < 0.05$

（7）不良反应：治疗组在治疗期间出现恶心15例，呕吐8例，咽干19例，面红13例，腹痛6例，腹泻9例，皮疹12例，一般可自行缓解，特殊情况给予了对症处理。理化指标检测Blood Analysis异常22例，RF异常3例，ECG异常8例，经确认均与试验药物无关。所有出现不良事件的病例均未终止用药，皆能完成疗程。

5. 讨论

（1）现代医学对肝硬化的认识：

1）概念：肝硬化是各种原因所致的一种常见肝脏慢性、进行性、弥漫性的疾病，为各种肝损伤共同的终末阶段，系由肝纤维化演变发展而来。其特点是肝细胞变性和坏死。病理组织学表现为肝脏结构进行性破坏，有广泛肝细胞变性坏死、肝细胞结节性再生、结缔组织增生及纤维化，从而导致正常肝小叶结构破坏和假小叶形成，致使肝脏逐渐变形、变硬而发展为肝硬化。在我国，本病患者以20～50岁男性多见，青壮年发病多与病毒性肝炎有关，肝硬化的起病和病程表现一般缓渐，可能隐伏数年至十数年之久（平均3～5年），临床上早期可无症状，后期可出现肝功能减退、门脉高压和多系统受累的各种表现。引起肝硬化的病因很多，在我国以病毒性肝炎所致的肝硬化最为常见。急性病毒性肝炎或亚急性肝炎如有大量的肝细胞坏死和纤维化可以直接演变为肝硬化，但更重要的演变方式是经过慢性肝炎的阶段，慢性肝炎中绝大多数系慢性乙型肝炎，临床上占82%～86%，近年来慢性丙型肝炎（Chronic C Hepatitis）也呈上升趋势。

2）病理机制：肝硬化的演变发展过程包括以下4个方面：①广泛肝细胞变性坏死，肝小叶纤维支架塌陷。②残存肝细胞不沿原支架排列再生，形成不规则结节状肝细胞团（再生结节）。③处汇管区和肝包膜有大量纤维结缔性组织增生，形成纤维束，自汇管区—汇管区或处自汇管区 - 肝小叶中央静脉延伸扩展，即所谓纤维间隔，包绕再生结节或将残留肝小叶重新分割，改建成为假小叶，这就是肝硬化已经形成的典型形态改变。④由于上述病理变化，造成肝内血循环的紊乱，表现为血管床缩小、闭塞或扭曲，血管受到再生结节挤压；肝内门静脉、肝静脉和肝动脉小支三者之间失去正常关系，并相互出现交通吻合支等，这些严重的肝血循环障碍，不仅是形成门静脉高压症的病理基础，且更加重肝细胞的营养障碍，促进肝硬化的进一步发展。

3）临床表现：肝硬化临床上分代偿和失代偿期。代偿期肝硬化无病态者占30%～40%，症状较轻，常缺乏特征性，可有乏力、食欲减退、消化不良、恶心、呕吐、右上腹隐痛和腹泻等症状。体征不明显，肝脏常肿大，部分患者伴脾肿大，并可出现蜘蛛痣和肝掌，面色晦暗。常规肝功能检查正常或有轻度异常，白细胞及血小板低下，部分慢性肝炎患者行肝活检时才确诊此病。失代偿期主要表现为倦怠、乏力、纳差、腹胀、两肋痛，肝功能显著减退。一般症状包括食欲减退、乏力和体重减轻，常伴有恶心、呕吐，多由于胃肠瘀血、胃肠道分泌与吸收功能紊乱所致。腹水形成、消化道出血和肝功能衰竭，更加重此症。由于进食、吸收、消化功能障碍，引起体重减轻，乏力，常与肝病活动程度一致，除由于摄入热量不足外，还与肝损害导致胆碱酯酶减少，影响神经肌肉正常功能，以及乳酸转化为肝糖原过程障碍，肌肉活动时乳酸蓄积有关，还可有黄疸、发热、贫血、女性化和性功能减退等表现。肝硬化早期经过积极防治后可以逆转或不再进展，而晚期将严重影响患者的生活质量，甚至并发肝性脑病、上消化道大量出血、原发性肝癌、肝肾综合征、肝肺综合征、门静脉血栓形成而危及生命。因此，积极加强肝硬化的防治具有非常重要的意义。

4）治疗：目前现代医学对肝硬化尚缺乏特异的治疗措施。临床上以综合治疗为主。对肝硬化早期以保养为主，防止病情进一步加重，应注意做好日常生活保健和预防并发症。晚期则针对并发症治疗。平时应注意休息，肝功能代偿期病人可参加一般轻体力工作，失代偿期或有并发症者应绝对卧床休息。饮食宜高热量、高蛋白、维生素丰富而易消化，严禁饮酒，脂肪尤其是动物脂肪不宜摄入过多。如果肝功能显著减退或有肝性脑病先兆时，要严格控制蛋白质食物，有腹水者应进少钠盐或无钠盐饮食，有食管－胃底静脉曲张者，应避免进食坚硬、粗糙的食物，并且配合抗肝纤维化、保护肝脏及维生素类药物治疗。具体包括：

病因治疗：代偿期乙型及丙型肝炎肝硬化如有病毒复制应采用抗病毒治疗。

一般治疗：①休息，代偿期可参加轻微工作，以不感到疲劳为度。失代偿期或有并发症时，应卧床休息。②保持乐观的情绪。③合理饮食及营养，以利于恢复肝细胞功能，稳定病情。优质高蛋白饮食，可以减轻体内蛋白质分解，促进肝脏蛋白质的合成，维持蛋白质代谢平衡。如肝功能显著减退或有肝性脑病先兆时，应严格限制蛋白质食物。足够的糖类供应，既保护肝脏，又增强机体抵抗力，减少蛋白质分解。肝功能减退，脂肪代谢障碍，要求低脂肪饮食，否则易形成脂肪肝。高维生素及微量元素丰富的饮食，可以满足机体需要。补充足够的蛋白质如豆制品、牛奶、鱼、蛋和瘦肉，但在病情严重时，应限制蛋白质的摄入。还要补充足够的维生素，主要是维生素A、维生素B、维生素C、维生素E、维生素K及碳水化合物，避免坚硬、粗糙的食物。④尽量避免使用对肝脏有损害的药物。

保肝治疗：肝功能中的转氨酶及胆红素异常多揭示肝细胞损害，应按照肝炎的治疗原则给予中西药结合治疗。合理应用维生素C、B族维生素、肌苷、益肝灵、甘利欣、茵栀黄、黄芪、丹参、冬虫夏草、灵脂及猪苓多糖等药物。肝硬化时不可盲目使用过多的保肝药物，以免增加肝脏负担。

抗肝纤维化治疗：促肝细胞生长素等药物治疗肝纤维化和早期肝硬变有一定效果。青霉胺疗效不肯定，不良反应多，多不主张应用。秋水仙碱抗肝纤维化也有一定效果。

防治并发症：针对诱因及病情采取相应的措施定期检查肝功能，肝硬化活动或肝硬化失代偿期并发症较多，可导致严重后果。对于食管胃底静脉曲张、腹水、肝性脑病、并发感染等并发症，根据病人的具体情况，选择行之有效的治疗方法。

总之，肝硬化的治疗取决于临床类型不同的类型其预后大不相同。轻症可无症状，有的病变可中止发展。但轻者毕竟是极少数，而且大部分乙肝患者从轻到重都有一个相当长的过程，有的在稳定中又可突然发病，或呈隐性发展至重症(即无症状发展)。对较重的类型，如失代偿性肝硬化和活动性肝硬化，治疗上必须针对病变的程度作相应的处理。此外，肝硬化应停用一切可能损害肝脏的药物，需用时可根据病情适当使用，过多的药物可能增加肝脏代谢负荷，不利于病变的修复。

（2）中医学对肝硬化的认识：

1）概念：肝硬化是现代医学病理名称，在中医书籍中，没有肝硬化的病名，有与肝硬化病相类似的症状。最早见于《内经》，如《灵枢 · 水胀》篇云："鼓胀何如？"歧伯曰："腹胀身皆大，大于肤胀等也。色苍黄，腹筋起，此其候也。"对症状的描述颇为详细。《难经 · 五十六难》谓："脾之积名曰痞气，在胃脘，覆大如盘，久不愈，令人四肢不收，发黄疸，饮食不发肌肤。"其症状的描述与肝硬化引起的脾脏肿大颇为吻合。根据其临床特征，现代医学的肝硬化一般可归属于中医"胁痛"、"积聚"、"痞块"、"肝血瘀阻""单腹胀"、"水臌"范畴。代偿期肝硬化患者从"胁痛"、"症积"论治，失代偿期有腹水征则按"臌胀"辨析。

2）病因病机：李平等[1]认为本病病因病机主要有三个方面：一是湿热邪毒内侵，损伤肝体；二是正气虚弱，病邪留宿；三为肝血瘀阻，气血凝滞。代三红[2]认为本病多为感染湿热、疫毒、疫虫之邪，致肝失疏泄、肝气郁结，日久气血互结所致。姚民武等[3]认为本病多以肝脾血瘀、正虚瘀结为病机。薛爱荣[4]认为其病机为气虚血瘀、湿热疫毒之邪蕴结，伤及脏腑。耿梓轩[5]认为本病初期在肝脾，病久及肾，即肝郁脾虚、肝肾双亏、瘀血阻络，日久水湿内停而成鼓胀，其中脾虚血瘀是病机的关键。总之，中医认为肝硬化的发生原因与郁结、饮食所伤、寒邪外袭以及久病体虚，或黄疸、疟疾等经久不愈等有关。肝炎肝硬化的病因主要为感染邪毒所致。正气不足，毒邪留连不解，导致肝脾受损、脏腑失和、气机阻滞、瘀血内停、痰湿凝滞而致积症（早期或代偿期肝硬化）。若病情进一步发展可造成肝脾肾三脏功能失调、气血水交互搏结，最终表现为本虚标实、错综复杂的水鼓（失代偿期肝硬化）之症，病久累积肾脏，气化无权，则水浊壅结更甚，使病入险境。是病肝郁脾虚肾亏是病之本，气滞、血瘀、水聚是病之标。气、血、水三者在生理上相互依赖，相互制约，病理上则相互影响，互为因果。气行则血行，气滞则血凝，气能化水，水能化气。因此，肝气郁滞，血脉瘀阻，水湿内停是形成本症的三个重要环节。我们认为肝炎肝硬化的基本病因病机为正气不足，湿热疫毒不解，从而导致气机郁滞，瘀血阻络。其病在气血两端，肝脾两脏，表现为正虚邪实，虚实错杂。

3）临床表现：肝硬化的临床表现从中医四诊中看，望诊表现为或面黄、身黄，或面热而红，或蟹爪纹理，手掌、鱼际部赤红，或面色晦暗，或尿黄，或面目虚浮、跗肿，或体瘦神萎，口干唇燥，或鼻出血、齿出血、皮下出血，或呕血、黑便，或腹大如鼓、青筋暴露、舌红或暗淡或暗紫、苔薄白或薄黄、或黄腻、或白腻或少苔。闻诊有呃逆反胃或言语无力，或口中异臭。问诊有胁肋胀痛，胸腹痞满，或口干苦、食少纳呆，或恶心，或神疲乏力，或五心烦热、少寐多梦。切诊肋下触及痞块，或肋下触痛、脉弦细数或弦滑数等。

4）治疗：中医治疗本病多采用辨证分型治疗，或基础方加减，或专方成药，内外合治。目前，应用基础方加减和专方专药治疗，国内有较多的报道，如黄洪沛[6]以补气活血法，药用生黄芪60g，党参、泽兰、车前子、茜草各15g，紫河车、当归、赤芍、白芍、丝瓜络各12g，杏仁、鸡内金、香附、红花、桃仁、丹参各10g，鳖甲30g（先煎）。黄疸甚加茵陈；腹水加抽葫芦、鲜水葱；有出血倾向加三七。马作峰[7]用解毒活血法，基础方：赤芍、丹参各30g，八月扎、木灵芝、连翘、藤立根、红花各10g，黄芪、枸杞子各15g。黄疸加茵陈；胁痛加郁金；腹胀加大腹皮；脾大甚加鳖甲。陈兰[8]以软肝抗纤方，药用人参、红花5g，白术、赤芍、白芍、郁金各10g，玄参、丹参、黄芪各12g，石斜、枸杞子、鳖甲（先煎）炮山甲（先煎）各15g，桃仁、佛手各6g，泽兰9g。随症加减：湿热重者，加茵陈50g，桅子、黄柏各10g，猪苓、茯苓各20g；腹胀如鼓者，加大腹皮、车前子（包）各30g，防己15g，泽泻20g；有胸水者，加葶苈子15g、红枣10枚；鼻衄、齿衄者，去桃仁、红花加茜草、仙鹤草各30g，黄芩10g；纳呆者，加鸡内金、神曲各10g，麦芽15g。代三红[2]以二甲丸（含穿山甲、参须、内金各300g，鳖甲、紫河车各240g，鳖虫、大黄炭各150g，三七、五味子、白术各200g，柴胡100g，水泛为丸）。付萍等[9]用健脾软肝丸（含醋柴胡12g，当归、鳖甲、地龙、青皮、丹参、茜草、鸡内金、炒麦芽、炒谷芽、黄精各15g，白芍、茯苓、枳壳、红花各10g，水蛭5g，白茅根30g）。耿梓轩[5]用通络软肝胶囊（含黄芪、丹参、小蓟、丝瓜络、牡蛎各30g，鳖甲、当归各15g，穿山甲、柴胡各12g，地龙6g。每粒含生药0.4g）治疗。王占海[10]用鳖甲软肝煎（含柴胡、白芍、丹参各12g，鳖甲30g，茯苓、虎杖各15g，人参、桃仁、六月雪各20g）治疗。基于对肝硬化病因病机的认识，结合多年的临床经验，我们拟益气健脾、活血化瘀、软坚散结为治则。筛选绞股蓝、黑木耳、黄芪、白术、柴胡、郁金、莪术、丹参、参三七、桃仁、鳖甲、水牛角、生牡蛎等16味组成，统一由湖北省十堰市中医医院制剂室加工制成小蜜丸剂。

（3）神农软肝丸的处方来源及组方原理：神农软肝丸是雷陵副主任医师治疗肝硬化的经验方和十堰市中医院肝病研究所科研协定方，1995年用于临床，经多次调整药味和剂量后，于1998年由十堰市中医院药剂科加工制成丸剂。截至目前，已累计为病人调配水煎剂20 000余副，发放神农软肝丸10 000余瓶，临床取得了满意疗效，深受患者好评。

神农软肝丸是遵循中医理论，结合现代医学对本病的认识，在广泛调研基础上，通过深入探讨肝硬化的病因病机，确立了“益气健脾、活血化瘀、软坚散结”的治疗法则，并精选鄂西北神农架、武当山道地中草药研制成神农软肝丸。方中绞股蓝，俗称五叶参、七叶胆。其味苦，性寒。具有清热解毒、止咳化痰作用。康纪年等研究表明，本品具有益气健脾、养心安神、固表敛汗、补肾温阳等作用。药理实验提示，绞股蓝有效成分为绞股蓝皂甙（GP），其化学结构与人参皂甙相似，被誉为中国“南方人参”。含有多种人体必需氨基酸及丰富的锌、铁、铜、镁、钙、铬、硒、锗、钒等微量元素，具有良好保肝及增强免疫作用[11]。对实验性高脂血症大鼠，胶股蓝降低血脂的同时，可改善肝细胞酸性磷酸酶、ATP酶、葡

萄糖 -6- 磷酸酶、酯酶的活性，降低 ALT、AST 活性。对实验性大鼠胆结石的形成有抑制作用，而且可降低血及胆汁中胆固醇、总胆汁酸的含量。胶股蓝皂甙对摩利斯肝癌等癌细胞的增殖有抑制作用，并有一定的防止正常细胞癌变作用[12]。黑木耳为鄂西北房县所盛产，本品是营养丰富的食用菌，被誉为“素中之荤”，同时作为中药，具有很高的药用价值。祖国医学认为，黑木耳性平、味甘。具有益气、滋肾、养胃，益智、止血、活血、润燥，补血、止痛、通便等功能。明代医学家李时珍在《本草纲目》中记载木耳能健身强志，延年益寿。现代药理实验表明，黑木耳含有丰富的蛋白质、铁、钙等矿物质，以及碳水化合物、粗纤维、维生素，并含有多种氨基酸、微量元素、酸性异多糖和丰富的胶质。黑木耳的有效成分木耳多糖能增强巨噬细胞的吞噬功能，提高机体的非特异性免疫，具有抑菌消炎作用。研究证实本品尚有抗凝血、抗血小板凝集、抗血栓、降血脂作用，可降低人体血黏度，减少胆固醇的数量，软化血管，促使血液流动畅通，疏通血管，从而起到活血化瘀作用。近年研究发现，黑木耳所含卵磷脂成分可在体内使脂肪成液脂状态，有利于脂肪在体内完成消耗。黑木耳还有抗脂质过氧化的作用，从而延缓衰老，延长生命，提高生存质量。同时黑木耳含铁，可纠正肝硬化患者之贫血，并能加强细胞壁的坚韧性，增强细胞内容物的免疫功能，保持细胞本身的正常活动，具有抗癌作用，因此对防止肝硬化癌变有积极作用[13]。黄芪性微温，味甘。生用能益卫固表，利水消肿，托毒生肌。炙用补中益气。现代药理研究表明黄芪含有丰富氨基酸、微量元素（硒、铁、锌等）、黄酮及黄酮类似物、黄芪皂甙类和黄芪多糖等多种成分，能促进小鼠淋巴细胞对羊红细胞的免疫玫瑰花环形成，促进 PHA 诱导的体内淋巴细胞转化率，提高细胞免疫作用；用时能增加自然杀伤细胞和单核巨噬系统功能，诱生干扰素产生，从而在一定程度上抑制病毒复制[11]。并对实验性肝炎有保护作用，能提高血清总蛋白和白蛋白，其有效成分黄芪皂苷甲（ASI）能使小鼠再生肝的 DNA 含量明显增加，提示 ASI 有促进 DNA 合成，加速肝脏分化增殖作用[14]。可减少总胶原及 Ⅰ、Ⅲ、Ⅴ型胶原在大鼠肝脏的病理性沉积，使胶原蛋白含量明显下降，对实验性肝纤维化具有明显的治疗作用[15]。同时本品能升高血细胞，有利于纠正脾功能亢进引起的全细胞减少[8]。白术性温，味甘苦。具有健脾益气、利水化湿之功。经药理实验，本品可促进肠胃分泌，有明显持久的利尿作用，且能促进电解质特别是钠的排出，可降低血糖、保护肝脏、防止肝糖原减少，促进蛋白合成，纠正白、球蛋白倒置。并有促进免疫功能、强壮作用，可使体重增加，运动耐力增强。此外，白术尚有抗菌、升高白细胞及抗肿瘤作用[16]。柴胡性微寒，味苦、辛。功能疏肝解郁。可增强肝脏解毒功能，有效控制肝细胞变性坏死的发展，加速肝细胞的再生，抑制胶原纤维增生，阻止脂肪在肝内蓄积，降低血清中转氨酶的活力[17]。郁金味辛、苦，性寒。归心肝胆经。功能活血止痛，行气解郁，凉血清心，利胆退黄、保肝利胆。郁金乙醇提取物对 CCl_4 所致的肝损伤有显著的抑制效果。能促进肝脏血液循环，抑制肝内间质反应，清除血中过剩抗原，防止免疫复合物的产生，从而减少体液免疫反应亢进引起的慢性肝损伤及肝外损害[18]。莪术味辛、苦，性温。功能破血祛淤、行气止痛。《本草通玄》谓其“专走肝家，破积聚恶血”。《图经本草》称：“为医家治积聚诸气之要药”。药理实验，本品有较强的抗肿瘤作用，还有升高白细胞、改善动物实验性微循环障碍、抗炎和抗病毒作用。桂莪术醇提取物及挥发油对小鼠 CCl_4 和 TAA 引起的肝损害有保护作用，能明显降低血清 ALT 活性，使 BSP 潴留减少，肝组织病变减轻，对 CCl_4 致肝脂肪聚积有抑制作用[19]。丹参乃活血化瘀要药，据李焰等研究，丹参中水溶性成分丹酚酸 A 有显著的抗肝损害、肝纤维化作用。姚希贤等研究表明，丹参能降低肝硬化患者门静脉内径、脾静脉内径、门静脉血流量、脾静脉血流量[11]。广泛用于抗肝脏纤维化，对肝脏纤维降解及重吸收有促进作用[20]。参三七味甘、微苦，性温。有化瘀止血、活血止痛之效。药理实验表明，三七有效成分三七总皂甙对 CCL_4 损伤离体灌注肝有保护作用，能增加肝脏灌流量，降低灌流液中 ALT 活性，减轻肝组织病理损伤，对 CCL_4 诱发大鼠急性肝损伤，可使血清 ALT、AST 活性下降，提高肝及血液中 SOD 活性，减少肝糖原消耗，减轻线粒体、内质网的损伤，改善蛋白代谢。研究表明，三七能显著地改善肝脏微循环，减少胶原纤维形成，促进肝内胶原降解，具有较好的抗肝纤维化作用。此外，该药还有一定的抗乙肝病毒效应，对 HBV 有抑制作用[21]。桃仁味苦，性平。能活血化瘀、润肠通便。桃仁水提物对急性酒精中毒所致的小鼠肝脏质脂过氧化及氧自由基损伤有显著的抑制作用，能明显防止酒精所致小鼠肝脏 GSH 的耗竭及质脂过氧化产物 MDA 的生成。

桃仁提取物有改善肝脏血流量，增加肝细胞营养，改善肝功能及微循环障碍，能提高血吸虫病性肝纤维化家兔肝组织胶原酶活性，促进纤维肝内胶原分解代谢，降低肝组织胶原含量，并能抑制 CCL_4 肝纤维化大鼠肝星状细胞活化，有效地抑制其细胞外基质的合成代谢，促进其分解代谢，使肝窦毛细血管化程度减轻，窦内皮细胞和肝细胞之间功能性的基底膜得到修复，对肝炎后肝硬化患者则可减轻其肝脏硬变程度，减少肝内纤维间隔，使变性的肝细胞好转，扩张的肝窦恢复正常，并促进胶原纤维降解。此外，桃仁提取物对肝炎后肝硬化患者的免疫功能有良好的调整作用，可提高淋巴细胞转化率、NK 细胞活性及补体 C_3、C_4 水平上升，降低血清中 IgG、IgA 含量，促进血中 CIC 的清除[22]。鳖甲味咸，性平。滋阴潜阳，软坚散结。可提高机体免疫功能，延长抗体存在的时间，对体液免疫反应能起激活作用。能抑制结缔组织增生和提高血浆蛋白，对实验性肝纤化有较好的抗肝纤化作用，且有一定的抗癌作用[23]。鳖甲含大量氨基酸等营养物质，有利于改善慢性肝病患者的氨基酸代谢紊乱，恢复正常氨基酸谱[8]。水牛角苦、咸，寒。功能清热、解毒、凉血、止血、安神。研究表明，本品具有促进白蛋白合成和降低球蛋白作用。生牡蛎咸涩，微寒。有益阴潜阳、化痰软坚散结之效。据现代研究，牡蛎富含人体必需的多种氨基酸和微量元素，有利于肝细胞功能的恢复[1]。并有促进肝细胞修复与再生及抗肝纤维化作用[24]。以上诸药合用，共奏益气健脾、活血化瘀、软坚散结之效。用于治疗肝炎肝硬化，既可减轻肝脏炎症，保护肝细胞，促进正常肝细胞再生，提高血浆蛋白水平，溶解肝内沉积的纤维组织及肝细胞再生结节，又能提升机体免疫功能，抑制病毒复制。同时该药“标本兼治”，寓扶正于祛邪之先，寓祛邪于扶正之中，药证相符，配伍严谨，丝丝入扣。从而可有效地改善肝脏病理，逆阻肝硬化进展，并对增强患者体质、提高生存质量、延长生命有重要作用。

（4）临床试验结果分析：

1）对症状体征影响的临床观察：肝硬化缺乏特异性的临床表现，所见症状体征主要有乏力、纳差、腹胀、胁痛、黄疸、面色晦暗、肝掌、蜘蛛痣、胁下痞块等。本试验观察表明，治疗组对乏力、纳差、腹胀、胁痛、黄疸、面色晦暗、胁下痞块具有明显改善作用，且与对照组治疗后比较，具有明显的统计学差别（$P < 0.05$）。提示具有益气健脾、活血化瘀、软坚散结作用的复方制剂

神农软肝丸，在改善肝炎肝硬化症状体征方面优于常规治疗的对照组。

2）对肝功能指标影响的临床观察：血清 TBil、ALT、AST、GGT、TP、Alb 是肝脏疾病常用的生化检测指标，能反映肝细胞受损情况及肝脏的储备功能。本试验显示，经治疗 2 个疗程后，治疗组 TBil、ALT、AST、GGT、Alb 与治疗前比较和与对照组治疗后比较均有明显的统计学差异（$P < 0.01$ 及 $P < 0.05$）。说明神农软肝丸恢复肝功能疗效显著，明显优于对照组。

3）对血清病毒学指标影响的临床观察：本组病例经血清病毒学检测主要为乙肝和丙肝、丁肝，其中治疗组 75 例，乙肝 60 例，占 80%；丙肝 11 例，占 14.67%；丁肝 4 例，占 5.3%。对照组 75 例，乙肝 57 例，占 76%；丙肝 13 例，占 17.33%；丁肝 5 例，占 6.67%。试验结果显示，治疗组治疗前 HBSAg、HBSAb、HBeAg、HBeAb、HBCAb、HBV-DNA、Anti-HCV、Anti-HDV 的阳（阴）性例数分别为 60、60、34、12、54、45、11、4，治疗后阴（阳）转例数分别为 0、0、6、4、2、29、2、1，阴（阳）转率分别为 0、0、17.65%、33.33%、3.7%、64.44%、18.18%、25%。与对照组比较无统计学差别。说明神农软肝丸对血清病毒学各项指标的转换无明显影响。

4）对血清肝纤维化指标影响的临床观察：肝纤维化血清学指标包括细胞外基质形成或演变相关酶如氨酰氧化酶；基质成分如 HA、VI 型胶原、LN；基质成分裂解物如 P III P、IV 型胶原、多肽等；相关的细胞因子 TGFβ、FGF 等；基质降解酶 MMP-2 或 TIMP-1.2 等。近年来常用的敏感指标为 HA、LN、PCIII、IV-C。本研究选择 HA、LN、PC III 、IV-C 三项有代表意义的指标进行观察。HA 是一种大分子葡萄胺多糖，是结缔组织基质的重要成分，被认为是肝脏进行性损害和活动性纤维化敏感且能定量的指标，肝受损时肝间质纤维母细胞增生，HA 合成增加。HA 主要在肝脏内代谢，肝脏受损时肝脏内皮细胞数量减少，功能下降。对血中 HA 的摄取、除解障碍亦导致血清 HA 含量增高。LN 是一种非胶原性糖蛋白，主要存在于胆管、血管及淋巴管的基底膜，肝窦壁只有不连接的 IV 型胶原而无 LN，肝脏发生慢性损害及肝纤维化时，肝内 LN 含成增多并沉积，肝窦内有明显 LN 出现，形成肝窦毛细血管化改变。有研究表明，正常人血清中 LN 的浓度较低，肝纤维化时，血清 LN 浓度明显升高，其升高的程度与慢性肝病肝纤维化的炎症程度呈正相关。PC III 是直接反映肝纤维化状态的一项敏感指标，当肝脏发生活动性纤维化时，肝组织胶原合成代谢旺盛，沉积增多，血清 PC III 升高，PC III 与肝纤维化的活动程度，病变程度呈非常显著性正相关，肝细胞炎症及坏死时肝内 III 型胶原裂解，亦导致血清 III 型胶原升高。本组病例于治疗 2 个疗程后检测，治疗组与本组治疗前比较及与对照组治疗后比较均有非常显著性差异（均 $P < 0.01$）。表明神农软肝丸对抗肝纤维化有良好的效果，明显优于对照组。

5）对门静血流动力学变化的观察：本组病例治疗前后均以彩色多普勒观察患者门脉血流动力学变化，结果治疗组经用药 2 个疗程后，门静脉内径（DPV）、脾静脉内径（DSV）、门静脉血流速度（VPV）、脾静脉血流速度（VSV）、门静脉血流量（QPV）及脾静脉血流量（QSV）均较治疗前显著降低，有明显的统计学差异（t 检验，$P < 0.05$ 及 $P < 0.01$）。对照组各项指标比较差异则无显著性（$P > 0.05$）。提示神农软肝丸有较好的改善肝硬化门脉血流动力学作用。

6）临床综合疗效观察：治疗组 75 例中，显效 32 例，好转 38 例，无效 5 例，总有效率达 93.33%。对照组 75 例，显效 22 例，好转 40 例，无效 13 例，总有效率为 82.67%。两组比较，经 x^2 检验分析，具有显著的统计学意义（$P < 0.05$）。提示神农软肝丸治疗组在临床综合疗效方面亦明显优于对照组。

7）临床安全性观察：治疗组在治疗期间有一些不良事件发生，表现在自觉症状出现方面，为恶心 15 例，呕吐 8 例，咽干 19 例，面红 13 例，腹痛 6 例，腹泻 9 例，皮疹 12 例。经分析除恶心 3 例，咽干 10 例，面红 8 例，皮疹 1 例与试验药物有关或可能有关外，其他均非试验药物所致。理化指标检测方面，治疗组治疗期间检测 Blood Analysis 68 例，其中异常 22 例，检测 RF 24 例，其中异常 3 例，检测 ECG 38 例，其中异常 8 例。经确认均与试验药物无关。所有出现不良事件的病例均未终止用药，一般可自行缓解，特殊情况给予了对症处理，皆能完成疗程。说明神农软肝丸具有很好的临床用药安全性。

参考文献

[1] 李平，朱清静．软坚糖浆治疗肝硬化 236 例．中西医结合肝病杂志，2001，11（2）：101.

[2] 代三红．二甲丸治疗肝硬化 38 例．中西医结合肝病杂志，2001，11（1）：48.

[3] 姚民武，陈烨．GSH 与丹参粉针剂联合治疗肝硬化 43 例．中西医结合肝病杂志，2002，12（3）：179.

[4] 薛爱荣．黄芪注射液联合阿拓莫兰治疗肝硬化 50 例．中西医结合肝病杂志，2002，12（3）：178.

[5] 耿梓轩．通络软坚胶囊治疗肝炎肝硬变 365 例疗效观察．新中医，2001，33（10）：26–27.

[6] 黄洪沛．补气活血法治疗肝硬化 25 例．实用中医内科杂志，2001，15（2）：27.

[7] 马作峰．解毒活血扶正法治疗肝硬化 308 例．山西中医，2002，18（2）：13–15.

[8] 陈兰．软肝抗纤方治疗肝炎后肝硬化 96 例．湖北中医杂志，2003，25（2）：20.

[9] 付萍，付绪梅，范杰等．健脾软肝丸治疗血吸虫病性肝硬化临床观察．湖北中医杂志，2003，25（12）：11.

[10] 王占海．鳖甲软肝煎治疗肝炎后肝硬 36 例临床观察．浙江中西医结合杂志，2003，13（2）：78–80.

[11] 雷陵，张青梅，杨智海．神农苏肝宝治疗慢性乙肝病毒感染的临床研究．中华实用中西医杂志，1999，12（8）：1268–1270.

[12] 刘平．现代中医肝脏病学．第 1 版．北京：人民卫生出版社，2002，69.

[13] 郭振东．黑木耳的药用价值．中医报，1996，8（3）.

[14] 王伯祥．中医肝胆病学．第 1 版．北京：中国医药科技出版社，1993，83.

[15] 马红，王宝恩，陈翌阳等．黄芪对肝纤维化治疗作用的实验研究．中华肝脏病杂志，1997，5（1）：32–33.

[16] 王伯祥．中医肝胆病学．第 1 版．北京：中国医药科技出版社，1993，82.

[17] 刘平．现代中医肝脏病学．第 1 版．北京：人民卫生出版社，2002，61.

[18] 刘平．现代中医肝脏病学．第 1 版．北京：人民卫生出版社，2002，79.

[19] 刘平．现代中医肝脏病学．第1版．北京：人民卫生出版社，2002，80.

[20] 王署东．丹参及其制剂的药理研究及临床应用．中国中医药科技，2000，7（4）：720.

[21] 刘平．现代中医肝脏病学．第1版．北京：人民卫生出版社，2002，84.

[22] 刘平．现代中医肝脏病学．第1版．北京：人民卫生出版社，2002，82.

[23] 刘平．第1版．现代中医肝脏病学．北京：人民卫生出版社，2002，93.

[24] 程国才．慢肝宁2号抗肝纤维化临床观察．中西医结合肝病杂志，2002，12（4）：244.

【实验研究】为了进一步了解神农软肝丸对肝硬化的防治作用，2004年雷陵主任医师主持完成了复合致病因素造成大鼠肝硬化模型的实验研究。结果如下：

1. 材料

（1）动物：Wistar大鼠60只，雌雄各半，体重230±30g，由湖北省实验动物研究中心提供，许可证号SCXK（鄂）2003-0005。

（2）药物：由十堰市中医院制剂科提供，按处方比例取各原药材加水煎煮3次，过滤，合并煎液，浓缩为0.34g/ml及1.36g/ml。

2. 方法及结果

（1）方法：大鼠60只，随机分为正常组10只、造模组40只、预防组10只，造模组和预防组大鼠，按文献[1]方法制备肝硬变模型，即皮下注射60%CCl_4 3ml/kg体重(每1ml内含CCl_4 0.6ml，大豆植物油0.4ml)，每4天1次，共15次，同时用5%乙醇溶液代替其饮用水，最后一次注射完毕后恢复其自由饮水。预防组造模同时灌服神农软肝丸煎液6.8g/kg·d。造模结束后造模组分为三份，分别为模型组、治疗组Ⅰ和治疗组Ⅱ。模型组与正常组、预防组称重、处死，检测各项指标。治疗组Ⅰ和治疗组Ⅱ停止造模，恢复正常饮食，并灌服药物，治疗组Ⅰ为6.8g/kg·d，治疗组Ⅱ为27.2g/kg·d。治疗两个月后，称重，摘除眼球取血，测血清ALT、AST、TP、Alb、A/G，取血后处死动物，取肝脏、脾脏，称重，计算肝脾指数，取肝右叶测HYP，然后取肝脏左中叶按常规制成切片，HE染色，光镜下观察肝脏组织、细胞的病理变化，并进行评分。

（2）结果：

1）一般情况：造模大鼠皮毛皱而不洁，活动摄入均减少，整个造模期间，预防组大鼠造模同时灌药，无动物死亡，造模组大鼠死亡7只，死亡率14%。正常组大鼠肝脏表面光滑细腻，呈紫红色，切面无异常改变。模型组大鼠肝脏呈暗褐色，肝脏肿大，边缘变钝，表面有小米大颗粒样改变，切面可见小米及绿豆大小不等结节样改变。造模大鼠均有不同程度的腹水，脾脏肿胀。肝脾指数见表1-3-35。

表 1-3-35　神农软肝丸对肝硬化大鼠肝脾指数的影响（%）

组　别	*n*	肝脏指数	脾脏指数
正常组	10	2.762±0.1456	0.230±0.027
模型组	11	6.068±0.4175※	0.403±0.103
预防组	10	5.954±0.8667	0.329±0.076
治疗组Ⅰ	11	3.745±0.6510	0.263±0.050
治疗组Ⅱ	11	3.610±0.2607Δ	0.247±0.043

注：※与正常组比较 $P < 0.05$；Δ与模型组比较 $P < 0.05$。

2）血清生化指标及肝脏羟脯氨酸：神农软肝丸治疗组能显著降低肝变大鼠的ALT和AST，治疗组及预防组均能使羟脯氨酸降低。见表1-3-36所示。

表 1-3-36　神农软肝丸对肝硬化大鼠血清生化及肝脏 HYP 的影响

组　别 (*n*)	ALT (U/L)	AST (U/L)	TP (g/L)	Alb (g/L)	A/G	HYP (ug/g)
正常组	60.66	217.42	64.46	36.23	1.28	121.55
(10)	±9.93	±33.51	±3.87	±3.70	±0.26	±26.68
模型组	256.98	346.42	70.50	35.18	1.01	333.18
(11)	±74.12※	±123.3※	±7.28※	±3.82	±0.28※	±41.05※
预防组	177.23	296.57	66.37	35.22	1.12	242.66
(10)	±85.23Δ	±98.99	±6.65	±3.64	±0.23	±44.29Δ
治疗组	85.73	244.30	65.76	35.20	1.17	209.0
(11)	±11.24Δ	±54.25Δ	±8.41	±4.12	±0.26	±29.85Δ
治疗组Ⅱ	76.65	228.06	65.10	36.30Δ	1.22	195.17
(11)	±8.59Δ	±19.35Δ	±8.38	±3.54	±0.20	±35.16Δ

注：※与正常组比较 $P < 0.05$；Δ与模型组比较 $P < 0.05$。

3）肝组织病理学检查：正常组大鼠肝小叶结构完整，肝细胞排列整齐，未见炎性细胞，无纤维组织增生。模型组大鼠肝细胞水肿变性，可见点、灶状坏死，有炎性细胞浸润，纤维组织增生明显，形成明显的假小叶结构。神农软肝丸预防组及治疗组大鼠肝小叶结构亦受损，但较少炎性细胞浸润，纤维增生较模型组少。此外，治疗组与模型组比较，肝细胞脂肪浸润明显减少。按2000年9月中华医学会传染病与寄生虫病分会、肝病学会分会联合修订标准进行评分，结果见表1-3-37所示。

表1-3-37　神农软肝丸对肝硬化大鼠肝脏组织病理学影响

组别	*n*	炎症活动度（G）					纤维化程度（S）				
		0	1	2	3	4	0	1	2	3	4
正常组	10	10	0	0	0	0	10	0	0	0	0
模型组	11	0	0	0	8	2※	0	0	0	4	7※
预防组	10	0	0	1	6	3	0	0	1	4	5
治疗组Ⅰ	11	0	1	3	8	1Δ	0	0	2	4	5
治疗组Ⅱ	11	0	1	5	4	1Δ	0	0	2	5	4

注：※与正常组比较 $P < 0.05$；Δ与模型组比较 $P < 0.05$。

3. 讨论

肝硬化是一种肝细胞广泛变性坏死的肝脏疾病，多由病毒性肝炎发展变化而成。在我国，人群乙肝病毒感染者高达10%，40%～65%的病毒性肝炎患者最终可能发展为肝硬化。防治肝炎和肝硬化是当今医学领域的重要课题。[2-3]肝硬化因正常的肝小叶结构破坏，造成肝脏血循环的紊乱，而血循环的紊乱又造成肝硬化的进一步加重发展。目前，临床治疗肝硬化多采用对症治疗、营养支持，尚无根治性方法。[4]我们遵循中医理论，采用活血化瘀、软坚散结、益气健脾为治则，探索防治肝硬变的新途径，神农软肝丸即是以此法则遣药组方的一种中药复方制剂，该方由黄芪、桃仁、鳖甲、莪术、参三七、土鳖虫、黑木耳、水牛角、生牡蛎、白术、柴胡、郁金等组成。本实验表明，神农软肝丸对大鼠的血清转氨酶（ALT、AST）具有明显的改善作用，使肝硬化大鼠的肝脾指数降低，对肝细胞坏死和肝纤维化有一定的抑制作用。预防组大鼠无死亡，而单纯造模组大鼠死亡7只，表明了神农软肝丸对肝硬变大鼠肝脏有保护作用。神农软肝丸预防组和治疗组肝脏羟脯氨酸（HYP）均不同程度降低，说明该药能通过刺激胶原酶的产生或增强胶原酶的活性而促进了胶原的降解，从而抑制了纤维结缔组织的形成，这可能是神农软肝丸防治肝硬化的部分机理。

参考文献

[1]Jamall IS.A simple method to determine nanogram levels of 4−hydroxyproline in biological tissue.Anal Biochem，1981.112：70−75.

[2] 方坊 . 现代内科学（上卷）. 第一版 . 北京：人民卫生出版社，1995：1971.

[3] 王青山，李亮成 . 维拉帕米和尼群地平对大鼠肝硬化作用的实验研究 . 山西医科大学学报，2002，8，33（4）：307−308.

[4] 刘志文 . 卡托普利对四氯化碳大鼠治疗作用的实验研究 . 美国中华临床医学杂志，2002，4（4）：259−263.

【神农软肝丸急性毒性试验】

1. 实验目的

观察神农软肝丸小鼠灌胃的急性毒性和一日最大耐受量。

2. 受试药物

神农软肝丸提取液：按照神农软肝丸制剂处方，取一剂中药原药，总重量 1 400g，加水煎煮两次，每次 40 分钟，合并煎液，滤过，滤液浓缩为 300ml（4.67g 生药 /ml，为可灌胃的最大浓度），冷藏备用。

3. 动物

昆明种小鼠，体重 17.9 ～ 21.6g，雌雄各半，由郧阳医学院动物中心提供。

4. 试验方法与结果

（1）急性毒性试验：预试试验取小鼠 20 只，观察神农软肝丸提取液一次小鼠灌胃最大浓度（4.67g 生药 /ml）最大体积 1ml/20g 体重的药量后，所产生的毒性反应和死亡情况，7 日内无死亡。因受药物浓度和体积限制，找不出引起小鼠死亡的剂量，故无法测出神农软肝丸提取液灌胃的 LD50。

（2）一日最大耐受量测定：取小鼠 20 只，以实验动物能耐受的最大浓度（4.67g 生药 /ml）最大体积 1ml/20g 体重的药量，一日内 2 次灌胃，总给药量 9.34g 生药 /20g 体重。连续观察 7 天，小鼠灌胃后头两天活动减少，并有轻微腹泻，无严重中毒反应，7 天内小鼠活动自如，精神状态正常，摄食饮水情况良好，无一只死亡。按下式计算小鼠的最大耐受量：

小鼠的最大耐受量倍数 = 每只小鼠日耐受量 ÷ 成人每日用量 × 人与小鼠体表面积比

= （9.34÷18）×387.9

= 201 倍

5. 实验结论

根据药物的急性毒性试验方法，找不出神农软肝丸一次灌胃引起小鼠死亡的剂量，故无法测出 LD50。用最大耐受量测定方法，计算出本品一日最大耐受量相当于临床用量的 201 倍，表明神农软肝丸毒性甚小，临床应用安全可靠。

试验人员：雷陵　陈银华　李旭英　艾书眉

试验单位：十堰市神农武当中医药研究所中心实验室

试验日期：2004 年 4 月 1 日至 2004 年 4 月 25 日

报告日期：2004 年 4 月 26 日

（本研究为 2006 年湖北省重大科技成果，鉴定达国内领先水平。成果证书号：EK060606；研究论文获 2008 年十堰市第十一届自然科学优秀论文一等奖和 2018 年湖北省第十二届自然科学优秀论文三等奖。）

1.3.6　神农纤肝灵胶囊

【处方来源】雷陵主任医师临床经验方。

【临床应用时间】1999 年 4 月。

【**主要成分**】香菇、绞股蓝、生黄芪、虎杖、丹参、桃仁、柴胡、凌霄花、汉防己、山慈菇等。

【**剂型**】胶囊剂，每粒 0.4g，每盒 4 版装，每版 12 粒。

【**用法与用量**】口服，一次 4 粒，一日 3 次。

【**批准文号**】鄂药制字 Z20111466。

【**功效与主治**】益气解毒，化瘀通络。具有调节机体免疫功能、抑制肝脏炎症反应、促进肝细胞再生、抗肝纤维化作用。主治慢性病毒性肝炎肝纤维化。

【**方解**】慢性病毒性肝炎肝纤维化属中医“胁痛”、“肝积”、“积聚”、“痞块”、“肝血瘀阻”范畴，系感受湿热疫毒之邪造成，其病机为正气不足，毒邪羁留，久病入络，瘀血内阻。正气不足是肝纤维化发生的病理基础，湿热疫毒是肝纤维化的启动因子，瘀血内阻是肝纤维化的本质特征。故治以益气解毒，化瘀通络。方中以香菇、绞股蓝为主，此二药为鄂西北神农架山区之特（盛）产。其中香菇属担子菌纲、性平、味甘，有益气、助食等功效，在日本被誉为“植物性食品的顶峰”，《本草求真》论香菇曰：“香菇食中佳品、性平，大能益气助食”。香菇主要成分有香菇多糖，为 T 细胞免疫增强剂，可增强抗体形成细胞功能，提高外周血中淋巴细胞的百分率和吞噬功能，对实验性肝损害引起的 ALT 升高有显著性降低作用，并能诱生免疫干扰素的产生，具有抗病毒作用；胶股蓝俗称五叶参、七叶胆、味苦，性寒，有清热解毒，止咳祛痰功效，民间用以治疗慢性支气管炎，传染性肝炎，胃肠炎等疾病。康纪年等研究表明，本品具有益气健脾、养心安神、固表敛汗、补肾温阳等作用。药理实验提示，绞股蓝有效成分为绞股蓝皂甙（GP），其化学结构与人参皂甙相似，被誉为中国“南方人参”。含有多种人体必需氨基酸及丰富的微量元素，具有良好保肝作用。研究表明，GP 能明显对抗环磷酰胺（CTX）对免疫功能的抑制作用，使 CTX 所致的小鼠脾脏及胸腺重量、血清溶血素产生的水平及活性特异性玫瑰花形成率的明显下降得以不同程度提高，对正常小鼠有免疫双向调节作用，小剂量 GP 可使脾脏重量和活性 E- 玫瑰花形成率高于中位数的下降，而低于中位数的上升；大剂量 GP 可使脾脏重量及抗绵羊红细胞（SRBC ）溶血素水平，高于中位数的下降，低于中位数的上升。GP 在体外能增强小鼠脾细胞对丝裂原 CONA、PHA、LPS 的增殖反应，对混合淋巴细胞中的T细胞有增强作用，并能促进小鼠脾细胞分泌白细胞介素2；黄芪性微温，味甘。生用能益卫固表，利水消肿，托毒生肌，炙用补中益气。现代药理研究表明黄芪含有丰富氨基酸，微量元素硒、铁、锌等、黄酮及黄酮类似物、黄芪皂甙类和黄芪多糖等多种成分，能促进小鼠淋巴细胞对羊红细胞的免疫玫瑰花环形成，促进PHA诱导的体内淋巴细胞转化率，提高细胞免疫作用；用时能增加自然杀伤细胞和单核巨噬系统功能，诱生干扰素产生，从而在一定程度上抑制病毒复制。并对实验性肝炎有保护作用，能提高血清总蛋白和白蛋白，其有效成分黄芪皂苷甲（ASI）能使小鼠再生肝的DNA含量明显增加，提示ASI有促进DNA合成，加速肝脏分化增殖作用。可减少总胶原及Ⅰ、Ⅲ、Ⅴ型胶原在大鼠肝脏的病理性沉积，使胶原蛋白含量明显下降，对实验性肝纤维化具有明显的治疗作用；虎杖乃鄂西北山区之盛产，本地俗称酸杆子根、花芽杆根，民间喜用作下肝火，治疗传染性肝炎。其味辛、甘、性平。具有清热、祛湿、活血、解毒、通便功能。能利胆、降酶、降脂，促进肝细胞修复再生，减轻肝脏炎症，有较强的抑制肝炎病毒作用；柴胡性微寒、味苦、辛，功能疏肝解郁。可增强肝脏解毒功能，有效控制肝细胞变性坏死的发展，加速肝细胞的再生、抑制胶原纤维增生，阻止脂肪在肝内蓄积，降低血清中转氨酶的活力；凌霄花性微寒、味辛。归肝、心包经。《本经》谓："主妇人产乳余疾，崩中、微瘕，血闭，寒热羸瘦。"《纲目》曰："凌霄花及根……手足厥阴经药也，能去血中伏火，故主产乳崩漏诸疾，及血热生风之证也。"本品味辛行散，微寒清热，既能行血破瘀，又可凉血祛风。对治疗血瘀血热之肝纤维化尤为适宜；山慈菇性寒，味甘微辛，具有消肿、散结、化痰，解毒作用。化学研究表明，本品主要含秋水仙碱、异秋水仙碱、B-光秋水仙碱、角秋水仙碱和N-甲酰-N-脱乙酰秋水仙碱等多种生物碱。能抗肝纤维化、对慢性肝病起保护和治疗作用。以上诸药合用，更增丹参、桃仁、汉防己，其中丹参、桃仁是活血化瘀要药，汉防己有效成分为汉防己甲素（Tet），三药均为公认的抗肝纤维化可靠药物。如此相合，共奏益气解毒、化瘀通络之效。用于治疗慢性病毒性肝炎肝纤维化，既可增强机体抗病毒免疫功能，抑制或清除肝炎病毒，又能保护肝细胞、消除肝脏炎症，降解肝内已形成的纤维组织，可谓药证相符，丝丝入扣，甚为合拍。

【临床研究】1999 年 1 月至 2001 年 12 月，雷陵主任医师主持开展了自制中药神农纤肝灵胶囊治疗慢性病毒性肝炎肝纤维化（Liver Fibrosis of Chronic viral Hepatitis）的临床研究，并与同期采取复方丹参片治疗的病例作对照。结果如下。

1. 研究设计

采取前瞻、随机、对照临床试验方案。

2. 医学与论理

按照 1989 年香港第 41 次世界医学大会修正的《赫尔辛基宣布》原则，充分尊重病人的意愿，详告本研究内容，自行决定是否参加本研究，并做出口头或书面同意，由诊治医生记录于知情同意书中。

3. 材料与方法

（1）病例选择及分组：

1）诊断标准：参照 1995 年 5 月北京第五次全国传染病寄生虫病学术会议修订的《病毒性肝炎防治方案》中有关慢性病毒性肝炎临床及病原学诊断标准，同时具备：

A. 血清肝纤维化指标升高（超过正常范围上限值），即透明质酸 (HA) ＞ 110ng/ml，层黏连蛋白（LN）＞ 133ng/ml，Ⅲ型前胶原（PC Ⅲ）＞ 120ng/ml。且三项之中至少有 2 项升高。

B. B 超检查，肝表面不光滑，光点分布密集，增粗增强，门静脉内径＞ 1.4cm，脾静脉内径＞ 1cm，脾脏厚度＞ 4cm，肝右肋缘下超过 0.5cm。

C. 肝活检证实肝纤维化存在，即 S1 ～ 4，同时伴有各期炎症（G1 ～ 4）。

2）纳入标准：凡符合慢性病毒性肝炎肝纤维化诊断标准，且工作生活稳定，自愿配合观察者。

3）排除标准：

A. 年龄＜ 16 岁和＞ 65 岁者。

B. 虽符合纳入标准，但长期服用与治疗本病相关的中西药物者必须停用，否则排除。

C. 有肝硬化、肝癌、脂肪肝、肝血管瘤、活动性消化性溃疡，有心、脑、肾、神经病、精神病和不稳定性糖尿病病人，有酗酒、吸毒及血吸虫病史。

D. 妊娠、哺乳期，有受孕可能未采取有效避孕措施，对实验药物有过敏者。

E. 不符合纳入标准，未按规定用药，无法判断疗效或资料不全等影响疗效及安全性判断者。

4）分组：根据统计学方法估计样本含量，共确定 200 例慢性病毒性肝炎肝纤维化病人为观察对象。按随机化原则，采取连续序贯奇偶取例（奇数为治疗组，偶数为对照组），分为治疗组（A 组）120 例，对照组（B 组）80 例。

（2）一般资料：两组病例治疗前基本病情资料如下，详见表 1-3-38 所示。

表 1-3-38　两组病例治疗前基本情况比较

项目		治疗组	对照组
例数		120	80
I/O（住院 / 门诊）		38/82	25/55
M/F（男 / 女）		77/43	53/27
年龄（±S，Y）		16 ～ 65(38.96 ± 11.23)	16 ～ 65(40.15 ± 13.78)
病程（±S，Y）		1.5 ～ 18(4.35 ± 3.16)	1 ～ 16.5(3.98 ± 2.87)
病种分类	慢性乙型肝炎	111	74
	慢性丙型肝炎	7	5
	慢乙肝＋慢丙肝	2	1
病情程度	轻度	85	57
	中度	35	23

注：各项目两组比较，P 均 $>$ 0.05。

（3）投药方案及疗程：

1）治疗组（A 组）以自制中药神农纤肝灵胶囊（方由香菇、绞股蓝、生黄芪、虎杖、丹参、桃仁、柴胡、凌霄花、汉防己、山慈菇等 13 味组成，统一由湖北省十堰市中医医院制剂室加工制成胶囊，每粒 0.4g），每次 8 粒，口服，1 日 3 次。

2）对照组（B 组）用复方丹参片（含丹参、三七、冰片等，药品由广西红水河制药厂提供），每次 3 片，1 日 3 次。

两组一般护肝，对症治疗相同，均不使用其他对肝纤维化有影响的药物。

均 3 月为一疗程，共 2 疗程。

（4）观察项目及方法：

1）筛选及基础值测定：

A. 病史询问，体格检查。主要症状、体征观察包括胁痛、乏力、纳差、腹胀、口苦、呕恶、多梦、失眠、无质暗、胁下痞块、肝掌、面色晦暗、赤缕红斑、痤疮、蜘蛛痣。

B. 肝功能试验包括：Tbil，重氮法，正常值＜ 17.1umol/L，试剂采用北京中生生物技术有限公司出品；ALT，速率法，正常值＜ 40u/L，试剂采用上海长征康仁医学科学有限公司出品；AST，速率法，正常值＜ 40u/L，试剂厂家同 ALT；GGT，速率法，正常值＜ 54u/L，试剂厂家同 ALT；TP，双缩脲法，正常值为 60 ～ 80g/L，试剂采用星亚医疗品有限公司出品；Ab，溴甲酚绿法，正常值为 40 ～ 55g/L，试剂厂家用 TP。均以德国产 CHEI-S 型半自动生化分析仪检测。

C. 血清病毒学指标包括 HBVM，ELISA 法，试剂采用科华生物工程股份有限公司出品；Anti-HCV、Anti-HDV，试剂采用华美生物工程公司出品；统一用美国产 Elx800 型酶标分杆仪检测，HBV-DNA，荧光 PCR 法，采用上海复星实业股份有限公司生产的微量荧光检测仪检测。

D.B 超重点观察门静脉宽度，脾脏厚度。统一采用日本产 SSD-630 型超声仪，探头频率为 3.5MHZ。

E. 血清肝纤维化指标包括透明质酸（Hyaluronic-acid，HA）、层黏连蛋白（Liminin，LN）、Ⅲ型前胶原（Type III procllagen，PC III ）。放免法，HA 正常值为 2 ～ 110ng/ml，LN 为 98 ～ 133ng/ml，PC III 为＜ 120ng/ml，试剂采用上海海军医学研究所及重庆肿瘤研究所出品，统一委托市太和医院核医学科协助检测。

F. 肝活检委托东风汽车公司总医院超声科用美国第三代 BardmAGnuM 活检枪，以 16G 活检针穿刺切取标本，经福尔马林固定后，送湖北省十堰市中医医院病理科常规制成切片，HE 染色，专人检测。

G. 安全性观测指标包括 WBC 、HGB 、PLT ，仪器由日本东亚株式会社提供，型号为 K-1000 型；BUN、Cr，速率法，试剂厂家同 ALT；心电图。

2）治疗期间测定：肝功能 4 周复查一次；血清病毒学指标，纤维化指标及

B 超 12 周复查一次；肝活检在 6 个月疗程结束后进行，并与第 1 次病理片做对照观测；随时观察记录症状体征变化，同时注意观察病人可能出现的不良反应，重点病人查血液分析、肾功能、心电图。

（5）统计学方法：计量资料求 X±S，用 t 检验；计数资料求 %，用 x^2 检验；等级比较用 Ridit 分析。

4. 结果

（1）两组治疗前后症状体征改善情况：

1）症状体征量化计分标准：中医症状体征采用量化计分的办法进行考核评估，其计分标准如表 1-3-39 所示。

表 1-3-39　中医症状体征量化计分标准

积分 症状体征	1	2	3	4
胁　痛	偶尔胁痛，半小时缓解	胁痛时间 0.5 ～ 2 小时	胁痛每日 2 ～ 4 小时	胁痛难忍，每日超过 4 小时
乏　力	易疲劳，可胜任工作	四肢乏力，不耐持久工作	身体疲倦，不耐重工作	精神不振，不胜任工作
纳　差	食量不减，但觉乏味	食量减少 1/3 以下	食量减少 1/3 ～ 1/2	食量减少 1/2 以上
腹　胀	偶有食后腹胀，不足半小时	食后腹胀达 0.5 ～ 1 小时	食后腹胀达 1 ～ 2 小时	整日脘腹胀满不适
口　苦	偶有不足小时内缓解	偶有持续 1 ～ 2 小时	晨起口干苦	整日觉口干苦
呕　恶	偶有，旋即消失	每日晨起刷牙时呕恶	进食时即感恶心时吐	整日呕恶
多　梦	偶然睡中多梦	夜晚多梦，次日精神尚可	夜梦较多，次日精神较差	夜梦纷纭，次日疲惫不堪
失　眠	每日睡眠不足 8 小时	睡眠少于 6 小时	睡眠少于 4 小时	睡眠少于 2 小时
舌质暗	色稍暗	色暗红，有淤点	色紫暗、有淤点及淤斑	色青紫
胁下痞块	质软	质软如鼻	质硬如额，按之不适	质硬如额，按之疼痛
肝　掌	色淡红	色红	色深红	紫暗

续表

积分 症状体征	1	2	3	4
面色晦暗	仅眼周围略晦暗	前额及眼眶色暗少光泽	前额、眼眶面颊色黑无光泽	前额、面颊眼眶鼻梁青黑无光泽
赤缕红斑	色淡红	色红	色深红	色紫黑
痤　　疮	1～5个局限在面部	5～15个波及颈部	15～30个波及前胸	30个以上波及后背
蜘蛛痣	1～2个	3个	4个	5个以上

2）两组治疗前后比较，见表1-3-40所示。

表1-3-40　两组治疗前后症状体征改善情况比较（$\bar{x}\pm s$）

	治疗组			对照组		
	n	治疗前	治疗后	n	治疗前	治疗后
胁　痛	65	2.40±1.13	0.21 ± 0.04^{ad}	39	2.51±1.42	1.85±0.68
乏　力	76	1.97±0.68	0.39 ± 0.06^{ad}	44	1.86±0.74	1.31±0.80
纳　差	45	1.35±1.10	1.17 ± 0.98^{cf}	29	1.29±0.97	1.03±0.72
腹　胀	38	1.75±1.23	0.15 ± 0.03^{ad}	21	1.82±1.47	1.20±0.55
口　苦	19	2.66±1.87	0.12 ± 0.02^{ad}	9	2.49±1.61	1.43±1.25
呕　恶	21	1.88±1.23	0.34 ± 0.07^{ae}	13	1.79±1.15	0.67±0.04
多　梦	28	1.45±0.98	0.16 ± 0.02^{ad}	11	1.60±0.97	1.02±0.76
失　眠	34	1.26±0.84	0.23 ± 0.06^{ad}	22	1.31±0.77	0.99±0.03
舌质暗	89	1.78±1.20	0.75 ± 0.09^{ae}	57	1.65±1.03	1.23±0.86
胁下痞块	54	1.54±1.13	0.53 ± 0.08^{ad}	33	1.61±1.25	1.08±0.79
肝　掌	11	1.25±0.88	1.08 ± 0.91^{cf}	7	1.32±1.01	1.14±0.71
面色晦暗	23	1.38±0.79	0.64 ± 0.05^{be}	12	1.25±0.84	1.13±0.92
赤缕红斑	18	1.47±1.21	0.81 ± 0.05^{be}	14	1.38±1.11	1.32±1.03
痤　疮	18	2.14±1.57	1.05 ± 0.06^{ae}	10	2.09±1.61	1.85±1.42
蜘蛛痣	13	1.37±1.26	1.16 ± 0.88^{cf}	6	1.35±1.15	1.20±0.73

注：t检验，与本组治疗前比$^aP<0.01$，$^bP<0.05$，$^cP>0.05$；与对照组治疗后比$^dP<0.01$，$^eP<0.05$，$^fP>0.05$。

（2）两组治疗前后肝功能变化情况，详见表1-3-41所示。

表1-3-41　两组治疗前后肝功能变化情况比较（$\bar{x} \pm s$）

	治疗组（n=120）		对照组（n=80）	
	治疗前	治疗后	治疗前	治疗后
Tbil(umol/L)	35.38±12.27	16.23 ± 8.54^{ad}	34.19±13.15	22.43±11.40
ALT(u/L)	94.75±46.12	34.17 ± 16.71^{ad}	90.89±43.70	42.46±20.30
AST(u/L)	78.46±34.17	39.83 ± 17.18^{ad}	76.14±31.68	48.53±24.61
GGT(u/L)	69.28±28.79	47.37 ± 21.34^{bd}	71.48±33.67	54.86±23.77
TP(g/L)	71.82±34.26	73.11 ± 32.67^{ce}	70.25±36.12	72.36±35.80
AIb(g/L)	40.17±25.13	55.21 ± 28.37^{bd}	41.35±19.68	48.06±26.51

注：t检验，与本组治疗前比，aP＜0.01，bP＜0.05，cP＞0.05；与对照组治疗后比dP＜0.05，eP＞0.05。

（3）两组治疗前后血清病毒学指标变动情况，详见表1-3-42所示。

表1-3-42　两组治疗前后血清病毒学指标变动情况比较

	治疗组（n=120）			对照组（n=80）		
	治疗前	治疗后	阴（阳）转率	治疗前	治疗后	阴（阳）转率
	阳（阴）性例数	阴（阳）转例数	（%）	阳（阴）性例数	阴（阳）转例数	（%）
HBsAg	109	2	1.84	73	3	4.11
HBsAb	110a	1b	0.91c	74	0	0
HBeAg	72	4	5.56	47	2	4.26
HBeAb	81a	9b	11.11c	50	6	12.0
HBCAb	107	3	2.80	72	1	1.39
HBV-DNA	80	7	8.75	49	5	10.2
Anti-HCV	9	2	22.22	6	1	16.67

注：a指阴性例数，b指阳转例数，c指阳转率；x^2检验，两组治疗后各项阴（阳）转率比较，均$P > 0.05$。

（4）两组治疗前后血清肝纤维化指标变化情况，详见表 1-3-43 所示。

表 1-3-43　两组治疗前后血清肝纤维化指标变化情况比较（$\bar{x}\pm s$，ng/ml）

	治疗组（n=120）		对照组（n=80）	
	治疗前	治疗后	治疗前	治疗后
HA	269.67±76.32	126.14±39.16^{ab}	247.45±59.17	208.21±31.60
LN	285.01±86.42	135.27±35.70^{ab}	277.53±72.56	244.78±67.08
PCⅢ	317.93±86.54	108.75±27.54^{ab}	298.56±68.71	221.35±56.28

注：t 检验，与本组治疗前比 aP ＜ 0.01；与对照组治疗后比 bP ＜ 0.01。

（5）两组治疗前后影像学改善情况，详见表 1-3-44。

表 1-3-44　两组治疗前后影像学改善情况比较（$\bar{x}\pm s$，cm）

	治疗组（n=120）		对照组（n=80）	
	治疗前	治疗后	治疗前	治疗后
门静脉宽度	1.43±0.89	1.37±0.76a	1.47±0.95	1.45±0.66
脾脏厚度	4.75±2.01	3.98±1.83b	4.69±2.14	4.57±1.91

注：t 检验与本组治疗前比及与对照组治疗后比，aP ＞ 0.05，bP ＜ 0.05。

（6）肝脏组织病理学变化情况：

1）慢性肝炎组织病理学分级分期标准，详见表 1-3-45 所示。

表 1-3-45　慢性肝炎分级分期标准

炎症活动度（G）			纤维化程度（S）	
级	汇管区及周围	小叶内	期	纤维化程度
0	无炎症	无炎症	0	无
1	汇管区炎症（CPH）	变性及少数坏死灶	1	汇管区扩大纤维化
2	轻度 PN（轻型 CAH）	变性，点、灶状坏死或嗜酸小体	2	汇管区周围纤维化、纤维隔离形成，小叶结构保留
3	中度 PN（中型 CAH）	变性、坏死重或见 BN	3	纤维隔伴小时结构紊乱（distortion），无肝硬化
4	重度 PN（重型 CAH）	BN 范围广、累及多个小叶、小叶结构失常（多小叶坏死）	4	早期肝硬化或肯定有肝硬化

注：CPH 为慢性迁延性肝炎；CAH 为慢性活动性肝炎。

2）两组治疗前后肝脏组织病理学改善情况，见表 1-3-46 所示。

表 1-3-46　两组治疗前后肝脏组织病理学改善情况比较（$\bar{x} \pm s$）

		治疗组（n=51）		对照组（n=28）	
		治疗前	治疗后	治疗前	治疗后
G（Grade）	1	7	27	6	5
	2	25	14	12	13
	3	16	9	8	6
	4	3	1	2	4
S（Stage）	1	5	25	2	4
	2	15	13	9	7
	3	19	8	14	11
	4	12	5	3	6

注：Ridit 分析，治疗后治疗组与对照相比，G、S 均 $P < 0.05$。

（7）临床综合疗效：

1）疗效判定标准：参阅中国中医药学会内科肝病专业委员会天津会议（1991 年 12 月）标准，结合临床实际判定。

A. 临床基本治愈：临床症状消失，肝脾肿大稳定无变动或回缩，肝区无压痛及叩痛，各项理化检查指标恢复正常（有肝活检者病理分级分期较原值下降 2 个阶梯以上或恢复正常）。

B. 显效：临床症状积分较原值下降 1/2 以上，肝脾肿大稳定无变动或回缩，肝区无压痛或叩痛，各项理化检查指标轻微异常（有肝活检查者病理分级分期较原值下降 1 个阶梯以上）。

C. 好转临床症状积分较原值下降 1/3 以上，肝脾肿大稳定，肝区无压痛及叩痛，各项理化检查指标明显改善。

D. 无效未达到上述指标。

2）综合疗效分析，详见表 1-3-47 所示。

表 1-3-47　两组治疗后临床综合疗效比较

	n	临床基本治愈	显效	好转	无效	总有效率（%）
治疗组	120	31	47	27	15	87.5a
对照组	80	12	19	25	24	70.0

注：x^2 检验，与对照组比 aP ＜ 0.05。

（8）不良反应，详见表 1-3-48，1-3-49 所示。

表 1-3-48　两组治疗过程中自觉症状出现情况

	n	程度			持续时间	与研究药物关系			
		轻	中	重	（d，$\bar{x}\pm s$）	肯定有关	可能有关	可能无关	肯定无关
治疗组									
恶心	15	7	6	2	6.2±2.78	0	3	4	8
呕吐	8	5	3	0	3.57±1.42	0	0	1	7
咽干	19	15	3	1	12.55±4.18	6	4	3	6
面红	13	12	1	0	2.89±0.24	5	3	1	4
腹痛	6	4	1	1	1.64±0.73	0	0	1	5
腹泻	9	5	3	1	2.32±1.47	0	0	2	7
皮疹	12	4	8	0	7.52±3.44	0	1	3	8
对照组									
恶心	9	6	2	1	5.22±2.45	0	1	1	7
咽干	5	3	2	0	13.69±5.12	0	1	0	4
面红	4	4	0	0	3.12±1.34	0	2	1	1
皮疹	6	5	1	0	8.14±2.98	0	0	2	4

表 1-3-49　两组治疗过程中理化指标检测情况

	检测	异常	持续时间	与研究药物关系			
	例数	例数	（d，$\bar{x}\pm s$）	肯定有关	可能有关	可能无关	肯定无关
治疗组							
BloodRt	68	22	14.35±5.17	0	0	0	22
R F	24	3	18.76±7.84	0	0	0	3
ECG	38	8	26.34±8.46	0	0	0	8
对照组							
BloodRt	37	15	11.16±3.91	0	0	0	15
R F	18	4	20.15±6.13	0	0	0	18
ECG	29	5	34.86±11.72	0	0	0	5

5. 讨论

（1）现代医学对肝纤维化的认识：

1）概念：众所周知，肝炎病毒（包括甲、乙、丙、丁、戊等）感染是引起肝脏疾病的主要原因。在我国，慢性肝炎中绝大多数系慢性乙型肝炎，近年来慢性丙型肝炎（Chronic C Hepatitis）也呈上升趋势。随着人民生活水平的提高，慢性酒精性肝病（Chronic AlcoholicHepatopathy）也开始威胁酗酒者的身体健康。除此之外，寄生虫、铜铁沉着等所致的慢性肝病（Chronic Liver Dioseases）亦非罕见。在各种慢性肝病的进展中，都有一重要的病理过程，即肝纤维化（Hepatic Fibrosis）。多种慢性肝病最终发展成为肝硬化（Liver Cirrhosis）或肝癌（Hepatocyte carcinoma），几乎都要经历肝纤维化阶段，因此，肝纤维化是各种慢性肝病的共同病理学基础。所谓肝纤维化是指在各种致病因子持续作用下，造成肝细胞慢性损伤，机体在对肝损伤的修复中，过度地合成和分泌包括多种胶原蛋白在内的细胞外基质（Extracellular matrix，ECM），导致肝内纤维组织的大量生成，造成肝脏结构的破坏和血流通道的改建，最终形成肝硬化这一病理过程。一般认为，肝纤维化是可逆性病变，肝硬变则不可或很少可逆，如果能有效地阻遏肝纤维化甚至使其逆转，必将改善慢性肝病的预后，延长患者的生命，故世界著名的肝病专家Hsns popper曾指出：谁能阻止或延缓肝纤维化的发生，谁就将治愈慢性肝病。目前肝纤维化防治为国际肝病领域研究的热点之一。

2）肝纤维化发生的病理机制：1993年Hogemann和Domsche在复习肝纤维化文献的基础上，以图示肝纤维化形成的新概念[1]，经不断完善，至今多认为致肝病因子造成肝细胞（Hepatocyte）损伤，引起kupffer细胞激活，分泌多种细胞因子，随同血小板、肝窦内皮细胞（SEC）和肝细胞等分泌的多种细胞因子，与某些化学介质共同作用于肝星状细胞（Hepatic Stellatecell，HSC），使其激活，转化为肌成纤维细胞，通过旁分泌与自分泌作用，使HSC增殖，合成大量的ECM，ECM的分泌增加，降解减少，以致其在肝内大量沉积，当肝内胶原增殖至正常肝脏5倍时，组织学检查即见肝内结缔组织异常增生，肝纤维化亦由此形成。新近的研究表明，肝纤维化形成，HSC激活是关键，HSC被认为是引起肝纤维化的主要细胞，它的激活是肝纤维化发生的中心环节。肝纤维化均以肝脏损伤为起点，故Gressner对肝纤维化提出了3个阶段的瀑布学说[2]：①炎症前阶段，受损肝细胞释放的HSC增强刺激因子增加，膜相关性抑制因子减少。②炎症阶段，炎症反应中Kupffer细胞，肝窦内皮细胞及炎症细胞释放的细胞因子，包括转化生长因子β_1（TGFβ_1）、血小板衍生生长因子（PDGF）、纤维蛋白溶酶原活化素抑制因子（PAI）、内皮素-I（ET-I）等增加。视黄醇减少，引起TGFβ_1分泌、激活HSC并使其转化为肌成纤维细胞。③炎症后阶段，肌成纤维细胞分泌多种细胞因子包括TGFβ_1、PDGF及基质金属蛋白酶组织抑制剂（TIMP），不仅继续使HSC活化，而且使ECM生成增加及肌成纤维细胞大量增殖，TIMP则与基质金属蛋白酶（MMP）结合，抑制HSC对ECM的降解，结果ECM合成增加，降解减少。TGFβ_1不仅抑制HSC产生肝细胞生长因子（HGF）使肝细胞生长受抑，而且还与其受体结合，促使肝细胞凋亡。ECM包括胶原、非胶原性糖蛋白及蛋白多糖等，可由肝脏中多种细胞合成和分泌，不仅具有支架作用，而且可影响细胞的增殖、分化等生物学行为，同时其合成和降解又受多种细胞因子的调控，近年来细胞生物学和分子生物学研究表明，抑制ECM特别是胶原的合成和/或增加ECM尤其是胶原的降解则有可能延缓、阻止甚至逆转肝纤维化、肝硬化的发生发展。

3）肝纤维化与肝硬化、肝癌的关系：肝纤维化是肝脏纤维结缔组织异常增生，特别为汇管区肝小叶内有大量纤维组织增生和沉积，但尚未形成小叶内间隔，是肝硬化的早期阶段，其病变有一定可逆性，即在原因消除后增多的胶原纤维可被逐渐吸收，使肝脏结构恢复正常；但若病因持续存在，肝纤维化逐渐加重，肝小叶及血管等逐渐被改建，肝的正常结构遭到破坏，中心静脉区和汇管区出现间隔，假小叶形成，此即由肝纤维化发展为肝硬化。肝细胞癌（HCC）则多在慢性肝脏损害的基础上恶变而来。慢性肝病发展为HCC多数经过肝硬化阶段，平均75%（60%～90%）的HCC与肝硬化有关。肝硬化能促使肝细胞增殖向癌性转化的频度增高。亦即肝细胞坏死—再生—更新和增殖；肝脏炎症浸润—肝纤维化。在这些反应性肝细胞增生的肝硬化基础上，坏死的肝细胞诱导其有丝分裂，分裂期的DNA和核蛋白不稳定，易产生致癌性转化的DNA改变，这种转化又经肝细胞不典型增生、发育异常或腺样结节等形式出现，最终形成HCC。所以肝硬化的病理基础是肝组织恶变的危险因素。如有人将 HBV 感染至 HCC 的演变归纳为慢性乙肝—小结节性肝硬化—肝癌的三阶段发展过程，阻止或减慢这一过程的发生与发展，可预防肝硬化和肝癌的发生。

4）现代医学对肝纤维化的治疗：国内外许多学者都在积极探索治疗肝纤维化和肝硬变的有效方法，但迄今为止，已报道的治疗药物几乎均处于实验研究阶段，临床实验尚少。就治疗的实验研究而言，主要有以下几个方面：①抑制胶原基因的转录及转译，如γ- 干扰素，类视黄醇；②抑制胶原蛋白转译后的修饰，如 4- 脯氨酸羟化酶的抑制物（HOE077），赖氨酰羟化酶抑制物如 Minoxidil；③抑制胶原的分泌，如秋水仙碱；④抑制前胶原三股螺旋或胶原分子的交联，如β- 氨基丙腈；⑤增加胶原降解，如二亚油酰磷脂酰胆碱、黄体弛缓素等。

A. 秋水仙碱（colchicine）：是一种微管聚合的阻滞剂，可延缓新合成的前胶原从细胞经微管向细胞外分泌，在体外可抑制 I 型胶原 mPNA 水平，并刺激胶原酶活化。它对于大鼠 CCl_4 所致肝硬变及胆管结扎性肝纤维化有效。1988 年，Kershenobich 等人报道，对 100 例主要为酒精性或病毒性肝硬变患者进行随机对照临床试验，在平均 4.7 年的随访后（最长 14 年），发现平均存活时间显著延长（秋水仙碱组 11 年，安慰剂 3.5 年，$P < 0.01$），累积 5 年生存率（75% 比 34%），和 10 年生存率（56% 比 20%）也明显改善。肝穿病理显示，治疗组 30 例患者中有 9 例肝纤维化病理改善，而安慰剂组 14 例患者无 1 例改善。这一曾给人希望的结果在以后的原发性胆汁性肝硬变患者的治疗中未得到证实，这些患者尽管部分生化指标有所好转，但其肝脏病理未见显著改善。1994 年，Wang YJ 等发表了他们对 100 例乙肝肝硬变患者随访 15 ～ 51 个月（平均 26 个月）后的资料，显示在累积生存率、肝功能生化检查、血清Ⅲ型前胶原肽（P Ⅲ P）或肝纤维化积分方面，秋水仙碱和安慰剂组无明显差别，他们由此得出结论：秋水仙碱并不能显著影响肝硬变的发展进程。

B. 多不饱和卵磷脂（PUL）：1990 年 Liber CS 等报道，以乙醇喂养狒狒，同时长期服用从大豆中提取的 PUL 可减轻肝纤维化，而且他们证实 PUL 只有二亚油酰卵磷脂（DLPC），才是 PUL 抗纤维化作用的主要成分。Li JJ 等在体外研究表明，PUL 并不影响肝星状细胞 I 型胶原 mRNA 水平，但可提高其胶原酶活性。

近年来，他们还发现 PUL 对大鼠 CCl_4 或人血清白蛋白诱导的肝纤维化或肝硬变有效，不仅可阻止肝纤维化的发展，还可促使已形成的肝纤维化逆转（Ma XL 等，1994）。此药的临床研究正在多中心开展。

C. 干扰素 -γ（IFN-γ）：内源性 IFN-γ 是由自然杀伤因子和 T 淋巴细胞产生的淋巴因子，在免疫反应中起重要作用。Baroni 等报道，IFN-γ 可直接干扰肝损伤后大鼠肝内星状细胞活化的全过程，减少胶原、Laminin 和 Fibronectin 在肝内的沉积，使 I 型前胶原、Fibronectin 和 Laminin 的 mRNA 表达降低。Mallet 和 Rockey 等人在培养的人类和大鼠肝星状细胞中也发现了同样结果。这些抗纤维化效应在大鼠 CCl_4 异种血清所致的肝硬变和鼠血吸虫病模型中得到证实。一些资料证实 IFN-γ 是肝纤维化发展中的一个关键的调节因子，但有关 IFN-γ 的多种生物效应，体内不同细胞因子间复杂的相互作用尚待阐明。近 2 年国内试用于临床，取得初步疗效，但还需作治疗前后肝穿病理以明确其临床抗纤维化的效果。

D. 干扰素 -a（IFN-a）：是一种治疗乙型和丙型肝炎的有效抗病毒剂。Tsubota 等人报道，IFN-a 可明显改善慢性丙型肝炎患者门脉周围和小叶内的炎症坏死，当 IFN-a 抗病毒治疗有效且作用持续时，患者纤维化积分也显著改善。还有作者报道，IFN-a 可使血清中 P III P、透明质酸的浓度，以及肝组织中 I 型胶原和 TGF-β 的 mRNA 水平降低。但是，目前还不了解 IFN-a 是否可改善进展期肝病患者及抗病毒无效患者的纤维化积分，也尚未证实其是否可使纤维化尤其是 S4 期即早期肝硬变逆转。还需要严格设计，设立对照组的长期临床试验研究。

E. 类视黄醇（Retinoid）：在富含维生素 A 的正常或静止的肝星状细胞中，decorin 的表达保持较高水平，它可结合并抑制 TGF-β 的活性。在细胞培养和动物模型中，当星状细胞活化时，维生素 A 则减少，而这种耗竭可“允许” TGF-β 的促纤维合成作用。David 等人发现补充类视黄醇可抑制体外肝星状细胞的增生和胶原的合成，临床也发现大多数肝病患者 A 成分减少。这些资料虽支持类视黄醇的抗纤维化作用，但是若维生素 A 本身过量也可导致肝纤维化，而且若同时服用维生素 A 可加强酒精和药物的毒性。其原因可能是诱导了微粒体细胞色素 P450 IIEI 的代谢途径，故此药尚需进一步研究。

F. Lufironil[HOE077，吡啶 -2，4- 磷酸二甲苯 - 二（2- 甲氧乙烷）酰胺]：是

脯氨酸4-羟化酶的前抑制剂，此酶为合成前胶原a链过程中催化脯氨酸残基羟化的关键酶。临床前研究表明，HOE007可显著减少大鼠肝纤维化模型中肝脏胶原的沉积，但据悉其有严重的副作用，已停止了它的临床应用。

G. D-青霉胺：青霉胺为铜的螯合物，因此它可干扰胶原的赖氨酸氧化过程，此过程需铜作为辅助因子，因为其明显的副作用和不确切的有效性，D-青霉胺除用于治Wilson's病和印第安儿童肝硬变等铜蓄积性疾病外，很少用于治疗纤维合成增加的疾病。

H. 前列腺素E（PGE_2）：被认为是肝细胞保护剂，通过抑制炎症和可能的急性期反应，抑制各种可能促使纤维合成的细胞因子。其另一作用是提高细胞内cAMP水平，增加细胞内胶原降解，已有报道认为16，16-二甲基前列腺素E_2可减轻胆碱缺乏饮食喂养的大鼠肝纤维化，但其对于肝纤维化的临床作用尚无报道。

I. 锌：Gimenez等报道，给予吸入CCl_4所致的肝纤维化大鼠口服硫酸锌溶液，可明显降低其体内胶原成分。他们还观察到，在肝纤维化早期补充锌可提高肝组织中被抑制的全部胶原酶活性，在肝硬变晚期可抑制升高的脯氨酰羟化酶的活性。目前初步认为锌可替代铁，铁是4-脯氨酰羟化酶的辅助因子，而胶原酶本质上是锌依赖的金属蛋白酶。其他机制尚有待阐明。

J. 己酮可可碱（Pentoxifyline）：是甲基黄嘌呤（一种磷酸二酯酶）的抑制剂，用于治疗周围血管异常。Preaux等人发现，己酮可可碱可明显抑制体外培养的人类肝类肌成纤维细胞的增生活性，其抗纤维化在转录前水平，使Ⅰ、Ⅲ型胶原的mRNA表达降低，对明胶酶的活性无影响，这表明此药的抗纤维化作用为抑制胶原合成，而非促进胶原降解。这种药物体内应用是否有效尚有待研究。

K.TGF-β和PDGF阻滞剂：TGF-β和PDGF被认为是最重要的促进纤维合成的细胞因子，因此，可通过特异性中和抗体或特异性的受体拮抗剂来阻断细胞因子的作用。这种方法已用于治疗大血管、肺和肾的纤维增生，初步研究显示了令人鼓舞的结果，即应用TGF-β中和抗体可抑制胆管结扎性纤维化大鼠的胶原表达。另一种被广泛应用的抑制促纤维增生的细胞因子活性的方法，为应用受体特异性酪氨酸激酶抑制剂阻止细胞内信号传导。

（2）中医学对肝纤维化的认识：

1）病名：肝纤维化是现代医学病理名称，中医无此病名。根据其临床特征一般可归属于中医“胁痛”、“积聚”、“痞块”、“肝血瘀阻”范畴。

2）病因病机：金瑞等[3]认为肝纤维化多因肝病日久，湿热余邪未尽，而正气已虚，致使病情缠绵不愈。此病是气虚血滞为本，湿热毒邪为标。吴成安等[4]认为早中期肝纤维化以瘀热互结为其病机，病势迁延日久，肝纤维化程度已深者为气血亏损，气滞白瘀。杨晴等[5]认为病机为气虚血瘀。严红梅等[6]认为肝纤维化的发生，多继发于黄疸、蛊毒、引起肝脾受损、脏腑失和、气机阻滞、瘀血内停、脉络阻塞，日久结于胁下，结而成块。吴勃力等[7]认为本病之初病位在肝，继之肝病及脾，若邪踞日久，穷必及肾，气郁、血瘀、正虚三者相互联系，相互影响，共同决定着慢性疾病的发生、发展和转归。孙淑鳌等[8]认为肝纤维化的本质为血瘀痰结为主。王宏论等[9]认为肝纤维化基本病机为正虚邪实，由于邪气久伏、暗伤肝肾、虚热渐生，则正气难复。我们认为不同病因所致的肝纤维化病理机制不尽相同，根据中医“审证求因”的原则，慢性病毒性肝炎肝纤维化是感受湿热疫毒之邪造成，其病机实为正气不足，毒邪羁留，久病入络，瘀血内阻。正气不足是肝纤维化发生的病理基础，湿热疫毒是肝纤维化的启动因子，瘀血内阻是肝纤维化的本质特征。

（3）神农纤肝灵的处方来源及组方原理：神农纤肝灵是雷陵医师治疗肝纤维化的经验方和十堰市中医院肝病研究所科研协定方，1995 年用于临床，经多次调整药味和剂量后，于 1998 年由十堰市中医院药剂科加工制成胶囊。截止目前，已累计为病人调配水煎剂 18 000 余副，发放纤肝灵胶囊 7 000 余瓶。临床取得了满意疗效，深受患者好评。

神农纤肝灵胶囊是遵循中医理论，结合现代医学对本病的认识，在广泛调研基础上，通过深入探讨肝纤维化的病因病机，确立了“益气解毒，化瘀通络”的治疗法则，并筛选利用鄂西北神农架山区特（盛）产中草药为基础研制而成的抗纤复方制剂。方中以香菇、绞股蓝为主，此二药为鄂西北神农架山区之特（盛）产。其中香菇（Sentinus Edodes）属担子菌纲、性平、味甘，有益气、助食等功效，在日本被誉为“植物性食品的顶峰”，《本草求真》论香菇曰：“香菇食中佳品、性平，大能益气助食”。香菇主要成分有香菇多糖，为 T 细胞免疫增强剂，可增强抗体形成细胞功能，提高外周血中淋巴细胞的百分率和吞噬功能，对实验性肝损害引起的 ALT 升高有显著性降低作用，并能诱生免疫干扰素的产生，具有抗病毒作用。胶股蓝（Gynostemm a Pentapnyllum makino）俗称五叶参、七叶胆、味苦，性寒，有清热解毒，止咳祛痰功效，民间用以治疗慢性支气管炎，传染性肝炎，胃肠炎等疾病。康纪年等研究表明，本品具有益气健脾、养心安神、固表敛汗、补肾温阳等作用。药理实验提示，绞股蓝有效成分为绞股蓝皂甙（GP），其化学结构与人参皂甙相似，被誉为中国“南方人参”。含有多种人体必需氨基酸及丰富的锌、铁、铜、镁、钙、铬、硒、锗、钒等微量元素，具有良好保肝作用。研究表明，GP 能明显对抗环磷酰胺（CTX）对免疫功能的抑制作用，使 CTX 所致的小鼠脾脏及胸腺重量、血清溶血素产生的水平及活性特异性玫瑰花形成率的明显下降得以不同程度提高，对正常小鼠有免疫双向调节作用，小剂量 GP 可使脾脏重量和活性 E- 玫瑰花形成率高于中位数的下降，而低于中位数的上升；大剂量 GP 可使脾脏重量及抗绵羊红细胞（SRBC ）溶血素水平，高于中位数的下降，低于中位数的上升。GP 在体外能增强小鼠脾细胞对丝裂原 CONA、PHA、LPS 的增殖反应，对混合淋巴细胞中的 T 细胞有增强作用，并能促进小鼠脾细胞分泌白细胞介素 2[10]。黄芪 (Astragalus membranaceus) 性微温，味甘。生用能益卫固表，利水消肿，托毒生肌，炙用补中益气。现代药理研究表明黄芪含有丰富氨基酸，微量元素硒、铁、锌等、黄酮及黄酮类似物、黄芪皂甙类和黄芪多糖等多种成分，能促进小鼠淋巴细胞对羊红细胞的免疫玫瑰花环形成，促进 PHA 诱导的体内淋巴细胞转化率，提高细胞免疫作用；用时能增加自然杀伤细胞和单核巨噬系统功能，诱生干扰素产生，从而在一定程度上抑制病毒复制 [11]。并对实验性肝炎有保护作用，能提高血清总蛋白和白蛋白，其有效成分黄芪皂苷甲（ASI）能使小鼠再生肝的 DNA 含量明显增加，提示 ASI 有促进 DNA 合成，加速肝脏分化增殖作用 [12]。可减少总胶原及Ⅰ、Ⅲ、Ⅴ型胶原在大鼠肝脏的病理性沉积，使胶原蛋白含量明显下降，对实验性肝纤维化具有明显的治疗作用 [13]。虎杖（Polygonum Cuspidatum sieb、et zuce）乃鄂西北山区之盛产，本地俗称酸杆子根、花芽杆根，民间喜用作下肝火，治疗传染性肝炎。其味辛、甘、性平。具有清热、祛湿、活血、解毒、通便功能。能利胆、降酶、降脂，促进肝细胞修复再生，减轻肝脏炎症，有较强的抑制肝炎病毒作用[14]。柴胡（Buleurum chinense DC）性微寒、味苦、辛，功能疏肝解郁。可增强肝脏解毒功能，有效控制肝细胞变性坏死的发展，加速肝细胞的再生、抑制胶原纤维增生，阻止脂肪在肝内蓄积，降低血清中转氨酶的活力[15]。凌霄花（Campsis Grandiflora(Thunb)Loisel）性微寒、味辛。归肝、心包经。《本经》谓："主妇人产乳余疾，崩中、微瘕，血闭，寒热羸瘦。"《纲目》曰："凌霄花及根……手足厥阴经药也，能去血中伏火，故主产乳崩漏诸疾，及血热生风之证也。"本品味辛行散，微寒清热，既能行血破瘀，又可凉血祛风。对治疗血瘀血热之肝纤维化尤为适宜。山慈菇 [Cremastra Variabilis (Bl)nakai] 性寒，味甘微辛，具有消肿、散结、化痰，解毒作用。化学研究表明，本品主要含秋水仙碱、异秋水仙碱、B- 光秋水仙碱、角秋水仙碱和 N- 甲酰 -N- 脱乙酰秋水仙碱等多种生物碱。能抗肝纤维化、对慢性肝病起保护和治疗作用。以上诸药合用，更增丹参、桃仁、汉防己，其中丹参、桃仁是活血化瘀要药，汉防己有效成分为汉防已甲素（Tet），三药均为公认的抗肝纤维化可靠药物。如此相合，共奏益气解毒、化瘀通络之效。用于治疗慢性病毒性肝炎肝纤维化，既可增强机体抗病毒免疫功能，抑制或清除肝炎病毒，又能保护肝细胞、消除肝脏炎症，降解肝内已形成的纤维组织，可谓药证相符，丝丝入扣，甚为合拍。

（4）临床试验结果分析：

1）对症状体征影响的临床观察：肝纤维化缺乏特异性的临床表现，所见症状体征均是慢性肝炎、肝硬化的表现，主要有胁痛、乏力、纳差、腹胀、口苦、呕恶、多梦、失眠、舌质暗、胁下痞块、肝掌、面色晦暗、赤缕红斑、痤疮、蜘蛛痣等。本试验观察表明，治疗组对胁痛、乏力、腹胀、口苦、呕恶、多梦、失眠、无质暗、胁下痞块、面色晦暗、赤缕红斑、痤疮具有明显改善作用，治疗前后量化积分均值比较，有显著性差异（$P < 0.01$ 及 $P < 0.05$）。且与对照组治疗后比较，具有明显的统计学差别（$P < 0.01$ 及 $P < 0.05$）。提示益气解毒，化瘀通络复方制剂神农纤肝灵，在改善慢性病毒性肝炎肝纤维化症状体征方面优于仅有单一活血化瘀作用的复方丹参片。

2）对肝功能指标影响的临床观察：血清 TBIL、DBIL 、ALT、AST、GGT、

TP、Alb 是肝脏疾病常用的检测指标，能反映肝细胞的受损情况。本试验显示，经治疗 6 个月后，治疗组 TBIL、ALT、AST、GGT、Alb 与治疗前比较和与对照组比较均有明显的统计学差异（$P < 0.01$ 及 $P < 0.05$）。说明神农纤肝灵恢复肝功能疗效显著，明显优于复方丹参片组。

3）对血清病毒学指标影响的临床观察：本组病例经血清病毒学检测主要为乙肝和丙肝，其中乙肝占 92.5%，丙肝占 6%，尚有 1.5% 的为乙、丙混合或重叠感染。试验结果显示，治疗组治疗前 HBSAg、HBSAb、HBeAg、HBeAb、HBCAb、HBV-DNA、AntiI-HCV 的阳（阴）性例数分别为 109、110、72、81、107、80、9，治疗后阴（阳）转例数分别为 2、1、4、9、3、7、2，阴（阳）转率分别为 1.84%、0.91%、5.56%、11.11%、2.8%、8.75%、22.22%。与对照组比较无统计学差别。说明神农纤肝灵对血清病毒学各项指标的转换无明显影响。

4）对血清肝纤维化指标影响的临床观察：肝纤维化血清学指标包括细胞外基质形成或演变相关酶如氨酰氧化酶；基质分了如 HA、VI 型胶原、LN；基质成分裂解物如 P III P、lV 型胶原、多肽等；相关的细胞因子 TGF-β、FGF 等；基质降解酶 MMP-2 或 TIMP-1.2 等。近年来常用的敏感指标为 HA、LN、PCIII、CIV。本研究选择 HA、LN、PCIII 三项有代表意义的指标进行观察。HA 是一种大分子葡萄胺多糖，是结缔组织基质的重要成分，被认为是肝脏进行性损害和活动性纤维化敏感且能定量的指标，肝受损时肝间质纤维母细胞增生 +，HA 合成增加。HA 主要在肝脏内代谢，肝脏受损时肝脏内皮细胞数量减少，功能下降。对血中 HA 的摄取、除解障碍亦导致血清 HA 含量增高。LN 是一种非胶原性糖蛋白，主要有在于胆管、血管及淋巴管的基底膜，肝窦壁只有不连接的 IV 型胶原而无 LN，肝脏发生慢性损害及肝纤维化时，肝内 LN 含成增多并沉积，肝窦内有明显 LN 出现，形成肝窦毛细血管化改变。有研究表明，正常人血清中 LN 的浓度较低，肝纤维化时，血清 LN 浓度明显升高，其升高的程度与慢性肝病肝纤维化的炎症程度呈正相关[16]。PCIII 是直接反映肝纤维化状态的一项敏感指标，当肝脏发生活动性纤维化时，肝组织胶原合成代谢旺盛，沉积增多，血清 PCIII 升高，PCIII 与肝纤维化的活动程度，病变程度呈非常显著性正相关，肝细胞炎症及坏死时肝内 III 型胶原裂解，亦导致血清 III 型胶原升高。本组病例于治疗 6

个月后检测，治疗组与治疗前比较及与对照组治疗后比较均有非常显著性差异(均 $P < 0.01$）。表明神农纤肝灵对治疗慢性病毒性肝炎、肝纤维化有良好的效果，明显优于复方丹参片治疗的对照组。

5）对影像学影响的临床观察：B 超是慢性肝病普遍使用的影像学检测方法，具有简便、易行、经济之优点。肝脏是一个很大的回声区，约近 2/3 的肝纤维化可有异常发现，包括肝边缘、肝外形、肝内回声和血管、以及脾脏的改变。肝脏影像增大或正常，也可缩小，较常为右叶缩小。肝表面不完整、不规则，甚至呈波浪状。肝实质常不均匀，在致密的回声区光点增粗并分布不均。肝内血管模糊，变窄，门静脉增宽超过 15mm 提示有门脉高压。脾脏肿大未能在肋下触及者，B 超可作出准确测量。本试验选择门脉宽度和脾脏厚度 2 项参数作为观察指标。经临床观察显示，神农纤肝灵治疗组在改善脾脏厚度方面有显著作用，且与对照组比较有明显差别 ($P < 0.05$)。但对门静脉宽度的影响两组无显著差异性。

6）对肝脏组织病理学影响的临床观察：肝活检是确诊肝纤维化的一项必须检查，其特异性近 100%，灵敏性约 70% 以上。能准确判断慢性病毒性肝炎肝纤维化病变活动性分级、病变进展性分期，并对治疗效果的评估和预后的评估具有非常重要的意义，被认为是肝纤维化诊断的“金标准”。但因肝穿刺有一定的创伤性，病人往往不愿接受，从而给临床常规开展带来困难。本研究尽可能地动员病人行肝穿活检，共完成治疗前后两次肝穿的病例 79 例。其中治疗组 51 例，对照组 28 例，两组治疗后肝脏炎症活动度（G）及纤维化程度（S）改善情况经采用 Ridit 分析比较，具有明显差异（$P < 0.05$）。说明神农纤肝灵治疗组在改善肝组织病理学方面优于复方丹参片治疗组。

7）临床综合疗效观察：治疗组 120 例中，临床基本治愈 31 例，显效 47 例，好转 27 例，无效 15 例，总有效率达 87.5%。对照组 80 例，其中临床基本治愈 12 例，显效 19 例，好转 25 例，无效 24 例，总有效率为 70%。两组比较，经 x^2 检验分析，具有非常显著的统计学意义（$P < 0.01$）提示神农纤肝灵治疗组在临床综合疗效方面亦明显优于对照组。

8）临床安全性观察：两组病例在治疗期间均有不良事件发生，在自觉症状出现方面，治疗组为恶心 15 例，呕吐 8 例，咽干 19 例，面红 13 例，腹痛 6 例，腹泻9例，皮疹12例。经分析除恶心3例，咽干10例，面红8例，皮疹1例与试验药物有关与可能有关外，其他绝大多数非试验药物所致。对照组治疗过程中出现恶心9例，咽干5例，面红4例，腹泻7例，皮疹6例。经分析确认除恶心1例，咽干1例，面红2例与试验药物可能有关外，其他亦均与试验药物无关；理化指标检测方面，治疗组治疗期间检测Blood Analysis 68例，其中异常22例，检测RF24例，其中异常3例，检测ECG 38例，其中异常8例。经确认均与试验药物无关。对照组检测Blood Analysis 37例，其中异常15例，检测RF 18例，其中异常4例，检测ECG 29例，其中异常5例，亦非试验药物造成。所有出现不良事件的病例均未终止用药，一般可自行缓解，特殊情况给予了对症处理，皆能完成疗程。说明神农纤肝灵具有很好的临床用药安全性。

（5）本研究的特色及创新之处：

1）追根溯源，治病求本，治法新颖："治病求本"是中医辨证论治的基本原则，也是中医治疗学的一大特色。我们认为慢性病毒性肝炎肝纤维化的发病机制为湿热病毒内侵，正气不足，不能驱邪外出，以致邪毒羁留，气血壅滞、脉络不和，瘀血内结而成。按照中医标本分析方法，"先病为本、后病为标"、"病因为本、症状为标"、"正气为本、邪气为标"，就本病湿热疫毒与正气而言，正气不足为本，湿热疫毒为标；就邪毒与血瘀而言，湿热疫毒为本，瘀血内阻为标；湿热疫毒为血瘀之本，正气不足是湿热疫毒之本，乃本中有本也，因此，慢性病毒性肝炎肝纤维化治本之法，实为扶助正气，驱邪解毒。近年来，现代医学对肝纤维化研究的新认识也指出抗纤维化必须与病因治疗相结合，二者有因果关系，不可偏废。强调病因治疗的重要性和必要性。有基于此，神农纤肝灵中特选用香菇、绞股蓝、黄芪、虎杖四药以达益气解毒，治病求本之目的。

2）突出重点、兼顾整体、组方合理：肝炎病毒造成的肝纤维化与其他原因所致的肝纤维化，由于病因不同，其病理变化亦有差异。正气不足，湿热疫毒之邪内侵，留连不解，一方面久病入络，以致瘀血内阻，另一方面可进一步影响脏腑、气血、阴阳的生理平衡，导致机体自身调控失常，内环境紊乱，从而形成复杂的病理生物学改变。根据中医"阴平阳秘、精神乃治"、"阴阳离决，精气乃绝"、"正气存内、邪不可干"、"邪不除则正难安"的理论，本研究以整体观念，辨证论治为指导，针对慢性病毒性肝炎肝纤维化的病因病机，集益气解毒、化瘀通络之多种治法于一炉，既选用丹参、桃仁、凌霄花等大队活血化瘀通络之品，更重用香菇、绞股蓝、生黄芪以益气扶正；同时入虎杖、汉防已、山慈菇清热祛湿，解毒散结；柴胡疏肝理气。如此诸药相合，使多个有效组分的综合药理作用在多靶位、多环节、多途径、多层次上进行整体调节，并可能调控细胞、间质的生态平衡及有关功能性基因，从而发挥中药复方抗肝纤维化的优势。本试验结果亦表明，神农纤肝灵的临床疗效确实优于单以活血化瘀药组方的复方丹参片。

3）立足资源、掘挖潜力、用药独特：十堰地处鄂西北秦巴山区，境内有著名的武当山和神农架原始森林，中草药资源非常丰富，由于特殊的气候和生长环境，其中大部分药质优良、疗效独特，如绞股蓝为神农架林区及周边地区所盛产；香菇为房县山区之特产，乃上等食品，亦系治病佳药，品质驰名中外、远销亚欧各国；虎杖在鄂西北山区分布十分广泛，蕴藏量极大；柴胡、丹参……亦随处可得。本单位开展的多项科研课题，均坚持立足本地资源，突出地方特色，发挥山区中草药优势，运用现代科研方法及先进科学技术手段，研制开发新型中草药肝病药物，打出了自己的品牌，创造了本土化技术特色优势。

4）设计周密、观察严格、疗效确切：本课题的确立主要是建立在我们多年采用中草药治疗肝病丰富经验的基础上，立项之前，又进行了大量的资料收集和广泛深入的调查研究，咨询了多位国内知名的肝病专家教授，多次反复论证。其课题活动，采取当今国际上最流行的DME科研方法及临床医学治疗性研究中公认的RCT标准研究方案，进行了系统地临床观察。开题时编写了研究课题实施工作手册，制定了质控标准，试验中严格按照预先设计的方案进行操作。临床资料总结，坚持实事求是的原则，科学地处理各种数据，客观评价试验效果。其结果表明神农纤肝灵胶囊对慢性病毒性肝炎肝纤维化的总有效率达87.5%，明显高于复方丹参片治疗的对照组（对照为70%），两组比较有显著性差异（$P<0.05$）。同时治疗组在减轻或祛除症状、体征、改善影响学、降低肝功能和血清肝纤维化指标以及改善肝组织病理学等方面明显优于对照组。其结果真实性强，具有极大的科学意义和很强的实用价值，其成果填补了国内空白。

参考文献

[1]Hogemann B and Domsche w.Gastroenterol Jpn 1993，28：570.

[2]Greassner AM.Hepatogastroentero 1996，43：92.

[3] 金瑞、常德成、汪俊韬等．益气活血煎剂对免疫性大鼠肝纤维化的治疗作用．中西医结合肝病杂志，1998，8（3）：163–165.

[4] 吴成安，阮怀定．益气凉血化瘀法抗肝纤维化病变疗效观察．中西医结合肝病杂志，1996，6（1）：30.

[5] 杨晴，颜迎春．去纤软肝胶囊治疗乙型肝炎肝纤维化 38 例．中西医结合肝病杂志，2001，11（5）：300–301.

[6] 严红梅， 熊益群， 张赤志等．抗纤软肝冲剂预防大鼠肝纤维化的实验研究．中西医结合肝病杂志，1999，9（6）：26–28.

[7] 吴勃力、马国庆，杨沈秋．丙肝灵胶囊防治大鼠肝纤维化的实验研究．中西医结合肝病杂志，1998，增刊（上）：120–122.

[8] 孙淑鳌，杨守良，唐艳萍等．"抗肝 1 号"对大鼠肝纤维化的治疗作用．中西医结合肝病杂志，1998，增刊（下）：144–146.

[9] 王宏论，吴月娥．青蒿鳖甲汤与大黄庶虫丸抗肝纤维化疗效比较．中西医结合肝病杂志，2001，11（6）：324–326.

[10] 雷陵，张青梅，杨智海．神农苏肝宝治疗慢性乙肝病毒感染的临床研究．中华实用中西医杂志，1999，12（8）：1268–1270.

[11] 刘星谐，喻正呻．黄芪成分和药理活性研究进展．上海医药 .1995，11(2)：121.

[12] 王伯祥．主编．中医肝胆病学．第 1 版．北京：中国医药科技出版社，1993；83.

[13] 马红，王宝恩，陈翌阳等．黄芪对肝纤维化治疗作用的实验研究．中华肝脏病杂志，1997，5（1）：32–33.

[14] 同 [12]：65.

[15] 同 [10].

[16] 程明亮，刘三都．肝纤维化的基础研究及临床．北京：人民卫生出版社，1996.

（本文为 2002 年湖北省重大科技成果，鉴定达国内先进水平。成果证书号：EK020562。）

1.3.7 神农滋肝益气丸

【处方来源】雷陵主任医师临床经验方。

【临床应用时间】1998 年 8 月。

【主要成分】太子参、黄芪、白术、茯苓、山药、薏苡仁、山茱萸、枸杞子、石斛、熟地黄、墨旱莲、白芍、柴胡、虎杖等。

【剂型】小蜜丸，每瓶内装 80g。

【用法与用量】口服，一次 6g，一日 3 次。3 月为一疗程。

【批准文号】鄂药制字 Z20111468。

【功效与主治】具有滋养肝肾、益气解毒功效。主治气阴两虚为主的慢性乙肝病毒感染、早期肝硬化等。

【方解】慢性乙肝病毒感染包括慢性乙型肝炎和慢性无症状乙肝病毒携带者，临床以肝脏慢性炎症性病变及 / 或纤维化为病理特征。慢性乙肝病毒感染属中医“湿温”、“温疫”、“胁痛”、“黄疸”、“湿阻”、“积聚”、“肝著”、“虚劳”等范畴。慢性无症状乙肝病毒携带因无明显临床症状，故无相应的中医病名。慢性乙型肝炎外因系感染湿热疫毒之邪，内因乃正气不足。病理机制为“湿热疫毒”致病因子的持续存在，打破了机体相互联系，相互制约的生理平衡，内环境紊乱，造成肝、脾、肾系统，而以肝子系统功能失调为主的错综复杂的系统失衡病理态。由于湿热壅遏，脉络阻滞或肝郁气滞，血行不畅，日久演变成血瘀络阻之证。湿热耗伤阴血，出现肝阴虚，进而伤及肾阴，导致肝肾阴虚。在整个病程中，以正虚邪恋、虚实夹杂为重心。慢性无症状乙肝病毒携带临床并非无任何症状，临床观察表明，病人均有不同程度的乏力（或易疲倦）、纳差、肝区不适（或肝区痛）、精神郁闷、易罹感冒、腹胀、失眠、头晕等症，由此可见，其病变部位主要在肝脾两脏，究其病机与慢性乙型肝炎初起相似，故治当滋养肝肾、益气解毒。方中太子参、黄芪、白术、茯苓、山药、薏苡仁益气扶正、健脾祛湿；山茱萸、枸杞子、石斛、熟地黄、墨旱莲、白芍滋阴补肾、柔肝养阴；柴胡疏肝理气；虎杖清热解毒、利湿活血。诸药合用，共奏滋养肝肾、益气解毒之功。

1.3.8　神农滋肾养肝膏

【处方来源】雷陵主任医师临床经验方。

【临床应用时间】2008 年 10 月。

【主要成分】沙参、生地、麦冬、枸杞子、当归、川楝子、砂仁、莱菔子等。

【剂型】蜜膏，每盒内装 20 袋，一袋 20g。

【用法与用量】热开水冲服，一次 1 袋，一日 2 次。3 月为一疗程。

【批准文号】院内制剂。

【功效与主治】肝肾阴虚型各种慢性肝病如慢性肝炎、肝硬化、脂肪肝及肝脏肿瘤等。同时根据中医“春夏养阳、秋冬养阴”的养生理论，本品亦用于“春病冬治”之中医肝病“治未病”，慢性肝病患者冬季服用可有效预防春季病情复发和肝功能波动。

【方解】中医认为肝属木，肾属水，肝藏血，肾藏精，肝肾同源，精血互生。肝阴虚可致肾阴虚，肾阴虚可致肝阴不足，进而导致肝肾阴虚。慢性肝病因素体阴虚，或湿热蕴结，日久损伤肝阴，或肝郁化火，耗伤阴血等，常出现肝肾阴虚之证。古方一贯煎为治疗肝肾阴虚之经典代表方，故方中以一贯煎为基础以滋养肝肾、疏肝理气。另加砂仁理气化湿、醒脾开胃，莱菔子行气消食，此二药可顾护脾胃，长期服用而无滋腻碍胃滞气之虞。

1.3.9　神农调脂茶

【处方来源】雷陵主任医师临床经验方。

【临床应用时间】2009 年 9 月。

【主要成分】丹参、决明子、生山楂等。

【剂型】袋泡茶剂，每盒内装 15 袋，一袋 6g。

【用法与用量】口服，一次 1 袋（6g），热开水 200ml 冲泡，一日 4 ～ 6 次。

【批准文号】院内制剂。

【功效与主治】清肝活血、祛脂减肥。主治酒精性和非酒精性脂肪性肝病、高血脂、高黏血症等。

【方解】脂肪性肝病常伴有高血脂及高黏血症。中医认为，脂肪性肝病起因多为过食肥甘厚味，过度肥胖，或饮酒过度，或感受湿热疫毒，或情志失调，或久病体虚以及食积、气滞、疫气等引发。其病变部位在肝，与胆、脾、胃、肾等脏腑密切相关。病机是肝失疏泄，脾失健运、湿热内蕴、痰浊郁结，瘀血阻滞而最终形成湿痰瘀阻互结，痹阻肝脏脉络而形成。故治宜清肝活血、祛脂减肥。方中丹参性味味苦，性微寒。归心、心包、肝经。功能活血祛瘀、凉血消痈，清心除烦，养血安神。实验研究表明，丹参能改善微循环，可改善细胞缺血缺氧所致的代谢障碍，具有抗体外血栓形成、抗血小板聚集及促进纤维蛋白（原）降解的作用。能使门脉血流增加，从而改善肝脏供血和营养。并可促进肝细胞修复与再生、减轻肝坏死和炎症反应，抑制纤维增生、促进胶原纤维降解，对动脉粥样硬化有防治作用；决明子味苦、甘而性凉。功能清肝明目、润肠通便、益肾利水，并有减肥之效。研究表明，决明子对实验性高血脂症大鼠能降低血浆胆固醇、甘油三酯，并降低肝中甘油三酯的含量。对ADP诱导的大鼠血小板聚集有抑制作用；山馇性微温，味酸甘。入脾、胃、肝经。功能健脾开胃、消食化滞、活血散瘀、化痰行气。药理实验证明，本品具有扩张血管、强心、增加冠脉血流量、改善心脏活力、兴奋中枢神经系统、降低血压和胆固醇、软化血管及利尿、镇静作用。并能防治动脉硬化、抗衰老、抗癌。三药合用，共奏清肝活血、祛脂减肥之功。

1.4　中医肝胆病外治特色疗法

中医外治疗法具有悠久历史，并在长期的医疗实践中积累了丰富经验。外治法以中医经络学说和脏腑学说为理论基础，根据不同病情需要，选择相应治疗药物，制成不同剂型，贴敷相应穴位或病变部位，从而达到治疗疾病目的。中医外治疗法有着中药内服及西医疗法所不具备的特点，能通过局部刺激与整体调节两条途径发挥作用。其方法不仅简便、价廉，而且副作用小、无痛苦，患者乐于接受。

三十多年来，雷陵主任医师在应用中医药方法治疗肝胆病过程中，根据中医外治法的有关理论和历代医家实践经验以及民间收集的有效单方验方，研发了10余种中医外治特色疗法，运用临床取得显著效果。兹介绍如下。

1.4.1 神农消鼓舒腹散敷脐疗法

【来源】雷陵主任医师研发的中医外治特色疗法。

【临床应用时间】1984年。

【药物组成】甘遂、大戟、牵牛子、桂枝、防己、槟榔、莱菔子等。

【制备】取上药各100g，烘干，共研细末，调匀，装瓶备用。

【用法】先以温水或75%酒精棉球清洗脐部，然后取药粉12g，加适量食醋，并兑入氮酮1ml，调成糊状置于神阙穴（或水分（水道）穴），外以9×10cm大小的一次性医用敷贴固定。一日1次，夜敷昼取，每次贴敷12小时。7日为一疗程。

【功效与主治】峻下逐水、行气活血、利尿消肿。主治鼓胀（肝硬化腹水）。

【方解】肝硬化腹水属中医“鼓胀”、“单腹胀”、“水鼓”范畴。其病机为为本虚标实，虚实错杂。肝郁、脾虚、肾亏是病之本，气滞、血瘀、水聚是病之标。肝气郁滞、血脉瘀阻、水湿内停是形成本病的三个重要环节。

神农消鼓舒腹散是根据中医“急则治其标”、“邪实宜泻之”、“留者攻之”、“中满者泻之于内”原则研制的中医外治疗法，方中甘遂、大戟、牵牛子皆为峻下逐水之品，功能通利二便，分消水湿，尤其甘遂“直达水气所结之处，乃泄水之圣药”。据现代药理实验，甘遂、大戟、牵牛子对肠黏膜有强烈刺激，可引起炎症性充血和蠕动增加，分泌增多，致峻泻兼有利尿作用[3]。实践表明逐水药不仅能排除肠道水分和气体，缓解胃肠静脉血瘀滞状况，而且能排出毒素和改善肾脏功能，提高利尿药物效果；辅以桂枝辛温，振奋阳气，温通血脉，化气行水。药理实验表明，桂枝具有扩张毛细血管及利尿作用。此外，本品辛散温通行窜之力，可引导诸药直达病所而起引经作用；防己性寒，味苦、辛。辛能走散，通腠理，利九窍，苦可泄降，入肺、脾、肾、膀胱经，通利水道，行水利水，故本品具有良好利尿消肿作用；槟榔辛行温通，沉重主降，能散邪所，宣壅行滞，利气调中，通滞消胀，攻逐水湿，为消积、行气、利水之要药；莱菔子性平，味辛、甘。其味辛，行气消滞，其性降，降逆顺气，从而达到理气消滞之效。以上诸药相合，共研细末，以食醋调成糊状，并加入氮酮外敷神阙穴。如此共奏行气导滞、活血通脉、逐水通便、利尿消肿之功。

【操作常规】

1. 评估

（1）核对医嘱。了解既往史、过敏史、当前主要症状、体质及相关因素。

（2）了解患者年龄文化程度、心理状态及对疾病的信心。

2. 用物准备

治疗盘、一次性敷贴、神农消鼓舒腹散、食醋、压舌板、弯盘、温水、纱块。

3. 操作程序

（1）仪表大方，衣帽整齐。

（2）核对医嘱。

（3）核对床号、姓名、年龄、诊断；介绍并解释；评估患者主要临床表现及部位，相关因素，体质、既往史，心理状态等，以取得配合。

（4）洗手、戴口罩。

（5）准备物品。取神农消鼓舒腹散药粉12g，加入适量食醋，并兑入氮酮1ml调成糊状，均匀涂于一次性敷贴上，备用。

（6）携用物至病人床旁，再次核对。松开衣着，暴露神阙穴，注意保暖。

（7）用温水洗净肚脐周围皮肤，将敷贴敷于肚脐上，固定好。

（8）随时观察患者皮肤有无不适情况。保留12小时。

（9）协助衣着，整理床单元，询问需要。

（10）清理用物，洗手、取口罩。记录。

（11）十二小时后揭掉，用温水擦洗皮肤，观察皮肤颜色及完整度，询问病人需要。

（12）洗手，记录敷药后的效果。

4. 注意事项

（1）脐部皮肤不完整者不宜敷药。

（2）敷药前需清洁局部皮肤。

（3）涂药厚薄均匀，稠稀度适宜。

（4）敷药过程中要注意观察病人有无皮肤瘙痒、丘疹、红肿等过敏现象。如出现以上情况应立即停药，必要时遵医嘱行抗过敏治疗。

【临床研究】2006 年 1 月至 2007 年 12 月，雷陵主任医师主持对 80 例肝硬化腹水（Ascites due to Cirrhosis）患者进行了前瞻性随机、对照观察，同时配合饮食、情志、用药为主的中医特色护理措施，取得良好效果。其结果如下。

1. 研究设计

采取随机、平行对照、前瞻性临床试验方案。

2. 医学与论理

按照《赫尔辛基宣言》（2000 年 10 月爱丁堡版），充分尊重病人的意愿，详告本研究内容，自行决定是否参加本试验，并做出口头或书面同意，由诊治医生记录于知情同意书中。

3. 资料与方法

（1）病例选择及分组：

1）诊断标准：参照 2000 年 9 月中华医学会传染病与寄生虫病学分会、肝病学分会西安会议联合修订的《病毒性肝炎防治方案》有关肝硬化失代偿期并发腹水的临床诊断标准 [1]。

2）纳入标准：

A. 符合肝硬化失代偿期并发腹水诊断标准。

B. 年龄为 16 ～ 70 岁。

C. 有至少 1 年以上的慢性肝炎病史。

D. B 超和 / 或 CT 检测符合肝硬化腹水特征。

3）剔除标准：

A. 发生上消化道大出血。

B. 并发肝性脑病。

C. 并发肝癌。

D. 并发肝肾综合征。

E. 血清白蛋白小于 30.0g/L。

F. 合并其他严重疾病。

G. 酗酒。

4）分组：根据统计学方法估计样本含量，共确定 80 例肝硬化腹水病人为观察对象。按随机均衡化原则，分为治疗组 40 例，对照组 40 例。

（2）一般资料：两组病例治疗前基本病情资料如下，详见表 1-3-50 所示。

表 1–3–50　两组病例治疗前基本情况比较

项目		治疗组	对照组
例数		40	40
I/O（住院 / 门诊）		33/7	35/5
M/F（男 / 女）		24/16	26/14
年龄（±S，Y）		17 ～ 69(45.96±10.23)	18 ～ 70(47.15±12.7)
病程（±S，Y）		1 ～ 18(8.35±2.8)	1 ～ 17(7.98±2.13)
病因分类	乙肝肝硬化	27	28
	丙肝肝硬化	4	3
	乙、丁肝肝硬化	3	2
	其他	6	7
腹水情况	首次出现腹水	19	20
	2 ～ 3 次出现腹水	12	13
	＞3 次出现腹水	9	7
中医辨证	气滞湿阻型	6	5
	寒湿困脾型	4	6
	湿热蕴结型	11	10
	肝脾血瘀型	8	9
	脾肾阳虚型	2	3
	肝肾阴虚型	9	7

注：各项目两组比较，P 均＞ 0.05。

（3）投药方案及疗程：对照组予以西医常规疗法，即利尿、补充白蛋白、保肝、对症及限水、限盐、休息等；治疗组在上述治疗基础上加用神农消鼓舒腹散敷脐（神农消鼓舒敷散由甘遂、大戟、牵牛子、桂枝、防己、槟榔、莱菔子等组成）。配制方法：取上药各等份，烘干，共研细末，调匀，装瓶备用；使用方法：以 75% 酒精棉球清洗脐部，然后取药粉 12g，加适量食醋，并兑入氮酮 1ml，调成糊状置于肚脐上，外以一次性医用敷贴固定。每日换药 1 次，每次贴敷 12 小时。

均 7 日为一疗程，共 2 疗程。

（4）观察项目及方法：

1）筛选及基础值测定：

A. 病史询问，体格检查。主要症状、体征观察包括乏力、纳差、腹胀、便秘、尿少、气促、黄疸，以及肠道排气、排便和尿量、平脐腹围、体重、血压等。

B. 肝功能试验包括：TBil，重氮法，正常值＜ 17.1umol/L，试剂采用北京中生生物技术有限公司出品；ALT，速率法，正常值＜ 40u/L，试剂采用上海长征康仁医学科学有限公司出品；AST，速率法，正常值＜ 40u/L，试剂厂家同 ALT；GGT，速率法，正常值＜ 54u/L，试剂厂家同 ALT；TP，双缩脲法，正常值为 60 ～ 80g/L，试剂采用星亚医疗品有限公司出品；Alb，溴甲酚绿法，正常值为 40 ～ 55g/L，试剂厂家同 TP。均以意大利产 Elimat-400 型全自动生化分析仪检测。

C. 血清病毒学指标包括 HBVM，ELISA 法，试剂采用科华生物工程股份有限公司出品；Anti-HCV、Anti-HDV，试剂采用华美生物工程公司出品；统一用美国产 Elx800 型酶标分析仪检测。HBV-DNA，荧光 PCR 法，采用上海复星实业股份有限公司生产的微量荧光检测仪检测。

D. B 超重点观察肝胆脾形态、腹水变化情况。统一采用日本产 SSD-630 型超声仪（探头频率为 3.5MHZ）或美国产 HDI-ESP 型惠仪彩色超声诊断仪（探头频率为 3.5MHZ）。

E. 安全性观测指标包括血常规（WBC 、HGB 、PLT 等），仪器由日本东亚株式会社提供，机型为 K-1000 型；肾功能（BUN、Cr），速率法，试剂厂家同 ALT；心电图；敷药后脐部皮肤有无潮红、瘙痒、溃烂以及腹痛等情况。

2）治疗期间测定：治疗期间每天观察记录症状体征变化以及敷药后排气、排便和尿量、平脐腹围、体重、血压等变化情况；B超1周复查1次；肝功能于治疗2疗程后复查；同时注意观测病人敷药后脐部皮肤有无潮红、瘙痒、溃烂及腹痛等不良反应。血常规、肾功能、心电图于治疗前后各检测1次。

（5）统计学方法：计量资料求，用t检验；计数资料求%，用x^2检验；等级比较用Ridit分析。

4. 结果

（1）两组治疗前后症状体征变化情况。

1）主要症状体征变化情况 详见表1-3-51所示。

2）尿量、腹围、体重变化及排便、排气情况，详见表1-3-52所示。

表1-3-51　两组治疗前后主要症状体征变化情况比较（例数）

组别	时间	乏力	纳差	腹胀	便秘	尿少	气促	黄疸
治疗组	治疗前	32	30	40	25	40	14	16
	治疗后	3*	5*	2*	1*	2*	1	9
对照组	治疗前	34	29	40	26	40	13	18
	治疗后	12	14	10	6	7	4	11

注：x^2检验，与对照组治疗后比 *$P < 0.05$。

（2）两组治疗前后肝功能变化情况，详见表1-3-53所示。

（3）两组治疗前后B超变化情况，详见表1-3-54所示。

表1-3-52　两组治疗前后尿量、腹围、体重及排便、排气变化情况比较（$\bar{x} \pm s$）

组别	例数	时间	尿量(ml/d)	腹围(cm)	体重(Kg)	排便(次/d)	排气(次/d)
治疗组	40	治疗前	560.3±23.7	89.8±12.1	61.5±8.6	0.67±0.21	1.06±0.32
		治疗后	1500.8±62.4*	71.2±9.4**	52.6±7.2	1.54±0.87*	3.65±1.2**

注：t检验，与对照组治疗后比 *$P < 0.05$；**$P < 0.01$。

续表

组别	例数	时间	尿量 (ml/d)	腹围 (cm)	体重 (Kg)	排便 (次/d)	排气 (次/d)
治疗组	40	治疗前	585.1 ±30.2	94.1 ±3.7	62.8 ±9.7	0.72 ±0.28	1.02 ±0.4
		治疗后	1260.6 ±59.9	83.4 ±10.7	53.8 ±6.2	1.12 ±0.68	1.81 ±0.76

表 1-3-53　两组治疗前后肝功能指标变化情况比较（$\bar{x} \pm s$）

组别	例数	时间	TBil (umol/L)	ALT (u/L)	AST (u/L)	GGT (u/L)	TP (g/L)	Alb (g/L)
治疗组	40	治疗前	35.8 ±8.7	98.15 ±8.02	107.6 ±7.15	154.21 ±8.99	68.22 ±5.29	31.12 ±5.03
		治疗后	16.23 ±6.04*	58.27 ±5.91	60.13 ±4.12	78.35 ±4.33	70.21 ±3.64	35.23 ±4.17
对照组	40	治疗前	34.9 ±9.15	96.58 ±7.24	105.23 ±8.36	149.9 ±7.82	70.12 ±6.01	30.75 ±4.88
		治疗后	21.4 ±8.38	54.16 ±4.83	64.03 ±5.6	81.83 ±3.97	73.56 ±4.81	34.36 ±3.85

注：t 检验，与对照组治疗后比 *$P < 0.05$。

表 1-3-54　两组治疗前后 B 超变化情况比较

组别	治疗前腹水例数	治疗后腹水例数	腹水消失率（%）
治疗组	40	5	87.5*
对照组	40	13	67.5

注：x^2 检验，与对照组比 *$P < 0.05$。

（4）两组治疗后腹水消退情况：

1）疗效判定标准：参照中国中医药学会内科肝病专业委员会大连会议 (1993 年 8 月) 讨论通过的肝硬化腹水关于腹水消退疗效评定标准[2]。

A. 腹水消退 I 级：腹水完全消退，B 型超声检查腹水阴性，稳定 3 个月以上。

B. 腹水消退 II 级：腹水大部分消退，临床体检轻度移动性浊音，B 型超声检查腹水少量。

C. 腹水消退 III 级：腹水有所消退，平脐腹围缩小 3.0cm 以上。

2）腹水消退疗效比较，详见表 1-3-55 所示。

表 1-3-55　两组治疗后腹水消退疗效比较（例数）

组别	例 数	腹水消退 I 级	腹水消退 II 级	腹水消退 III 级
治疗组	40	35	4	1
对照组	40	27	8	5

注：Ridit 分析，两组比较 $^*P < 0.05$。

（5）不良反应：治疗组于敷药 1 周后均有不同程度脐部皮肤潮红，在敷药 1 ～ 3 天时出现腹痛 8 例，疗程中出现脐部皮肤瘙痒 21 例，疗程结束时脐部皮肤有轻度溃烂者 2 例。血压、血常规、肾功能、心电图检测未发生特殊变化。所有出现不良反应的患者，除皮肤瘙痒者给予皮炎平软膏外涂外，其他均未作特殊处理，皆完成了疗程。

5. 护理

（1）一般护理：首先我们对住院病人合理安置病床，具体根据病证性质，寒湿困脾、脾肾阳虚型安置在向阳温暖病室；湿热蕴结、肝肾阴虚型集中在背阴凉爽病室，同时病室保持安静，经常通风换气，保持空气新鲜。病室温度调控在 18 ～ 20℃，寒湿困脾、脾肾阳虚型患者略偏高，湿热蕴结、肝肾阴虚型略偏低。病室湿度一般在 50% ～ 60%，寒湿困脾、湿热蕴结、脾肾阳虚型患者湿度略偏低，肝肾阴虚型患者湿度略偏高。患者卧床休息，病情重者绝对卧床休息，高度腹胀者取半卧位休息，长期卧床患者预防发生褥疮，按时更换体位，每天以乳液或红花酒精按摩受压部位，保持床单平整干燥。准确记录出入量，观察尿量，每日测腹围、体重各 1 次。密切观察病人生命体征、神态变化，出现神志改变的患者，及时报告医生处理。本病患者抵抗力差，故我们注重加强口腔、皮肤等基础护理，尽量避免病人受凉，从而减少了感染发生。

（2）饮食护理：合理膳食可促进肝硬化腹水患者病情康复，饮食不当则防碍脾胃消化吸收，甚至加重病情。因此，我们十分重视饮食护理，及时指导病人合理饮食，配合治疗给予高热量、优质蛋白质（血氨增高时禁食）及高维生素食物，食物柔软易消化，不偏嗜，少食多餐，戒烟酒，限水限盐，每天食钠量限制在250～500mg（或氯化钠0.6～1.2g），水限制在1 000～1 500ml/d。根据中医辨证，气滞湿阻型给予柑橘、苡仁、萝卜、山药、扁豆等理气健脾食物；脾肾阳虚型适当进食黄芪粥、核桃粥、党参粥等健脾益肾之品；寒湿困脾型予以鲤鱼、赤小豆等健脾利水之品。由于辛辣食物多生热、生冷食物多生湿、坚硬油腻之物碍胃不易消化，故我们瞩病人忌辛辣、生冷、油腻、煎炸、硬固及刺激食品。此外，本组患者都表现有食欲不佳，甚至厌食，我们通过指导家属尽量调剂多样化和适口饮食，所有病人食欲均得到改善。

（3）情志护理：本组患者均有不同程度心理负担，或表现为精神忧郁，性情急躁，坐卧不宁，或考虑工作、学习、家庭等，或因本病缺乏特效疗法而恐惧、紧张、苦闷，甚至悲观失望。对此，我们紧密结合病情，针对每位患者不同心理状况，做深入细致的思想工作，耐心解答和开导病人提出的问题，实事求是地讲解病情及治疗难易和规律，并安排治疗效果好的患者进行现身说法。对于病情恶化患者，向家属交代病情，不直接告诉患者本人，避免不良刺激。总之，我们尽可能为患者提供最大方便，以高度责任心和同情心诚恳热情关心体贴、安慰同情病人，消除不良心理。通过有效的情志护理，患者治疗期间心境坦然，精神愉悦，对治疗充满信心，均积极配合治疗。

（4）神农消鼓舒腹散敷脐治疗的护理：神农消鼓舒腹散由中药行气导滞、活血通脉、峻下逐水之品组成，具有强烈泻下通便、利尿消肿作用，敷用后尿量明显增加，排气、排便增多，腹围缩小，体重减轻。但本疗法也有一定副作用，尤其方中甘遂、大戟、牵牛子具有毒性，治疗后可出现轻微腹痛、以及局部皮肤潮红、瘙痒、甚至溃烂等不良反应，因此，必须进行合理的护理和指导。我们进行治疗时预先告知病人可能发生的不良反应，取得患者配合。备配药思想集中，不与人交谈，坚持查对用药，避免发生差错。给药前洗净双手，戴好口罩，配药在光线明亮处进行，治疗过程中严格操作规程，调制药膏时食醋用量适当，避免调制过稠或过稀，加兑氮酮严格掌握剂量，同时注意药物不外漏弄脏衣物、床单。严密观察敷药后反应，注意生命体征变化，详细记录尿量、平脐腹围、体重及排气、排便情况，出现不良反应及时予以处理。本文采用神农消鼓舒腹散敷脐治疗的40例患者，于敷药1周后均有不同程度脐部皮肤潮红，在敷药1～3天时出现腹痛8例，疗程中出现脐部皮肤瘙痒21例，疗程结束时脐部皮肤有轻度溃烂者2例。我们对21例皮肤搔痒患者给予皮炎平软膏外涂缓解，8例腹痛病人采取腹部热敷消失，2例局部皮肤溃烂患者涂以红霉素软膏痊愈，皮肤潮红者未做特殊处理。所有出现不良反应患者均未终止治疗，皆完成了疗程。

6. 讨论

（1）中医学对肝硬化腹水的认识：

1）概念：肝硬化腹水（Ascites due to Cirrhosis）是现代医学病理名称，在中医书籍中，没有肝硬化腹水的病名，但历代医书有“单腹胀”、“蛊胀”、“鼓胀”等类似疾病名称。“风、痨、鼓、膈”历来为中医内科四大难症。鼓胀最早见于《内经》，如《灵枢·水胀》篇云：“鼓胀何如？”岐伯曰：“腹胀身皆大，大于肤胀等也。色苍黄，腹筋起，此其候也。”对症状的描述颇为详细。《难经·五十六难》谓：“脾之积名曰痞气，在胃脘，覆大如盘，久不愈，令人四肢不收，发黄疸，饮食不发肌肤。”因此，根据临床特征，现代医学的肝硬化腹水应归属于中医“鼓胀”、“单腹胀”、“水鼓”范畴。

2）病因病机：李平等[3]认为本病病因病机主要有三个方面：一是湿热邪毒内侵，损伤肝体；二是正气虚弱，病邪留宿；三为肝血瘀阻，气血凝滞。代三红[4]认为本病多为感染湿热、疫毒、疫虫之邪，致肝失疏泄、肝气郁结，日久气血互结所致。姚民武等[5]认为本病多以肝脾血瘀、正虚瘀结为病机。薛爱荣[6]认为其病机为气虚血瘀、湿热疫毒之邪蕴结，伤及脏腑。耿梓轩[7]认为本病初期在肝脾，病久及肾，即肝郁脾虚、肝肾双亏、瘀血阻络，日久水湿内停而成鼓胀，其中脾虚血瘀是病机的关键。总之，中医认为肝硬化的发生原因与郁结、饮食所伤、寒邪外袭以及久病体虚，或黄疸、疟疾等经久不愈等有关。正气不足，毒邪留连不解，导致肝脾受损、脏腑失和、气机阻滞、瘀血内停、痰湿凝滞，最终造成肝脾肾三脏功能失调、气血水交互搏结，从而演变为本虚标实、错综复杂的水鼓（失代偿期肝硬化）之症，病久累积肾脏，气化无权，则水浊壅结更甚，使病入险境。是病肝郁脾虚肾亏是病之本，气滞、血瘀、水聚是病之标。气、血、水三者在生理上相互依赖，相互制约，病理上则相互影响，互为因果。气行则血行，气滞则血凝，气能化水，水能化气。因此，肝气郁滞，血脉瘀阻，水湿内停是形成本症的三个重要环节。根据本病的演变规律，中医辨证一般分为气滞湿阻、寒湿困脾、湿热蕴结、肝脾血瘀、脾肾阳虚及肝肾阴虚六型。

3）临床表现：肝硬化的临床表现从中医四诊中看，望诊表现为或面黄、身黄，或面热而红，或蟹爪纹理，手掌、鱼际部赤红，或面色晦暗，或尿黄，或面目虚浮、跗肿，或体瘦神萎，口干唇燥，或鼻出血、齿出血、皮下出血，或呕血、黑便，或腹大如鼓、青筋暴露、舌红或暗淡或暗紫、苔薄白或薄黄、或黄腻、或白腻或少苔。闻诊有呃逆反胃或言语无力，或口中异臭。问诊有胁肋胀痛，胸腹痞满，或口干苦、食少纳呆，或恶心，或神疲乏力，或五心烦热、少寐多梦。切诊肋下触及痞块，或肋下触痛、脉弦细数或弦滑数等。腹水出现的病人自感腹胀，甚至腹胀难忍，大量腹水使腹部膨隆，腹壁绷紧发亮，状如蛙腹，往往伴有呼吸困难，患者行走困难，并可伴有胸水，病人十分痛苦。若腹水持续不消，可演变为顽固性腹水。

（2）传统中医外治疗法的理论依据及有关脐疗的认识：明代医家徐大春曰：“汤药不足尽病，用膏贴之，闭塞其气，使药性由毛孔而入腠理，通经贯络，或托而出之，或攻而散之，较胚药尤为有力。”

《灵枢·经筋》“颊筋有寒，则急引颊移口，有热则筋弛纵缓，不胜收故僻。治之以马膏，膏其急者，以白酒和桂”。

清代医家吴师机曰：“外治之理即内治之理；外治之药亦即内治之药，所异者，法耳。”外治法“用之得当其立应”！

“诚以服药须从胃入，再由胃分布，散而不聚，不若膏药之扼要也。”

“服药经由上焦而达下焦，不若膏药之径捷。”

“膏药治脏腑均妙者，盖见病则治，不走迂途，中病即止，亦无饴患，经所谓适其所是也。”即药力直达病所。

综合有关文献，易汤为膏理由为：①前人有变汤剂为外治之成功经验。如“昔叶天士用平胃散炒熨治痢，用常心饮炒嗅治疟变汤剂为外治，实开后人无限法门”。②“汤液内治犹在窨暗室也”。难以预测后果，尤其是毒药，性味峻猛之药治病，其效更难把握，“无论妄为下药，药适加病”，不仅未能愈疾，反而使病情加重。③“尚遇不肯服药之人，不能服药之症，而其情其理万万不忍坐视者，以外帖之剂代之，可补其不足。”④汤丸“不能一目数服，而膏与药可一日数易，只在用者之心灵手敏耳”，在用药剂量上，膏剂较之汤丸容易把握。⑤外治较之内治经济，即所谓“有以一膏起家者，资亦不必多也”。

药物填于脐中，可借气味俱厚，以气相感，激发俞穴功能，产生效能。脐又名“神厥“，是任脉所过之穴，具任、督、冲脉，“一源三歧”，任脉总任阴经，是十二经脉之海，又称五脏六腑之海，故任、督、冲三经可调理诸经。“神厥位居中焦，是中下焦的枢纽。邻近输布肝胆脾胃，具理肠止泻、温补肾阳、调理阴阳的功能。若内服药治病，无论病在何处，均需药入胃，再输布至病所，药路遥远。脐中填药，意在近病所处，药走捷径，从一些病的药效观之，效优于内服。

脐，连与脐带以供胎儿营养，是先天赋予生命之根蒂，可主先后天的疾病，尤为小儿，断脐时间短，脐角质层更薄，屏障弱，更易渗透药味。

药物填脐多选用辛散芳香行窜之药物，藉其气味俱厚，散通行窜之力，直达病所，通过临床辨证处方，将其药物研成细末敷用。除用于粉药布散外，大部分都用于敷料，如食盐可助阳温中散寒，又软坚增强渗透力；醋消毒并借气引经和止痛；姜有辛散温通引经作用，香白芷有止痛并代替麝香，芳香窜透之力，且方便廉价；水和米汤可调药物为糊状，又浸出药味之功，白酒起辛散温通活血，芳香行窜之效。

（3）肝硬化腹水敷脐治疗的现代生理病理基础：敷脐疗法治疗肝硬化腹水作用机制在于脐的生理功能、腹水形成的病理生理基础与药物透皮吸收途径三个方面。

1）脐的生理特点：脐名“神阙”，亦名“名蒂”，是人体先天之本源。胎儿在母体生长发育过程中，脐是胎儿供血、供氧以及输送营养成分的唯一通路，胎儿赖此以维持生命活动。《医学源始》言：“人之始生，生于脐与命门，故为十二经脉始生，五脏六腑之形成故也。”脐与经络、血管、神经均有密切联系。

2）脐与穴位。脐为任脉要穴，与督脉命门相应，任督经气相通，共理人体诸经百脉；脐亦为冲脉循行之地，冲为经脉之海，任督冲内通十二经脉、五脏六腑、四肢百骸，联系全身之经脉，起着调节气血、脏腑生理功能的作用。

3）脐与血管。脐部的血管分布非常丰富，脐中含有腹壁动脉、静脉分支，药物渗透性强，吸收快。脐下腹膜还有丰富的静脉网，连接门静脉，使药物得以经此捷径直达肝脏。

4）脐与神经。脐中分布有第十肋间神经前皮支的内侧支。有资料表明不断刺激脐中穴，会使脐部皮肤上的各种神经末梢进入活动状态，以促进人体的神经体液调节，提高免疫机能，调整植物神经功能，改善各组织器官的功能活动，从而防病治病。此外，脐下组织表皮角质层较薄，又无脂肪组织，屏障作用差，皮肤直接与腹膜筋膜相通，内与小肠相连，有利于药物的渗透吸收。脐又是胚胎发育过程中腹壁的最终闭合处，皮肤敏感度高，有利于药物通过经络发挥作用。因此，敷脐可通过经络传导、药物吸收代谢及神经调节而发挥整体调节，也可通过药物的局部刺激达到治疗效果。

总之，现代解剖学证明脐部具有独特的吸收构造，局部解剖表明脐角质层薄，无皮下脂肪，与筋膜腹膜直接相连，脐周有敏感的神经分布，有腹下动脉分支和丰富的静脉网。脐动脉独无胆固醇堆积，其汗腺和皮脂腺更是高分子物质的吸收通道。亦有资料报道穴位对药物有特殊的亲和力，水和作用能促进药物的吸收，总之，现代医学认为脐是屏障薄弱、适应渗透药味的部位，是一个良好的透皮给药途径。

（4）腹水的病理生理特点与敷脐作用机制：肝硬化时腹水形成机制复杂，至今尚未完全明了，门脉高压是其形成基础，此外与全身血流动力学紊乱，以及肾素—血管紧张素系统等代偿途径的激活密切相关。肝硬化时肝窦毛细血管化与门脉压增高，导致血管床毛细血管壁通透性增强，血液中水分与淋巴液易外渗形成腹水。一氧化氮等合成增多，使血管阻力下降，呈高动力循环状态。另外肝硬化时肝细胞白蛋白合成减少，血浆胶体渗透压降低，肝脏灭活抗利尿激素与醛固酮等作用减弱，也有助于体内钠潴留与腹水形成。一般肝性腹水对利尿剂反应良好，但是难治性腹水患者对利尿剂反应差，因腹水形成后重吸收缓慢，若使用大量利尿剂并超出腹水最大吸收率，可能导致循环血容量下降，肾功能受损，从而引起少尿与氮质血症一系列严重后果。研究表明腹腔液体重吸收有很大限度，但在单纯放腹水后，腹水形成却非常迅速，甚至是腹水重吸收量的3.1倍。此外，腹水常会伴有自发性腹膜炎、电解质紊乱、内毒素血症而使利尿、抗感染、放腹水或腹水浓缩回输等治疗效果受到较多局限，且有的治法存在较明显的副作用。因此充分发挥祖国医学优势，以综合治疗肝硬化腹水有重要意义。

肝硬化腹水病理生理特点使中药敷脐疗法有特殊意义。由于门脉高压，侧支循环形成与开放，使食管下段胃底静脉曲张，口服药物有增加其破裂的危险性；而且胃肠道瘀血水肿，以及腹水压迫，胃容积减小，使得患者厌食或进食困难。敷脐属于外用疗法，可免除上述弊端。脐部血管丰富，门静脉与脐静脉、腹壁静脉与上、下腔静脉间形成通道，更利于敷脐药物经过该侧支循环进入血流而发挥作用。此外，肝硬化腹水时，肠道细菌过度生长及菌群失调，内毒素生成增加，而硬化的肝脏对内毒素的清除功能减退，易致内毒素血症的发生，而内毒素血症往往是难治性腹水的原因之一，中药敷脐可促进肠道蠕动与气体排出，缓解胃肠静脉瘀血，改善内毒素血症与肾功能，提高利尿药物效果[8]。

（5）中药的透皮吸收途径：中药敷脐治疗肝硬化腹水除通过局部刺激、经络与神经调节之外，另一重要机制便是中药的透皮吸收进入血液循环而发挥作用。药物透皮吸收可避免胃肠道刺激、肝脏的“首过效应”、以及药物半衰期短、必须多次给药等缺点，并且具有给药方便、消减药物浓度峰谷现象等优点[9]。

中药敷帖透皮吸收机制主要包括；①皮肤渗入。药物经表皮渗入真皮，并通过皮肤动脉通道、角质层转运（包括细胞内扩散、细胞间质扩散）和真皮转运而被皮肤乳头层中的毛细血管网吸收，从而进入血液循环。②穴位的药物吸收。与其他部位皮肤相比，穴位处皮肤阻抗低、电容大、电位高，有利于药物吸收。③水合作用。中药敷贴可在局部形成一种汗水、难以蒸发扩散的密闭状态，使角质层含水量由5%～15%增至50%。角质层经水合作用后，可膨胀成多孔状态，易于药物穿透。研究证明，药物的透皮速率可因此增加4～5倍，同时使皮温从30℃增至37℃，加速血液循环。④表面活性剂或透皮促进剂的作用。如膏药中所含铅皂是一种表面活性剂，可促使被动扩散的吸收，增加表皮类脂膜对药物的透过率。月桂氮卓酮（Azone）等均有显著的促大多数亲水性或疏水性化合物的透皮吸收作用。⑤芳香药物的促透作用。离体皮肤实验表明芳香性药物敷于局部可促进药物透皮能力，因此外治方药中，冰片、麝香、沉香、檀香、菖蒲、川椒、白芥子、生姜、肉桂之类芳香药物几乎每方必用[10]。

研究发现中药成分在透皮吸收中所起的作用不一样，有的直接透过皮肤吸收，有的则促进其他成分透皮吸收，发挥中药透皮吸收促进剂作用。常见的可直接透皮吸收的中药成分有：①二萜类和雷公藤甲素。②生物碱，如含盐酸小檗辟碱、马钱子碱、青藤碱等。③其他如阿魏酸、丹参酮等[11]。作为透皮吸收促进剂的中药具有刺激性小的特点，常见成分包括：①单萜和倍半萜类，如薄荷醇、冰片和龙脑等。②精油类，如桉叶油、薄荷油与松节油等。③生物碱，如小檗碱、黄连碱、巴马汀及黄连的甲醇提取物等。

可见，中药敷脐治疗肝硬化腹水综合了脐部生理、门脉高压病理生理与中药透皮吸收等特点，作用较峻下逐水之剂缓和，且安全方便，是一种有效的辅助治疗方法。

（6）神农消鼓舒腹散敷脐疗法的来源：中医敷脐疗法具有悠久历史，敷脐又称脐疗，它以中医经络学说和脏腑学说为理论基础，根据不同病情的需要，选择相应的治疗药物，研制丸、散、膏、丹、糊等剂型，将其贴敷于脐中，上用胶布、纱布等覆盖固定，或适当的灸疗，或热熨，以达到预防、治疗疾病的目的。早在春秋战国时期的《五十二病方》中即有肚脐填药、涂药、敷药的记载，而敷脐治疗腹水最早见于明代，《本草纲目》记载："方家仲满，小便不利者，以赤根捣烂，入麝香三分贴于脐心，以帛束之，得小便利，则消肿。"外治专家吴师机在《理瀹骈文》中精辟指出"外治之理即内治之理；外治之药亦即内治之药；所异者，法耳！"现代临床应用多以复方治疗，如徐化君[12]创制的商陆愈臌散(含商陆、甘遂、黑白丑、槟榔、沉香、葱白)；郭晓华等[13]创制的消水贴(含甘遂、牵牛子、肉桂、车前子)；王尚珂等[14]研制的消水丹(含甘遂、大戟、硫磺、轻粉、木香、葱白)；王瑞霞[15]创制的十臌取水膏(含大戟、甘遂、麻黄、乌梅、葫芦巴等)；雷陵[16]则以甘遂、牵牛子、防己、槟榔、沉香、桂枝组方治疗。总之，敷脐作为一种外治疗法，有着中药内服及西药疗法所不具备的特点。敷脐疗法不仅简便、价廉，而且副作用小、无痛苦，患者乐于接受，能通过局部刺激与整体调节两条途径发挥作用。

神农消鼓舒腹散敷脐疗法是我科雷陵主任医师充分发掘整理传统中医药外治疗法，在收集鄂西北山区民间单方验方和吸收现代医学知识及应用先进科学技术基础上，结合自己多年临床治疗和护理肝硬化腹水的经验，创制的一种特色疗法。十余年来，通过大量的临床验证，取得满意效果，深受患者好评和同行赞扬。

（7）神农消鼓舒腹散药物组成、功效及方义：

处方组成：甘遂、大戟、牵牛子、桂枝、防己、槟榔、莱菔子等（用量各等份）。

功效：行气活血、利尿通便、逐水消肿。

方义：本方主要有7味中药组成，方中甘遂性味苦、甘，寒，有毒。入肺、脾、肾、大肠四经。甘遂根含Y-大戟甾醇、甘遂甾醇、α-大戟甾醇；并含有20-去氧巨大戟萜醇的衍生物，巨大戟匝醇的衍生物，β-氧化巨大戟萜醇的衍生物，甘遂萜酯A及甘遂萜酯B。此外，尚含棕榈酸、柠檬酸、鞣质、草酸、树脂、葡萄糖、蔗糖、淀粉、维生素B_1。其药理作用为：①泻下作用。能强烈刺激肠黏膜，引起炎症性充血和肠蠕动增加，造成峻泻。②利尿作用。临床实践表明，无论是用炙甘遂研末内服治疗水肿，或是采用甘遂散外敷治疗不同病证引起的小便不利，均可收到通利小便的效果。③甘遂萜醇A、B有镇痛作用。④小剂量甘遂能使离体蛙心收缩力增强。《神农本草经》载："甘遂，味苦、寒。主大腹疝瘕腹满，面目浮肿，流饮宿食，破症坚积聚，利水谷道"。《汤液本草》："甘遂可以通水，而其气直透达所结处"。《本草崇原》："土气不和则大腹，大腹则腹满，由于土不胜水，外则面目浮肿，内则留饮宿食，甘遂治之，泄土气也。为疝为瘕，则症坚积聚，甘遂破之，行隧道也。水道利则水气散，谷道利则宿积除，甘遂行水气而通宿积，故利水谷道"。因此，该药治疗肝硬化腹水主要取其以下作用：①峻下泻水。甘遂味苦能降泻，根药主下沉，归肺、脾、肾诸经皆与水液气化调节相关，故功专行水而为泻水除湿峻品，《珍珠囊》谓"乃泄水之圣药"。②通利二便。甘遂苦能降泻，寒可除热，入肺、肾、大肠经则能开二阴，祛邪热，行大便，利水道而具有通利二便之功，《本草崇原》谓其"利水谷道"。③利水除胀。《金匮要略论注》"甘遂性苦寒，能泻经隧水湿，而性更迅速直达。"《药性论》

"能治心腹胀满"。④缓急止痛。甘遂味苦，善泻经遂水湿而通脉络，又兼甘味，更可缓解痉挛拘急，故外用贴敷患处，有缓急止痛之功[17]。大戟性味苦、辛，寒，有毒。入肺、脾、肾三经。有效成分含大戟甙，由大戟甙元与 D- 葡萄糖、L- 阿拉伯糖缩合而成。并含有机酸、鞣质、树脂胶、糖、多糖，并分离出大戟酸与三萜醇。其药理作用：①能刺激肠管，引起肠蠕动增加，产生泻下作用。此外，本品提取物能扩张末梢血管。②利尿作用。临床治疗肝硬化腹水取其泻水逐饮作用，《神农本草经》载："大戟味苦、寒。主蛊毒，十二水。苦能直泄，能泄脏腑水湿，通利二便"。《本草经疏》："大戟，苦寒下泄，故能逐诸有余之水"。张寿颐谓："大戟……利大小便，固通泄攻破之专职矣"。对胸腹积水有独特疗效[17]。牵牛子性味苦、辛、寒，有毒。入肺、肾、大肠、小肠四经。牵牛种子含牵牛子甙、牵牛子酸甲及没食子酸，另含生物碱麦角醇、裸麦角碱、喷尼棒麦角碱和野麦碱。其药理作用为：①泻下作用。牵牛子甙的化学性质与泻下素相似，有强烈的泻下作用。牵牛子甙在肠内遇胆汁及肠液分解出牵牛子素、刺激肠道，增进蠕动，导致泻下。②利尿作用。利尿原理与增强肾脏活动有关，使尿量增加。临床治疗肝硬化腹水取其①泻水消肿。牵牛子苦辛寒入肾经，走水道、既能泻水，又能利尿，使水湿从二便排除。②泻下通便。《本草正义》谓："牵牛、善泻湿热，通利水道、亦走大便"。冉雪峰《大同药物学》："……惟牵牛滑利苦泻，以行水者行气，气化能出，不惟从小便出，并从大便出，濒湖所谓气分通，三焦气顺，则痰逐饮消，上下通快者是也"。故本品具有良好行气利水、泻下通便作用，能通大便，去积滞，利水消肿[17]。桂枝性味辛、甘，温，无毒。入膀胱、心、肺三经。其化学成分含挥发油。其主要成分为桂皮醛、桂皮酸、并含有少量乙酸桂皮酯、乙酸苯甲酯。药理作用为：①桂皮油对兔毛细血管有扩张作用，有加强其他活血化瘀的功效。②利尿作用。发现五苓散中单味中药的利尿作用以桂枝为最强，故认为桂枝为五苓散中的主要利尿成分。③有较强的抗过敏反应。临床用于治疗肝硬化腹水系取其以下作用：①桂枝辛温，温一身之阳气，通周身之血脉。内暖脏腑，外散表寒，为温通血脉之要药。②桂枝辛温，振奋阳气，开发腠理，通调水道，助三焦之阳。③桂枝温中健脾。脾气健旺则水湿不生，温阳化气，则水湿能行，脾健湿化，肿胀自愈。④辛散温通行窜之力，直达病所，起引经作用

[17]。防己性味苦、辛、寒。入膀胱、肺、脾、肾四经。含有多种生物碱，其中主要有效生物碱为汉防己甲素、汉防己乙素、轮环藤酚碱等。可直接扩张血管。《医林纂要》载：防己“功专行水决渎，以达于下。”冉雪峰《大同药物学》：“防己类似木通，冲动力尤大，能逐潴积之水，而为己土之捍御，防制崩溃，故名防己。然实疏泄，而非填补。实苦渗，而非滑泻。在逐水药队中，别具一格……证以今之科学实验，防己入肠，能使肠壁神经吸力强大，入血中，能令全身黏膜充血，又实验肾脏充血尤显，全身过量水分，被驱而向肾脏，而肾脏之工作，亦因而迅速。”由此可见，本品辛能走散，通腠理，利九窍，苦可泄降，入肺、脾、肾、膀胱经，故可行水利水，能通利水道，而消肿。实为利水消肿之要药[17]。槟榔性味苦、辛，温。入脾、胃、大肠三经。槟榔主要含生物碱、脂肪酸、槟榔红色素、槟榔碱。槟榔碱的作用与毛果芸香碱作用相似，可兴奋 M- 胆碱受体，增加肠蠕动，扩张血管。并能增进食欲，因其中含有大量鞣质，故可治腹痛。《名医别录》：“味辛温，无毒。主消谷逐水，除痰癖，杀三虫，疗寸白。”《本草纲目》：“苦辛、温、涩、无毒。治泻痢后重，心腹诸痛，大小便气秘，痰气喘急，疗诸疟，御瘴疠。”《本草汇言》：“入手太阴、阳明，足阳明经。槟榔，主治诸气，祛瘴气，破滞气，开郁气，下痰气，解蛊气，消谷气，逐水气，散脚气，杀虫，通上气，宽中气，泄下气之药也。”《本草约言》：“槟榔，入胸腹破滞气而不停，入肠胃逐痰癖而直下，调诸药下行，逐水攻脚气，利取其坠也。”本品辛行温通，沉重主降，能散邪所，宣壅行滞，利气调中，通消滞胀，攻逐水湿，为消积、行气、利水之要药[17]。莱菔子性味辛、甘、平。入肺、胃二经。主要成分含子脂肪油、挥发油。早在《本草纲目》中，就记载其有“消食，除胀”之效。《日用本草》：“治黄疸及皮肤目黄如金色，小水热赤。”《滇南本草》曰：“下气宽中，消膨胀……”《医学衷中参西录》曰：“莱菔子，无论或生或炒，皆能顺气开郁，消除胀满，此乃化气之品。”本品其味辛，行气消滞，其性降，降逆顺气，为理气消滞之要药[17]。

以上诸药相合，共研细末，以食醋调成糊状，并加入氮酮，如此共奏行气导滞、活血通脉、逐水通便、利尿消肿之效。研究表明，醋能消毒、散瘀、解毒，并借气引经和止痛，可降低甘遂、大戟的毒性，且可提高某些药物的水溶性[18]。

氮酮为现代皮肤渗透促进剂，在外用药中加入适量氮酮可增强药物的透皮吸收效果，提高临床疗效。

（8）临床试验结果分析：

1)对主要症状体征改善情况的临床观察：治疗组治疗前出现乏力、纳差、腹胀、便秘、尿少、气促、黄疸患者分别为32、30、40、25、40、14、16例，疗程结束时，消失例数分别为29、25、38、24、38、13、7，消失率分别为90.63%、83.33%、95%、96%、95%、92.86%、43.75%。其中对乏力、纳差、腹胀、便秘、尿少的改善作用与对照组比较差异有显著性（$P < 0.05$）。

2）尿量、腹围、体重变化及排便、排气情况的观察：本试验观察表明，治疗组治疗后尿量明显增加，腹围缩小，体重减轻，排便、排气次数显著增多。其中于疗程结束时，治疗组尿量、腹围、排便、排气四项参数与对照组比较有显著的统计差异（$P < 0.05$ 及 $P < 0.01$）。

3）对肝功能指标影响的临床观察：试验结果显示，经治疗2个疗程后，治疗组对TBil、ALT、AST、GGT、AIb均有改善作用，其中TBil与对照组治疗后比较有明显的统计学差异（$P < 0.05$）。

4）对B超改善情况的临床观察：治 疗 组40例，治疗后腹水消失35例，腹水消失率达87.5%，而对照组40例，治疗后腹水消失27例，腹水消失率为67.5%，两组比较经统计学处理有显著性差异（$P < 0.05$）。说明神农消鼓舒腹散敷脐具有良好的消水作用。

5)对腹水消退疗效的临床观察：治疗组40例，达I级疗效35例，达II级疗效4例，达IIII级疗效1例；对照组40例，达I级疗效27例，达II级疗效8例，达IIII级疗效5例。两组比较具有显著统计学差异（$P < 0.05$）。提示神农消鼓舒腹散敷脐治疗组在腹水消退疗效方面明显优于对照组。

6）临床安全性观察：治疗组于敷药1周后均有不同程度脐部皮肤潮红，在敷药1～3天时出现腹痛8例，疗程中出现脐部皮肤瘙痒21例，疗程结束时脐部皮肤有轻度溃烂者2例。血压、血常规、肾功能、心电图检测未发生特殊变化。所有出现不良反应的患者，除皮肤搔痒者给予皮炎平软膏外涂外，其他均未作特殊处理，皆完成了疗程。结果显示神农消鼓舒腹散敷脐具有很好的临床用药安全性。

7. 护理体会

长期以来，祖国医学十分重视本病研究，不仅在治疗方面积累了丰富经验，而且很早就认识到护理调摄对鼓胀康复的重要作用。如《沈氏尊生书·胀满症治》载："治胀必补中行湿兼以消导，更断盐酱音乐妄想，不责速效，乃可万全。"《杂病源流犀烛·肿胀源流》论鼓胀证治曰："先令却盐味，厚衣衾，断妄想，禁忿怒。"因此，在治疗同时，予以有效的中医护理干预，可提高临床治疗效果。

中医治疗肝硬化腹水，多以汤剂内服，但患者往往因腹胀不愿服药，因而达不到治疗效果。敷脐作为一种外治疗法，有着中药内服及西医疗法所不具备的特点，能通过局部刺激与整体调节两条途径发挥作用。本疗法不仅疗效确切，而且价格低廉，方法简便，安全无明显不良反应，患者乐于接受。本试验观察表明，采用中药神农消鼓舒腹散敷脐治疗肝硬化腹水，配合一般护理、饮食、情志及用药为主的中医特色护理，疗效明显优于单用西医常规治疗对照组（$P < 0.05$）。值得深入研究。

参考文献

[1] 中华医学会传染病与寄生虫病学分会、肝病学分会．病毒性肝炎防治方案．中华肝脏病杂志，2000，8：324-329.

[2] 中国中医药学会内科肝病专业委员会．肝硬化腹水关于腹水消退疗效评定标准．中国中西医结合杂志，1996.16 (6)：302.

[3] 李平，朱清静．软坚糖浆治疗肝硬化236例．中西医结合肝病杂志，2001，11（2）：101.

[4] 代三红．二甲丸治疗肝硬化38例．中西医结合肝病杂志，2001，11（1）：48.

[5] 姚民武，陈烨．GSH与丹参粉针剂联合治疗肝硬化43例．中西医结合肝病杂志，2002，12（3）：179.

[6] 薛爱荣．黄芪注射液联合阿拓莫兰治疗肝硬化50例．中西医结合肝病杂志，2002，12（3）：178.

[7] 耿梓轩．通络软坚胶囊治疗肝炎肝硬变365例疗效观察．新中医，2001，33（10）：26–27.

[8] 雷陵，刘家友，张一梅．消臌舒腹散敷脐治疗肝硬化腹水．中医外治杂志，1995，4（1）：20.

[9] 赵和云．药物透皮吸收的研究现状．中国医药学杂志，2000，20（5）：298–300.

[10] 李园，李佩文．中药外用透皮吸收研究进展．医学理论与实践，1999，12（6）：367–369.

[11] 刘洋，吕娟丽，贺华．中药透皮吸收制剂的研究进展．医学研究通讯，2000，29（9）：30–31.

[12] 徐华君．敷脐疗法临床应用举隅．光明中医杂志，1997，12（3）：54.

[13] 郭晓华，王宜芳．消水贴敷脐治疗肝硬化腹水的临床观察．中医外治杂志，2001，10（50）：50.

[14] 王尚珂，刘晓彦，张晓利．自拟消水丹外敷治疗肝硬化腹水．时珍国医国药，1998，9（4）：300.

[15] 王瑞霞．“十臌取水膏”敷脐治疗顽固性腹水38例．中医外治杂志，1999，8（5）：19.

[16] 雷陵．中药敷脐为主治疗肝硬化腹水41例．中西医结合肝病杂志，1994，4（2）：41.

[17] 冉先德．中华药海．哈尔滨：哈尔滨出版社，1998：78–1059.

[18] 宋永刚．液体辅料在中药炮制中的作用．陕西中医函授，2000，（2）：38–39.

（本文为2008年湖北省重大科技成果，鉴定达国内先进水平。成果证书号：EK080663；本研究获2009年十堰市科技进步三等奖［十堰市人民政府颁发证书编号：2009J–37–3–20–17–DI］及2010年十堰市第十二届自然科学优秀论文三等奖。）

1.4.2 神农护肝镇痛膏肝区贴敷疗法

【来源】雷陵主任医师研发的中医外治特色疗法。

【临床应用时间】2006年10月。

【主要成分】八月扎120g、枳实100g、川楝子100g、姜黄100g、川芎15g、当归100g、酒大黄100g、莪术100g、白芷80g、川椒60g、细辛30g、白芍150g、玄胡150g、九香虫120g。

【制备】按上方剂量称取各药，烘干，共研细末，调匀，干燥贮藏备用。

【用法】先以温水或75%酒精棉球清洗肝区皮肤，取药粉15～20g，置于容器中，兑入适量凡士林及1ml氮酮，调成糊状，均匀涂于15cm×19cm大小的一次性医用敷贴上，然后贴敷于右侧肝区或疼痛明显部位。一日1次，夜敷昼取，每次贴敷12小时。7次为一疗程。

【功效与主治】疏肝行气、活血通络、温经散寒、缓急止痛。主治各种急慢性肝病胁肋疼痛症。

【方解】胁肋疼痛症是急慢性肝病最常见的临床症状，其疼痛性质多为隐痛、刺痛及胀痛。本病发生主要是由于肝胆病变，病位在肝胆，与脾、胃、肾相关。本病属于中医“胁痛”范畴，病机主要是气血郁滞、血脉不通所致。常规中西医疗法效果均不理想。神农护肝镇痛膏是依据“脏腑经络气血”和“内病外治”及“通则不痛”、“痛则不通”理论研发的中药外治疗法。方中以八月扎、枳实、川楝子疏肝行气；姜黄、川芎、当归、酒大黄、莪术活血化瘀；白芷、川椒、细辛温经通络；白芍、玄胡、九香虫缓急止痛。诸药合用，能有效改善胁肋疼痛症状，提高临床疗效。本疗法无明显毒副作用，简便易行，安全可靠，患者依从性好，符合现代临床治疗需要。

【操作常规】

1. 评估

（1）核对医嘱，了解既往史、过敏史、当前主要症状、体质及相关因素。

（2）了解患者年龄文化程度，心理状态及对疾病的信心。

2. 用物准备

治疗盘、一次性敷贴、神农护肝镇痛膏、氮酮、压舌板、弯盘、温水、纱块。

3. 操作程序

（1）仪表大方，衣帽整齐。

（2）核对医嘱。

（3）核对床号、姓名、年龄、诊断；介绍并解释；评估患者主要临床表现及部位，相关因素，体质、既往史，心理状态等，以取得配合。

（4）洗手、戴口罩。

（5）准备物品。取神农护肝镇痛膏药粉 15 ～ 20g，兑入适量凡士林及氮酮 1ml 调成糊状，均匀涂于一次性敷贴上，备用。

（6）携用物至病人床旁，再次核对。

（7）松开衣着，暴露肝区部位，注意保暖。

（8）用温水洗净肝区皮肤，将敷贴敷于肝区上，固定好。随时观察患者皮肤有无不适情况。保留 12 小时。

（9）协助衣着，整理床单元，询问需要。

（10）清理用物，洗手、取口罩。记录。

（11）十二小时后揭掉，用温水擦洗皮肤，观察皮肤颜色及完整度，询问病人需要。

（12）洗手，记录敷药后的效果。

4. 注意事项

（1）局部皮肤不完整者不宜敷药。

（2）敷药前需清洁局部皮肤。

（3）涂药厚薄均匀，稠稀度适宜。

（4）敷药过程中要注意观察病人有无皮肤瘙痒、丘疹、红肿等过敏现象。如出现以上情况应立即停药，必要时遵医嘱行抗过敏治疗。

【临床研究】2013 年 1 月至 2014 年 12 月间，在雷陵主任医师指导下，我们选择 80 例急慢性病毒性肝炎肝区疼痛患者进行了前瞻性随机、对照观察，同时配合饮食、情志、起居和用药为主的中医特色护理措施，取得良好效果。结果如下。

1. 研究设计

采取随机、平行对照、前瞻性临床试验方案。

2. 医学与论理

按照《赫尔辛基宣言》（2000 年 10 月爱丁堡版），充分尊重病人的意愿，详告本研究内容，自行决定是否参加本试验，并做出口头或书面同意，由研究护士记录于知情同意书中。

3. 资料与方法

（1）病例选择及分组：

1）诊断标准：参照 2000 年 9 月中华医学会传染病与寄生虫病学分会、肝病学分会西安会议联合修订的《病毒性肝炎防治方案》中有关急性病毒性肝炎、慢性病毒性肝炎的诊断标准 [1]；肝区疼痛参阅《中药新药临床研究指导原则》中有关中药新药治疗病毒性肝炎的临床研究指导原则《病毒性肝炎常见症状分级量化表》标准 [2]，分轻、中、重三级，其中轻度：隐隐作痛，不影响正常工作；中度：疼痛较重，影响生活；重度：疼痛剧烈，难以忍受。

2）纳入标准：符合急性病毒性肝炎、慢性病毒性肝炎诊断标准，且患者自觉有肝区疼痛症状。

3）剔除标准：

A. 年龄＜ 16 岁和＞ 65 岁者。

B. 并发重型肝炎。

C. 合并其他严重疾病。

D. 酗酒。

E. 虽符合纳入标准，但已使用中西医镇痛药物或其他镇痛疗法者必须停用，否则排除。

F. 不符合纳入标准，未按规定治疗，无法判断疗效或资料不全等影响疗效及安全性判断者。

4）分组：根据统计学方法估计样本含量，共确定 80 例急慢性病毒性肝炎肝区疼痛患者为观察治疗对象。按随机均衡化原则，分为治疗组 40 例，对照组 40 例。

（2）一般资料：两组病例治疗前基本病情资料如下，详见表 1-3-56 所示。

表 1-3-56　两组病例治疗前基本情况比较

项目		治疗组	对照组
例数		40	40
I/O（住院 / 门诊）		11/29	12/28
M/F（男 / 女）		24/16	26/14
年龄（±S，Y）		16～65(43.23±9.65)	16 ～ 64(45.01±10.4)
病程（±S，Y）		1周~10年(60.25±48.9月)	5天～ 11年(58.79±47.54月)
病种分类：	急性病毒性肝炎	6	7
	慢性病毒性肝炎	34	33
病原学分类：	急性戊型肝炎	4	4
	急性甲型肝炎	2	3
	慢性乙型肝炎	29	27
	慢性丙型肝炎	5	6

注：各项目两组比较，P 均＞0.05。

（3）治疗方法及疗程：

1）对照组予以中西医常规疗法，包括中西药内服及静脉注射，其中中医治疗主要辨证使用中药汤剂及中成药；西医主要予以护肝、抗病毒及对症治疗，具体用药如甘草酸制剂、还原性谷胱甘肽、维生素C、肌苷、ATP等。

2）治疗组在对照组基础上加用神农护肝镇痛膏肝区贴敷，该膏药由八月扎、枳实、川楝子、姜黄、川芎、当归、酒大黄、莪术、白芷、川椒、细辛、白芍、玄胡、九香虫等16味组成。制备及用法：按上方剂量称取各药，烘干，共研细末，调匀，干燥贮藏备用。使用时先以温水或75%酒精棉球清洗肝区皮肤，然后取药粉30～50g，置于容器中，兑入适量食醋及1ml氮酮，调成糊状，均匀涂于一次性专用外治敷贴上，然后贴敷于右侧肝区或疼痛明显部位。一日1次，夜敷昼取，每次贴敷12小时。疗程共7天。

（4）观察项目及方法：

1）筛选及基础值测定：

A. 病史询问，体格检查。主要症状、体征观察主要包括肝区疼痛（疼痛具体部位、性质、程度、持续时间等）、纳差、厌油、呕恶、腹胀、乏力、大便不调、黄疸等。

B. 肝功能试验包括：TBil，重氮法，正常值＜ 17.1umol/L，试剂采用北京中生生物技术有限公司出品；ALT，速率法，正常值＜ 40u/L，试剂采用上海长征康仁医学科学有限公司出品；AST，速率法，正常值＜ 40u/L，试剂厂家同ALT；GGT，速率法，正常值＜ 54u/L，试剂厂家同 ALT；TP，双缩脲法，正常值为 60 ～ 80g/L，试剂采用星亚医疗品有限公司出品；Alb，溴甲酚绿法，正常值为 40 ～ 55g/L，试剂厂家同 TP。均以意大利产 Elimat-400 型全自动生化分析仪检测。

C. 血清病毒学指标包括 Anti-HAV、HBVM、Anti-HCV、Anti-HDV，Anti-HEV。均采用 ELISA 法，试剂由科华生物工程股份有限公司出品提供。HBV-DNA，荧光 PCR 法，采用上海复星实业股份有限公司生产的微量荧光检测仪检测。

D.B 超检测采用日本产 SSD-630 型超声仪（探头频率为 3.5MHZ）或美国产 HDI-ESP 型惠仪彩色超声诊断仪（探头频率为 3.5MHZ）。

E. 安全性观测指标包括血常规（WBC 、HGB 、PLT 等），仪器由日本东亚株式会社提供，机型为 K-1000 型；肾功能（BUN、Cr），速率法，试剂厂家同 ALT；心电图；敷药后局部皮肤有无不适、潮红、瘙痒、溃烂等情况。

2）治疗期间测定：患者治疗期间每天观察记录症状、体征及敷药后肝区疼痛变化情况，同时注意观测病人敷药后有无不适及局部皮肤有无潮红、瘙痒、溃烂等不良反应。肝功能、B 超以及血常规、肾功能、心电图于治疗前后各检测 1 次。

（5）统计学方法：计量资料求，用 t 检验；计数资料求 %，用 x^2 检验。

4. 结果

（1）两组治疗前后症状体征变化情况：

1）肝区疼痛变化情况，详见表 1 所示。

A. 肝区疼痛分级标准：参阅《中药新药临床研究指导原则》中有关中药新药治疗病毒性肝炎的临床研究指导原则《病毒性肝炎常见症状分级量化表》[2]，按轻、中、重标准，其中轻度：隐隐作痛，不影响正常工作；中度：疼痛较重，影响生活；重度：疼痛剧烈，难以忍受。

B. 疗效比较，详见表 1-3-57 所示。

表 1-3-57　两组治疗前后肝区疼痛变化情况比较（例数，%）

组　别	治疗前肝区疼痛例数				治疗后肝区疼痛例数				疼痛消失率（%）
	合计	轻度	中度	重度	合计	轻度	中度	重度	
治疗组	40	20	17	3	3	2	1	0	92.5*
对照组	40	21	15	4	19	10	7	2	52.5

注：x^2 检验，与对照组比 $^*P<0.01$。

2）主要症状体征变化情况 详见表 1-3-58 所示。

表 1-3-58　两组治疗后主要症状体征变化情况比较（例数）

组别	时间	纳差	厌油	呕恶	腹胀	乏力	大便不调	黄疸
治疗组	治疗前	13	15	11	17	31	12	8
	治疗后	7*	10*	4*	10*	19*	6*	5*
对照组	治疗前	14	16	10	18	30	11	7
	治疗后	9	9	5	11	18	7	4

注：x^2 检验，与对照组治疗后比 $^*P>0.05$。

（2）两组治疗前后肝功能变化情况，详见表 1-3-59 所示。

（3）两组治疗前后 B 超变化情况，详见表 1-3-60 所示。

表 1-3-60　两组治疗前后肝功能指标变化情况比较（$\bar{x}\pm s$）

组别	例数	时间	TBil	ALT	AST	GGT	TP	Alb
			(umol/L)	(u/L)			(g/L)	
治疗组	40	治疗前	23.5	79.72	65.9	55.12	65.24	38.02
			±5.4	±7.87	±6.5	±4.87	±5.32	±5.31
		治疗后	19.32	57.71	52.31	50.23	66.15	37.79
			±4.64*	±6.19*	±5.21*	±4.12*	±4.46*	±4.86*

注：t 检验，与对照组治疗后比 $^*P>0.05$。

续表

组别	例数	时间	TBil (umol/L)	ALT	AST	GGT	TP	Alb
				(u/L)			(g/L)	
对照组	40	治疗前	22.9±4.75	80.13±8.12	64.79±7.14	56.04±4.56	64.84±6.11	37.62±5.77
		治疗后	19.02±5.38	56.61±5.78	51.63±5.75	49.78±3.98	65.75±4.17	38.24±5.17

表 1-3-60　两组治疗前后 B 超变化情况比较（$\bar{x}\pm s$，cm）

组别	例数	时间	肝右叶上下径	肝右叶前后径	肝左叶上下径	肝左叶前后径	胆囊长度	胆囊内径	胆囊壁厚	脾脏厚度
治疗组	40	治疗前	11.57±2.51	9.76±3.2	8.21±1.87	6.95±1.58	8.34±3.21	3.28±1.15	0.23±0.14	3.84±1.03
		治疗后	11.49±2.21*	10.01±2.34*	8.32±1.94*	6.87±1.45*	8.41±2.45*	3.27±1.17*	0.24±0.19*	3.81±0.97*
对照组	40	治疗前	11.49±2.27	9.78±2.99	8.31±2.1	6.89±1.55	8.37±2.9	3.33±1.26	0.24±0.12	3.785±1.12
		治疗后	11.57±2.53	9.82±2.44	8.28±1.95	6.83±1.37	8.25±2.39	3.41±1.34	0.25±0.17	3.76±1.02

注：t 检验，与对照组治疗后比，$^*P > 0.05$。

（5）不良反应：治疗组于敷药后有 7 例患者出现肝区轻度不适，于敷药 3 天后有 6 例患者出现局部皮肤潮红，4 例出现皮肤瘙痒，未出现局部皮肤破溃、糜烂。血压、血常规、肾功能、心电图检测未发生特殊变化。所有出现不良反应的患者，除皮肤搔痒者给予皮炎平软膏外涂外，其他均未作特殊处理，皆能完成疗程。

5. 护理

（1）一般护理：对符合纳入标准的观察治疗患者，入组时均常规进行健康宣教，详细讲解病情，客观告知疾病预后及治疗难易，介绍治疗药物的作用、安全性以及治疗目的、必要性，认真解答病人提出的疑问，主动取得病人配合，提高依从性。指导患者做好个人卫生，注意家庭隔离，避免密切生活接触传播，饮食起居规律，保证充足睡眠，急性病毒性肝炎或慢性病毒性肝炎病情活动期宜卧床休息，病情稳定，肝功能基本正常者适当进行体育锻炼，但应避免劳累，经常保持大便通畅。治疗过程中，随时了解病情变化，做好病情及用药记录，出现意外事件，及时报告医生并予以相应处理。

（2）饮食护理：合理膳食可促进患者病情康复，饮食不当则防碍脾胃消化吸收，甚至加重病情。因此，应重视饮食护理，及时指导病人合理饮食，配合治疗给予高热量、优质蛋白质、低脂、低糖、富含维生素食品，多吃水果蔬菜，食物柔软易消化，不偏嗜，戒烟酒。本组13例纳差患者，通过指导患者及家属采用个体化膳食方法，并调剂多样化和清淡适口食物以增进饮食，疗程结束时，6例患者饮食恢复正常，其他7例患者食欲也得到不同程度改善。

（3）情志护理：本组40例急慢性病毒性肝炎肝区疼痛患者均表现出不同程度焦虑、烦躁。或因考虑生活、工作、学习、家庭等表现为精神忧郁，性情急躁，或因本病缺乏特效疗法而恐惧、苦闷，甚至悲观失望。对此，我们注重情志护理，经常与病人沟通交谈，语言开导，结合病情，针对每位患者不同心理状况，做深入细致的思想工作，有计划地安排治疗效果好的患者进行现身说法，指导患者积极参加有益活动如听音乐、下象棋等。并通过易情易性法转移患者注意力，排遣情思，将精力关注到美好、积极的环境和事物中来。采用心理暗示法用语言、情绪、举止给患者以积极暗示，从而使患者减轻心理负担。总之，我们以高度责任心和同情心关心体贴、安慰病人，耐心做好心理疏导，消除不良心理状态。通过实施有效的情志护理，所有患者心境坦然，对治疗充满信心，积极配合治疗。

（4）中医辨证施护：本组患者除实施一般专科常规护理外，均根据患者不同证型采取辨证施护措施，具体方案如下。①肝胆湿热证（15例）：居住房间保持安静、整洁、干燥，室温宜偏低，经常通风换气；多食荸荠、藕汁、西瓜汁、绿豆汤、冬瓜汤等清热祛湿之品，慎食牛肉、羊肉、狗肉、鹿肉、辣椒、海腥、姜、葱及油腻肥甘之物，以免助湿生热；不熬夜，避免劳累。盛夏暑湿较重的季节，减少户外活动。适当作较大运动量的锻炼如中快速不步行、爬山、各种球类、武术等；进食药膳宜偏凉。②肝郁气滞证（7例）：保持充足睡眠和休息，不宜操劳，保持心情舒畅，情绪乐观，多参加集体及社交活动，解除自我封闭状态；宜进食瓜蒌、丝瓜、菠菜、茄子、蒿子秆、葱、蒜、海带、萝卜、金橘、山楂等具有疏肝、行气、解郁、消食作用的食物，以及佛手、苡仁、萝卜、山药、扁豆等理气健脾之品。睡前避免饮茶、咖啡等提神醒脑的饮料；增加户外活动，可进行较大运动量的锻炼如跑步、登山、武术等；进食药膳温凉适中。③瘀血阻络证（9例）：避免精神忧郁、苦闷，保持心情舒畅，以利气血和畅，营卫流通；勿食过冷、过热、过硬之品，吞咽缓慢，防止络破出血，慎食雪糕、冰淇淋、冰冻饮料等寒凉之品，以免影响气血运行；适当运动如太极拳、八段锦、长寿功、保健按摩术等以助气血运行；进食药膳宜偏温。④肝肾阴虚证（4例）：居住环境宜安静，劳逸结合，注意休息，保持良好的作息习惯，避免熬夜；多食蔬菜、水果等清淡食物及瘦肉、大枣、母鸡、紫河车、鳖甲等滋养阴血之品，慎食辛辣刺激、煎炒爆炸以及羊肉、狗肉等温热之物，以免耗伤阴液；适当运动锻炼调养肝肾之功，如打太极拳、八段锦、保健功，避免剧烈运动和在高温酷暑下劳作，宜节制房事；进食药膳宜偏凉。⑤肝郁脾虚证（3例）：居住房间凉温适宜，保持空气新鲜、环境安静；做好情志调护，保持情绪舒畅，以使气机畅达、脾运有序；给予清淡软食，多进食薏苡仁、山药、扁豆等健脾食物以及柑橘、佛手、萝卜等理气食物。适当服用黄芪粥、党参粥、核桃粥等健脾益气之品。少吃甜食及油腻、生冷、寒凉、坚硬之物，以免食滞难化，影响脾胃功能；根据体能选用一些传统健身方法如太极拳、太极剑等，不宜做大负荷运动和出大汗运动，经常按摩足三里穴；进食药膳宜偏温。⑥脾肾阳虚证（2例）：居住房间宜向阳温暖，安静幽雅，避免噪声，室温保持在20℃以上；严冬应避寒就温，春夏宜借自然界阳气培补阳气，坚持做空气浴或日光浴，避免受凉；多与人交谈，经常收听激扬、高亢、豪迈音乐；饮食宜进狗肉、羊肉、鸡肉、猪肚、韭菜、刀豆、海参、海虾等补益肾阳、温暖脾阳食物，忌食生冷、寒凉、油腻及刺激食品；坚持舒缓柔和运动如散步、慢跑、太极拳等，经常灸足三里；进食药膳宜温热。

（5）神农护肝镇痛膏肝区贴敷治疗的护理：神农护肝镇痛膏由中药疏肝行气、活血通络、温经散寒、缓急止痛之品组成，一般用药后无特殊不适，仅有少数患者可出现肝区不适，局部皮肤潮红、瘙痒等不良反应，对此，我们进行治疗时预先告知病人可能发生的不良反应，取得患者配合。备配药思想集中，不与人交谈，坚持查对用药，避免发生差错。给药前洗净双手，戴好口罩，配药在光线明亮处进行，治疗过程中严格操作规程，调制药膏时食醋用量适当，避免调制过稠或过稀，加兑氮酮严格掌握剂量，同时注意药物不外漏弄脏衣物、床单。严密观察敷药后反应，出现不良反应及时予以处理。本文采用神农护肝镇痛膏肝区贴敷治疗的40例患者，于敷药后有7例患者出现肝区轻度不适，于敷药3天后有6例患者出现局部皮肤潮红，4例出现皮肤瘙痒，未出现局部皮肤破溃，糜烂等情况。我们对4例皮肤搔痒患者给予皮炎平软膏外涂缓解，肝区不适、局部皮肤潮红者未作特殊处理。所有出现不良反应患者均未终止治疗，皆完成了疗程。

6. 讨论

（1）现代医学对急慢性病毒性肝炎肝区疼痛的认识：现代医学认为急慢性病毒性肝炎发病是因感染肝炎病毒，直接或间接造成肝细胞损害所致，其中慢性乙型肝炎及丙型肝炎病情持续活动的原因主要是HBV和HCV持续在体内、尤其是在肝细胞内不断复制，引起宿主一系列的免疫反应，造成肝脏及其他组织器官的损伤，而这些免疫反应又与宿主的免疫功能状态密切相关，乙、丙型肝炎病毒慢性感染易反复和迁延不愈，持续活动可发展为肝硬变及肝癌。肝区疼痛主要系急慢性病毒性肝炎肝细胞急性或慢性炎症刺激肝包膜神经所致，本症是急慢性病毒性肝炎最常见的临床症状之一，尤其是慢性病毒性肝炎往往肝区疼痛明显，持续时间长，患者痛苦大，严重影响患者生活质量，影响正常学习、工作和生活。西医治疗急慢性病毒性肝炎主要采用抗病毒疗法，抗病毒治疗是近10多年来国内外治疗慢性病毒性肝炎的研究热点，抗病毒治疗的目的是抑制乃至清除宿主体内的肝炎病毒感染，控制肝脏炎症，促使肝脏损害的恢复，消除肝区疼痛等临床症状，减少肝硬变及肝癌的发生，可改善生活质量，减少并发症，提高存活率。对急慢性病毒性肝炎肝区疼痛的治疗，西医一般常用护肝抗炎、抗病毒及心理、对症疗法，对一般性疼痛有一定疗效，但起效慢，尤其对持续时间长、程度重的疼痛往往缺乏满意效果。目前，西医尚缺乏直接用于治疗急慢性病毒性肝炎肝区疼痛的方法和药物。

（2）中医对急慢性病毒性肝炎肝区疼痛的认识：急慢性病毒性肝炎肝区疼痛属于中医“胁痛”范畴。本症是急慢性肝病最常见的临床症状，其疼痛性质多为隐痛、刺痛及胀痛。关于“胁痛”早在《黄帝内经》就有记载，历代医家皆有论述，如：

《灵枢·五邪篇》：“邪在肝，则两胁中痛。”

《素问·缪刺论》：“邪客于足少阳之络，令人胁痛不得息。”

《东医宝鉴·胁》：“肝胆之脉布胁肋，肋者胁骨也。肝有邪其流于两胁。胁痛者厥阴肝经为病也。肩下曰腋，腋下曰胁，胁之下曰季肋。”

《医方考·胁痛门》：“胁者，肝胆之区也。”

《不居集·胁痛》：“肝病令人胁痛，肝有邪，其气流于两胁……胆足少阳也。是动则病口苦，善太息，心胁痛不能转侧。”

《证治汇补·胁痛章》：“足厥阴肝经之络令人胁痛，然亦有少阳胆经病者，亦有肝乘脾经者，有肝侮肺经者，有肝肾同治者，当推原之。”

《增补临证指南医案·胁痛》：“杂证胁痛，皆属厥阴，肝经以肝脉布于胁肋……然其证有虚有实，有寒有热，不可概论。”

《素问·举痛论》：“寒气客于厥阴之脉，厥阴之脉者，络阴器，系于肝，寒气客于脉中，则血泣脉急，故胁肋与少腹相引痛矣。”

《灵枢·五邪篇》：“肝小则脏安，无胁下之痛；肝大则逼胃迫咽，迫咽则苦隔中，则胁下痛……肝端正则和利难伤，肝偏倾则胁下痛也。”

《丹溪心法·胁痛》：“胁痛，肝火盛，木气实，有死血，有痰流注。”《景岳全书·胁痛》：“内伤肝胆气逆不顺而胁痛……若暴怒伤肝，气逆胀满胸胁疼痛……若怒气伤肝因而动火，胁痛胀满烦热或动血……若男子忧郁伤肝，两胁疼痛……若因惊气逆，胁痛不已。”

《医学正传·胁痛》：“有死血。因恶血停留于肝，搏于胁下而作痛。”

《张氏医通·胁痛》：“房劳肾虚之人，胸膈胁肋多隐隐微痛，乃肾虚不能纳气，气虚不能生血之故。"

《临证指南医案·胁痛》："胁痛一证，多属少阳厥阴。伤寒胁痛，皆在少阳胆经杂证胁痛，皆属厥阴肝经。"

《东医宝鉴·胁》："胁痛有五：有气郁，有死血，有痰饮，有食积，有风寒。"

《金匮翼·胁痛通论》："肝虚者，肝阴虚也，阴虚则脉绌急，肝之脉贯膈布胁肋，阴血燥则经脉失养而痛。"

《素问·缪刺论》："邪客于足少阳之络，令人胁痛不得息，咳而出汗……刺足小指次指爪甲上与肉交者，各一痏，不得息立已，汗出立止……左刺右，右刺左，病立已，不已复刺如法。"

《金匮要略·腹满寒疝宿食病脉证治》："胁下偏痛发热，其脉紧弦，此寒也；以温药之下，宜大黄附子汤。"

《诸病源候论·肝病候》："肝气盛，为血有余，则病目赤两胁下痛引小腹，善怒，气逆则头眩，耳聋不聪，颊肿，是肝气之实也，则宜泻之。肝气不足，则病目不明，两胁拘急，筋挛不得太息，爪甲枯，面青，善悲恐，如人将捕之，是肝气之虚也，则宜补之。"

《丹溪手镜·胁痛》："有瘀血……治宜破血为主，活血为佐，复元活血丹、导滞当归丸等。"

《脉因证治·胁痛篇》："木气盛，宜以辛散之，以苦泻之，当归龙荟丸，泻青丸主之；死血，宜以破血为主，润血为佐，复元活血、当归导痰等主之；痰积，宜以去痰行气，二陈汤加南星、青皮、香附、青黛等主之。"

《证治汇补·胁痛》："治宜伐肝泻火为要，不可骤用补气之剂，虽因于气虚者，亦宜补泻兼施。胁者，肝胆之区，肝为尽阴，喜条达而恶凝滞，胆无别窍，喜升发而恶抑郁，故凡木郁不舒而气无所泄，火无所越胀甚惧按者，又当疏散升发以达之，不可过用降气，致木愈郁而痛愈甚也。"

《杂症总诀·胁痛》："治胁痛症，不外仲景旋复花汤，河间金铃子散，以及辛温通络，甘缓理虚，温柔通补，辛泻宣淤等法。"

《杂症总诀·胁痛》："血络淤痹，辛泄宣淤，桃仁、归须、川楝子、延胡、郁金、丹皮、五加皮、桑叶、栀皮、降香、柏仁、牡蛎。"

《丹溪心法·胁痛七十一》：“有气郁而胸胁痛者，看其脉沉涩，当作郁治。痛而不得伸筋者蜜丸龙荟丸最快。胁下有食积一条扛起。用吴茱萸炒黄连，控涎丹。一身气痛及胁痛。痰挟死血，加桃仁泥，丸服。”

《明医指掌·胁痛证》：“胁痛日轻夜重，或午后发热，脉芤而涩，瘀血也。四物汤加柴胡、青皮、桃仁、红花、行气药中加破血药。”

《东医宝鉴·外形篇》：“胁痛取悬钟、窍阴、外关、三里、支沟、章门、中封、阳陵泉、行间、期门、阴陵泉……胁并胸痛不可忍，取期门、章门、行间、丘墟、涌泉、支沟、胆俞。胁肋痛，取支沟、外关、曲池。两胁痛，取窍阴、大敦、行间。”

《证治汇补·胁痛》：“外治法，或用白芥子水研敷患处，或用吴茱萸研细醋调散或用韭菜打烂醋拌放在痛处，以熨斗火熨之。”

综上所述，“胁痛”发生主要是由于肝胆病变所致，病位在肝胆，与脾、胃、肾相关。病机主要是气血郁滞、血脉不通所致。中医治疗本病，大多常规采用汤剂内服，部分病例疗效亦不理想。应用中药肝区贴敷治疗本病具有悠久的历史，但近代以来，各位医家对本法的研究重视不够，临床运用较少，疗效亦无突破性进展。本课题旨在传统中医药疗法，充分发挥中医药特色优势，发掘中医外治特色疗法，筛选有效地中药配方，研究最佳用法，探讨其作用机制，并运用现代先进的科研方法进行系统的试验研究，提高临床疗效，为进一步应用中医外治法治疗急慢性病毒性肝炎肝区疼痛的研究提供新的线索和临床实践依据。

（3）中医外治疗法的理论依据：中医外治疗法具有悠久历史，在长期的医疗实践中积累了丰富的经验。外治法以中医经络学说和脏腑学说为理论基础，根据不同病情需要，选择相应治疗药物，制成不同剂型，贴敷相应穴位或病变部位，从而达到治疗疾病目的。中医外治疗法有着中药内服及西医疗法所不具备的特点，能通过局部刺激与整体调节两条途径发挥作用。其方法不仅简便、价廉，而且副作用小、无痛苦，患者乐于接受。

明代医家徐大春曰：“汤药不足尽病，用膏贴之，闭塞其气，使药性由毛孔而入腠理，通经贯络，或托而出之，或攻而散之，较胚药尤为有力。”

《灵枢·经筋》：“颊筋有寒，则急引颊移口，有热则筋弛纵缓，不胜收故僻。

治之以马膏，膏其急者，以白酒和桂。”

清代医家吴师机曰：“外治之理即内治之理；外治之药亦即内治之药，所异者，法耳”。外治法“用之得当其立应。”、“诚以服药须从胃入，再由胃分布，散而不聚，不若膏药之扼要也。”、“服药经由上焦而达下焦，不若膏药之径捷。”、“膏药治脏腑均妙者，盖见病则治，不走迂途，中病即止，亦无饴患，经所谓适其所是也。”即药力直达病所。

综合有关文献，古人易汤为膏理由为：①前人有变汤剂为外治之成功经验。如“昔叶天士用平胃散炒熨治痢，用常心饮炒嗅治疟变汤剂为外治，实开后人无限法门”。②“汤液内治犹在窨暗室也。”难以预测后果，尤其是毒药，性味峻猛之药治病，其效更难把握，“无论妄为下药，药适加病”，不仅未能愈疾，反而使病情加重。③“尚遇不肯服药之人，不能服药之症，而其情其理万万不忍坐视者，以外帖之剂代之，可补其不足。④汤丸“不能一目数服，而膏与药可一日数易，只在用者之心灵手敏耳”，在用药剂量上，膏剂较之汤丸容易把握。⑤外治较之内治经济，即所谓“有以一膏起家者，资亦不必多也。”

现代研究表明，中医外治法除通过局部刺激、经络与神经调节之外，另一重要机制便是中药的透皮吸收进入血液循环而发挥作用。药物透皮吸收可避免胃肠道刺激、肝脏的“首过效应”以及药物半衰期短、必须多次给药等缺点，并且具有给药方便、消减药物浓度峰谷现象等优点。

中药敷帖透皮吸收机制主要包括：①皮肤渗入。药物经表皮渗入真皮，并通过皮肤动脉通道、角质层转运（包括细胞内扩散、细胞间质扩散）和真皮转运而被皮肤乳头层中的毛细血管网吸收，从而进入血液循环。②穴位的药物吸收。与其他部位皮肤相比，穴位处皮肤阻抗低、电容大、电位高，有利于药物吸收。③水合作用。中药敷帖可在局部形成一种汗水、难以蒸发扩散的密闭状态，使角质层含水量由5%～15%增至50%。角质层经水合作用后，可膨胀成多孔状态，易于药物穿透。研究证明，药物的透皮速率可因此增加4～5倍，同时使皮温从30℃增至37℃，加速血液循环。④表面活性剂或透皮促进剂的作用。如膏药中所含铅皂是一种表面活性剂，可促使被动扩散的吸收，增加表皮类脂膜对药物的透过率。月桂氮卓酮（Azone）等均有显著的促大多数亲水性或疏水性化合物的透皮吸收作用。⑤芳香药物的促透作用。离体皮肤实验表明芳香性药物敷于局部可促进药物透皮能力，因此外治方药中，冰片、麝香、沉香、檀香、菖蒲、川椒、白芥子、生姜、肉桂之类芳香药物几乎每方必用。研究发现中药成分在透皮吸收中所起的作用不一样，有的直接透过皮肤吸收，有的则促进其他成分透皮吸收，发挥中药透皮吸收促进剂作用。常见的可直接透皮吸收的中药成分有：二萜类和雷公藤甲素；生物碱，如含盐酸小檗辟碱、马钱子碱、青藤碱等；其他如阿魏酸、丹参酮等。作为透皮吸收促进剂的中药具有刺激性小的特点，常见成分包括：单萜和倍半萜类，如薄荷醇、冰片和龙脑等；精油类，如桉叶油、薄荷油与松节油等；生物碱，如小檗碱、黄连碱、巴马汀及黄连的甲醇提取物等[3]。

由此可见，中医外治肝区贴敷疗法既发挥了中药功效，又突出了中药透皮吸收之特点，具有疏肝理气、活血化瘀，消除疼痛作用，且作用缓和，且安全方便，是一种有效的治疗方法。

（4）神农护肝镇痛膏的来源、组成、功效、方义及用法：神农护肝镇痛膏肝区贴敷治疗急慢性肝病肝区疼痛是我科雷陵主任医师充分发掘整理传统中医药外治疗法，在收集鄂西北山区民间单方验方和吸收现代医学知识及应用先进科学技术基础上，结合自己多年临床治疗肝病经验创制的一种特色疗法。十余年来，通过大量的临床验证，取得满意效果，深受患者好评和同行赞扬。

神农护肝镇痛膏是依据“脏腑经络气血”和“内病外治”及“通则不痛”、“痛则不通”理论研发的中药外治疗法。该膏药由八月扎、枳实、川楝子、姜黄、川芎、当归、酒大黄、莪术、白芷、川椒、细辛、白芍、玄胡、九香虫等16味组成。方中以八月扎、枳实、川楝子疏肝行气；姜黄、川芎、当归、酒大黄、莪术活血化瘀；白芷、川椒、细辛温经通络；白芍、玄胡、九香虫缓急止痛。以上诸药相合，共研细末，以食醋调成糊状，并加入氮酮，如此共奏疏肝行气、活血通络、温经散寒、缓急止痛之效。研究表明，醋能消毒、散瘀、解毒，并借气引经和止痛，且可提高某些药物的水溶性[4]。氮酮为现代皮肤渗透促进剂，在外用药中加入适量氮酮可增强药物的透皮吸收效果，提高临床疗效。本疗法无明显不良作用，简便易行，安全可靠，患者依从性好，符合现代临床治疗需要。

雷陵主任医师采用神农护肝镇痛膏肝区贴敷治疗急慢性病毒性肝炎肝区疼

痛，临床具体运用时，依据中医子午流注学说，采取夜敷昼取方法，系取其夜晚丑时、子时肝胆经气旺盛，气血充盈，适时用药有利于药效发挥，同时间歇性给药可避免对皮肤刺激损伤，从而减少不良反应，提高安全性。

（5）临床试验结果分析：

1）对肝区疼痛疗效的临床观察：治疗组于治疗前肝区疼痛 40 例，其中肝区疼痛轻度 20 例、中度 17 例、重度 3 例，治疗后肝区疼痛轻度 2 例、中度 1 例、重度 0 例，疼痛消失 37 例，疼痛消失率达 92.5%。对照组 40 例中，治疗前肝区疼痛轻度 21 例、中度 15 例、重度 4 例，治疗后肝区疼痛轻度 10 例、中度 7 例、重度 2 例，疼痛消失 21 例，疼痛消失率达 52.5%。两组比较具有显著性统计学差异（$P < 0.01$）。提示神农护肝镇痛膏肝区贴敷治疗急慢性病毒性肝炎肝区疼痛疗效显著，明显优于对照组。

2）对主要症状体征改善情况的临床观察：治疗组治疗前出现纳差、厌油、呕恶、腹胀、乏力、大便不调、黄疸患者分别为 13、15、11、17、31、12、8 例，疗程结束时，消失例数分别为 6、5、7、7、12、6、3，消失率分别为 46.15%、33.33%、63.64%、41.18%、38.71%、50%、37.5%。与对照组比较无显著性差异（$P > 0.05$）。提示经治疗后治疗组与对照组对改善症状体征均有明显疗效，但两组比较无统计学差异。

3）对肝功能指标影响的临床观察：试验结果显示，经治疗后，治疗组对 TBil、ALT、AST、GGT 均有改善作用，但与对照组治疗后比较无明显的统计学差异（$P > 0.05$）。

4）对 B 超改善情况的临床观察：B 超是急慢性病毒性肝炎普遍使用的影像学检测方法，具有简便、易行、经济之优点。本试验选择肝右叶上下径、肝右叶前后径、肝左叶上下径、肝左叶前后径、胆囊长度、胆囊内径、胆囊壁厚、脾脏厚度 8 项参数作为观察指标。经临床观察表明，神农护肝镇痛膏治疗组在改善肝胆脾形态学方面，对肝右叶上下径、肝左叶前后径、胆囊内径、脾脏厚度四项有一定作用，但于疗程结束时，治疗组与对照组治疗后比较，各项指标均无显著性统计学差异（$P > 0.05$）。

5）临床安全性观察：本文采用神农护肝镇痛膏肝区贴敷治疗的 40 例患者，

于敷药后有7例患者出现肝区轻度不适，于敷药3天后有6例患者出现局部皮肤潮红，4例出现皮肤瘙痒，未出现局部皮肤破溃，糜烂等情况。我们对8例皮肤搔痒患者给予皮炎平软膏外涂缓解，肝区不适、皮肤潮红者未作特殊处理。所有出现不良反应患者均未终止治疗，皆完成了疗程。结果显示神农护肝镇痛膏肝区贴敷具有良好的安全性。

7. 护理体会

中医素有“三分治疗、七分调养”之说，因此，对急慢性病毒性肝炎肝区疼痛患者在药物治疗同时，积极配合饮食、情志、起居等护理调摄，对疾病康复具有重要意义。

中医历来重视疾病的饮食调养，如《黄帝内经》记载:“五谷为养，五果为助，五畜为益，五菜为充，气味合而服之，以补益精气。”《千金方》指出:“为医者，当晓病源，如有所犯，以食治之，食疗不愈，然后命药”，因此，根据不同体质酌配食疗药膳，以“虚则补之，食以随之，谷肉菜果，食养尽之”，通过饮食调养可达到健脾益胃、调和阴阳、补益气血、调养脏腑等作用。

中医认为人是一个有机整体，情志因素对人体疾病发生、发展及预后都有很大影响，不同的情志变化可造成不同的病理改变。正如《黄帝内经》云：“怒伤肝，喜伤心，悲伤肺，思伤脾，恐伤肾。”“怒则气上，喜则气缓，悲则气消，恐则气下，惊则气乱，劳则气耗，思则气结。”急慢性病毒性肝炎肝区疼痛患者大多表现为焦虑、烦躁，甚至寝食难安，从而影响生活质量。同时因本病具有一定传染性，因担心传染他人，常常存在恐惧心理，尤其是慢性病毒性肝炎病程长，病情缠绵，治疗难度大，患者承受着躯体上痛苦及较大的心理、经济压力，对疾病康复缺乏信心。对于急慢性病毒性肝炎患者，只有心境坦然，精神愉快，气机条达，气血调和，脏腑功能旺盛，才能促进病情痊愈。

本文经神农护肝镇痛膏肝区贴敷治疗的病例，均运用具有中医特色的一般专科护理措施及个体化护理方案，并建立了良好的护患沟通配合，针对患者对疾病的认知程度，进行了相关知识的健康宣教，帮助患者纠正不良生活行为，正确指导用药及调养，从而达到了增强体质、提高抗病能力、消除疼痛等症状、提高生活质量、改善病情的目的，取得了良好的临床效果。

8. 结语

中医治疗急慢性病毒性肝炎肝区疼痛，多以汤剂内服，但内服药往往难以直达病所，从而达不到满意治疗效果。神农护肝镇痛膏肝区贴敷作为一种外治疗法，有着中药内服及西医疗法所不具备的特点，能通过局部刺激与整体调节两条途径发挥作用。本疗法不仅疗效确切，而且价格低廉，方法简便，安全无明显不良反应，患者乐于接受。本试验观察表明，采用中药神农护肝镇痛膏肝区贴敷治疗急慢性病毒性肝炎肝区疼痛，配合一般专科护理及饮食、情志、起居、用药为主的中医个体化护理，疗效明显优于单用中西医常规治疗的对照组。值得推广应用。

参考文献

[1] 中华医学会传染病与寄生虫病学分会、肝病学分会．病毒性肝炎防治方案．中华肝脏病杂志，2000，8：324–329.

[2] 郑筱萸．中药新药临床研究指导原则．北京：中国医药科技出版社，2002 年 5 月第 1 版 .143–151.

[3] 李园，李佩文．中药外用透皮吸收研究进展．医学理论与实践，1999，12(6)：367–369.

[4] 宋永刚．液体辅料在中药炮制中的作用．陕西中医函授，2000，（2）：38–39.

（本文为 2015 年湖北省科学技术成果，鉴定达国内领先水平。成果登记证书号：EK2015D150060001021）

1.4.3　神农退黄膏穴位贴敷疗法

【来源】雷陵主任医师研发的中医外治特色疗法。

【临床应用时间】2004 年 4 月。

【药物组成】茵陈 100g、栀子 100g、虎杖 100g、郁金 80g、莱菔子 100g、丁香 80g。

【制备】按上方剂量称取诸药，烘干，共研细末，调匀，干燥贮藏备用。

【贴敷穴位】神阙、肝俞、胆俞。

【用法】先以温水或75%酒精棉球清洗肝区皮肤，取药粉10g，置于容器中，兑入适量凡士林及1ml氮酮，调成糊状，分别均匀涂于9cm×10cm大小的一次性医用敷帖上，然后将药膏分别贴敷于三个不同穴位上。一日1次，夜敷昼取，每次贴敷12小时。10次为一疗程。

【功效与主治】清热利湿、活血退黄。主治黄疸（急慢性黄疸型肝炎及其他各种原因引起的高胆红素血症）。

【方解】中医认为黄疸病因病机多因湿热蕴结脾胃，郁遏肝胆，导致胆汁瘀滞外溢，发为黄疸。但本病发生实非单纯湿热所致，气血瘀滞亦是重要病理环节。正如关幼波的观点，本病初期，湿热之邪羁于气分，并不一定出现黄疸，只有当病情进一步发展，湿热胶结不解，入于血分，瘀滞百脉才会发生黄疸。同时，患者临床体征多有肝脾肿大，从中医角度看，此乃血瘀明征。现代药理研究证实，黄疸型肝炎患者微循环有明显的异常改变，由于微循环功能障碍，引起肝细胞缺血、缺氧，从而发生继发性肝损害，因而改善微循环是治疗该病不可忽视的方面。对本病治疗当清热利湿与活血化瘀并举。方中茵陈、栀子清热利湿，尤其茵陈为古今退黄之要品；虎杖祛湿解毒、活血退黄；郁金凉血解郁、活血祛瘀、利胆退黄；莱菔子行气消胀、行气开胃；丁香辛散温通，降逆止呕，并可助诸药透皮吸收，直达病所。现代药理实验表明，虎杖、郁金具有明显的改善微循环作用，能增加肝脏供血供氧，促进肝细胞修复与再生，加速黄疸消退。以上诸药合用，共奏清热利湿、活血退黄之功。

【操作常规】

1. 评估

（1）核对医嘱。了解既往史、过敏史、当前主要症状、体质及相关因素。

（2）了解患者年龄文化程度，心理状态及对疾病的信心。

2. 用物准备

治疗盘、一次性敷贴、神农退黄膏、氮酮、压舌板、弯盘、温水、纱块。

3. 操作程序

（1）仪表大方，衣帽整齐。

（2）核对医嘱。

（3）核对床号、姓名、年龄、诊断；介绍并解释；评估患者主要临床表现及部位，相关因素，体质、既往史，心理状态等，以取得配合。

（4）洗手、戴口罩。

（5）准备物品。取中药神农退黄膏药粉 10g，兑入适量凡士林及 1ml 氮酮，调成糊状，均匀涂于一次性敷贴上，备用。

（6）携用物至病人床旁，再次核对。

（7）松开衣着，暴露贴穴处穴位，注意保暖。

（8）用温水洗净局部皮肤，将敷贴敷于相应穴位上，固定好。随时观察患者皮肤有无不适情况。保留 12 小时。

（9）协助衣着，整理床单元，询问需要。

（10）清理用物，洗手、取口罩。记录。

（11）12 小时后揭掉，用温水擦洗皮肤，观察皮肤颜色及完整度，询问病人需要。

（12）洗手，记录敷药后的效果。

4. 注意事项

（1）局部皮肤不完整者不宜敷药。

（2）敷药前需清洁局部皮肤。

（3）涂药厚薄均匀，稠稀度适宜。

（4）敷药过程中要注意观察病人有无皮肤瘙痒、丘疹、红肿等过敏现象。如出现以上情况应立即停药，必要时遵医嘱行抗过敏治疗。

1.4.4　神农乙肝膏穴位贴敷疗法

【来源】雷陵主任医师研发的中医外治特色疗法。

【临床应用时间】2006 年 9 月。

【药物组成】生黄芪 250g、青皮 100g、丹参 100g、半边莲 100g。

【制备】按上方剂量称取诸药，烘干，共研细末，调匀，干燥贮藏备用。

【贴敷穴位】神阙、肝俞、胆俞、期门、至阳、大椎等。

【用法】根据病情每次选择三个穴位。使用时先以温水或75%酒精棉球清洗肝区皮肤，取药粉10g，置于容器中，兑入适量凡士林及1ml氮酮，调成糊状，分别均匀涂于9cm×10cm大小的一次性医用敷贴上，然后将药膏分别贴敷于三个不同穴位。一日1次，夜敷昼取，每次贴敷12小时。1月为一疗程。

【功效与主治】疏肝活血、益气解毒。主治肝著（慢性乙型肝炎及慢性无症状乙肝病毒携带者）。

【方解】慢性乙型肝炎发病主要是人体正气不足，邪毒留连不解，导致脏腑气机不和，气血瘀滞不通，从而出现一系列病理变化。其基本治法为扶正祛邪、调理气机、疏通气血，恢复机体脏腑气血阴阳平衡，以平为期。方中黄芪益气扶正为君；青皮疏肝行气；丹参活血祛瘀；半边莲祛邪解毒，诸药合用共奏疏肝活血、益气解毒之效。

【操作常规】

1. 评估

（1）核对医嘱。了解既往史、过敏史、当前主要症状、体质及相关因素。

（2）了解患者年龄文化程度，心理状态及对疾病的信心。

2. 用物准备

治疗盘、一次性敷贴、神农乙肝膏、氮酮、压舌板、弯盘、温水、纱块。

3. 操作程序

（1）仪表大方，衣帽整齐。

（2）核对医嘱。

（3）核对床号、姓名、年龄、诊断；介绍并解释；评估患者主要临床表现及部位，相关因素，体质、既往史，心理状态等，以取得配合。

（4）洗手、戴口罩。

（5）准备物品。取中药神农乙肝膏药粉10g，兑入适量凡士林及氮酮1毫升调成糊状，均匀涂于一次性敷贴上，备用。

（6）携用物至病人床旁，再次核对。

（7）松开衣着，暴露贴穴处穴位，注意保暖。

（8）用温水洗净局部皮肤，将敷贴敷于相应穴位上，固定好。随时观察患者皮肤有无不适情况。保留 12 小时。

（9）协助衣着，整理床单元，询问需要。

（10）清理用物，洗手、取口罩。记录。

（11）12 小时后揭掉，用温水擦洗皮肤，观察皮肤颜色及完整度，询问病人需要。

（12）洗手，记录敷药后的效果。

4. 注意事项

（1）局部皮肤不完整者不宜敷药。

（2）敷药前需清洁局部皮肤。

（3）涂药厚薄均匀，稠稀度适宜。

（4）敷药过程中要注意观察病人有无皮肤瘙痒、丘疹、红肿等过敏现象。如出现以上情况应立即停药，必要时遵医嘱行抗过敏治疗。

1.4.5　中药药浴疗法

【来源】雷陵主任医师研发的中医外治特色疗法。

【临床应用时间】2002 年 11 月。

【药物组成】茵陈 100g、栀子 30g、金钱草 60g、黄柏 30g、丹皮 30 克、秦艽 40g、苦参 40g、白藓皮 40g、地肤子 40g、滑石 60g、瞿麦 40g。

【制备】按上方剂量称取药材，用中药煎药机一次性煎取药液 2 000ml 备用。

【用法】使用时将药液兑入水温为 40 ～ 50℃的浴盆中，患者宽衣全身浸泡于水浴内，头露出水面，取坐位或斜卧位，每次泡洗 20 ～ 30 分钟，泡洗后凉干皮肤。一日 1 次或一日 2 次。7 日为一疗程。

【功效与主治】清热利湿、排毒退黄、祛风止痒。主治各种原因所致的黄疸及肝病身痒症。

【方解】中医认为黄疸多为外感湿热或脾失健运，水湿停聚，困阻气机，郁而化热，以致湿热蕴结脾胃，熏蒸肝胆，肝失疏泄，胆汁郁滞外溢，外浸肌肤，上染睛目，下渗膀胱，而致身黄、目黄、溲黄。而肝病身痒症主要因为湿热浸淫肌肤所致。治当清热利湿、凉血退黄、排毒止痒。方中茵陈、栀子、金钱草清热利湿、利胆退黄；丹皮、秦艽凉血活血；苦参、白藓皮、地肤子、黄柏、滑石、瞿麦清热祛湿、祛风解毒、杀虫止痒。诸药合用共奏清热利湿、排毒退黄、祛风止痒之功。

【操作常规】

1. 评估

（1）核对医嘱。了解既往史、过敏史、当前主要症状、体质及相关因素。

（2）了解患者年龄文化程度，心理状态及对疾病的信心。

2. 用物准备

中药液、浴盆、一次性塑料隔膜、毛巾、浴巾、凳子、淋浴设施、必要时备保暖设施及屏风。

3. 操作程序

（1）仪表大方，衣帽整齐。

（2）核对医嘱。

（3）核对床号、姓名、年龄、诊断；介绍并解释；评估患者主要临床表现及部位，相关因素，体质、既往史，心理状态等，以取得配合。

（4）洗手、戴口罩。

（5）准备物品。

（6）浴盆盛水适量，调节水温 40 ～ 50℃、将煎好的中药药液倒入盆中，再次核对，并协助病人入浴。

（7）泡浴 20 ～ 30 分钟，期间注意询问病人有无心慌、胸闷等不适。

（8）注意保持适宜的水温及室温。

（9）洗浴完毕，让病人坐在凳子上淋浴，洗尽残留中药。

（10）冲洗完毕，协助患者回病房休息，整理好床单元。

（11）询问病人需要。

（12）清理用物，浴盆消毒处理。

（13）洗手、记录。

4. 注意事项

（1）药浴前，先试试水温，再慢慢进入浴缸里，浴液加水后，温度要适中，不能过热，以免烫伤。冷天注意室内保暖，防感冒。

（2）饭前饭后 30 分钟内不宜沐浴。

（3）药液温度不要过高，一般以 40 ～ 50℃为宜，浸泡时间不要过长，20 ～ 30 分钟为宜，以防发生低血糖反应。

（4）药浴后不能立即站立。

（5）皮肤有破溃者、高热大汗、高血压病、主动脉瘤、冠心病、心功能不全及有出血倾向等患者不宜使用

1.4.6　中药浸泡疗法

【来源】雷陵主任医师研发的中医外治特色疗法。

【临床应用时间】2007 年 5 月。

【药物组成】桂枝 60g、葫芦巴 50g、槟榔 50g、枳壳 60g、陈皮 40g、当归 60g、川芎 50g、红花 50g、川牛膝 60g、车前子 60g、泽泻 60g、大腹皮 60g、白茅根 60g、茯苓皮 60g、姜皮 40g。

【制备】按上方剂量称取药材，用中药煎药机一次性煎取药液 2 000ml 备用。

【用法】使用时将药液兑入水温为 40 ～ 50℃的浴盆中，患者宽衣全身浸泡于水浴内，头露出水面，取坐位或斜卧位，每次浸泡 2 ～ 3 小时。一日 1 次或一日 2 次，7 日为一疗程。

【功效与主治】通阳行气、活血利水、消胀除满。主治鼓胀（肝硬化腹水）。

【方解】中医认为鼓胀的发生主要是因为酒食不节、情志内伤、虫毒感染或他病转化等原因，导致肝脾肾功能失调，形成气滞、血瘀、水停腹中。基本治法为行气活血、利水消胀。方中桂枝、葫芦巴辛散温通、化气行水；槟榔、枳壳、

陈皮行气消胀；当归、川芎、红花、川牛膝活血化瘀；车前子、泽泻、大腹皮、白茅根、茯苓皮、姜皮利水消肿。诸药合用，共奏通阳行气、活血利水、消胀除满之功。现代医学研究表明，浸泡疗法可导致血容量重新分布，中央容量增加，促进利尿剂及钠、钾排泄，从而加速腹水消退。

【操作常规】

1. 评估

（1）核对医嘱。了解既往史、过敏史、当前主要症状、体质及相关因素。

（2）了解患者年龄文化程度，心理状态及对疾病的信心。

2. 用物准备

中药液、浴盆、一次性塑料隔膜、毛巾、浴巾、凳子、淋浴设施、必要时备保暖设施及屏风。

3. 操作程序

（1）仪表大方，衣帽整齐。

（2）核对医嘱。

（3）核对床号、姓名、年龄、诊断；介绍并解释；评估患者主要临床表现及部位，相关因素，体质、既往史，心理状态等，以取得配合。

（4）洗手、戴口罩。

（5）准备物品。

（6）调节水温 40 ～ 50℃、水量以露头淹没躯干四肢为度，将煎好的中药药液 2 000ml 兑入水温为 40 ～ 50℃的浴盆中，再次核对，并协助患者脱衣入盆露头浸泡。

（7）浸泡 2 ～ 3 小时，期间注意询问病人有无心慌、气短、胸闷等不适反应。

（8）注意保持适宜的水温及室温。

（9）浸泡完毕，让病人坐在凳子上淋浴，洗尽残留中药。

（10）冲洗完毕，协助患者回房休息，整理好床单元。

（11）询问病人需要。

（12）清理用物，浴盆消毒处理。

（13）洗手、记录。

4. 注意事项

（1）浸泡前，先试试水温，再慢慢进入浴盆里，温度要适中，不能过热，以免烫伤。浴盆上盖塑料浴罩保暖，冷天注意室温，防感冒。

（2）饭前饭后 30 分钟内不宜浸泡。

（3）水温不宜过高，一般以 40 ～ 50℃为宜，浸泡时间不要过长，一般 2 ～ 3 小时，必要时缩短浸泡时间，以防发生低血糖反应。

（4）浸泡后不能立即站立，以防晕厥。

（5）皮肤有破溃者、高热大汗、高血压病、主动脉瘤、冠心病、心功能不全及有出血倾向等患者不宜使用。

1.4.7　神农化瘤克癌膏肝区贴敷疗法

【来源】雷陵主任医师研发的中医外治特色疗法。

【临床应用时间】2005 年 8 月。

【药物组成】八月扎 60g、川楝子 60g、青皮 80g、丹参 80g、当归 60 克、川芎 80g、三棱 50g、莪术 50g、姜黄 60g、玄胡 70g、白芷 30g、川椒 30g、天南星 50g、白芥子 30g、蟾酥 40g、守宫 40g。

【制备】按上方剂量称取各药，烘干，共研细末，调匀，干燥贮藏备用。

【用法】先以温水或 75% 酒精棉球清洗肝区皮肤，取药粉 15 ～ 20g，置于容器中，兑入适量凡士林及 1ml 氮酮，调成糊状，均匀涂于 15cm×19cm 大小的一次性医用敷贴上，然后贴敷于右侧肝区或包块部位。一日 1 次，夜敷昼取，每次贴敷 12 小时。1 月为一疗程。

【功效与主治】疏肝行气、活血化痰、攻毒抗癌。主治肝癌（原发性肝癌）、肝瘤（肝血管瘤）等。

【方解】中医认为肝癌发生是因为情志郁结，疏泄失职，气机不利，气滞血瘀。或饮食失调，损伤脾胃，脾虚则饮食不能化生精微而变为痰浊，痰阻气滞，气滞血瘀，肝脉阻塞，痰瘀互结。或热毒之邪阻于肝胆，久之耗伤肝阴，肝血暗耗，导致气阴两虚，邪毒内蕴。本病病位在肝，因肝与胆相表里，肝与脾有密切的五行生克制化关系，脾与胃相表里，肝肾同源，故与胆、脾胃、肾密切相关。本病病机重心是脏腑气血虚亏。七情内伤，情志抑郁；脾虚湿聚，痰湿凝结；六淫邪毒入侵，邪凝毒结等因素，最终使气、血、湿、热、瘀、毒互结而成肝癌。根据《素问·至真要大论》提出的“坚者削之，客者除之”、“结者散之，留者攻之”之治则，中医外治重在祛邪。方中八月扎、川楝子、青皮疏肝理气；丹参、当归、川芎、三棱、莪术、姜黄、玄胡养血活血、化瘀止痛；白芷、川椒、天南星、白芥子温通经络、化痰散结；蟾酥、守宫攻毒抗癌、活络散结、消肿止痛。诸药合用，共奏疏肝行气、活血化瘀、攻毒抗癌之功。

【操作常规】

1. 评估

（1）核对医嘱。了解既往史、过敏史、当前主要症状、体质及相关因素。

（2）了解患者年龄文化程度，心理状态及对疾病的信心。

2. 用物准备

治疗盘、一次性敷贴、神农化瘤克癌膏、氮酮、压舌板、弯盘、温水、纱块。

3. 操作程序

（1）仪表大方，衣帽整齐。

（2）核对医嘱。

（3）核对床号、姓名、年龄、诊断；介绍并解释；评估患者主要临床表现及部位，相关因素，体质、既往史，心理状态等，以取得配合。

（4）洗手、戴口罩。

（5）准备物品。取神农化瘤克癌膏药粉 15 ～ 20g，兑入适量凡士林及氮酮 1ml 调成糊状，均匀涂于一次性敷贴上，备用。

（6）携用物至病人床旁，再次核对。松开衣着，暴露肝区部位，注意保暖。

（7）用温水洗净肝区皮肤，将敷贴敷于肝区上，固定好。

（8）随时观察患者皮肤有无不适情况。保留 12 小时。

（9）协助衣着，整理床单元，询问需要。

（10）清理用物，洗手、取口罩。记录。

（11）12 小时后揭掉，用温水擦洗皮肤，观察皮肤颜色及完整度，询问病人需要。

（12）洗手，记录敷药后的效果。

4. 注意事项

（1）局部皮肤不完整者不宜敷药。

（2）敷药前需清洁局部皮肤。

（3）涂药厚薄均匀，稠稀度适宜。

（4）敷药过程中要注意观察病人有无皮肤瘙痒、丘疹、红肿等过敏现象。如出现以上情况应立即停药，必要时遵医嘱行抗过敏治疗。

1.4.8　神农化积膏肝区脾区贴敷疗法

【来源】雷陵主任医师研发的中医外治特色疗法。

【临床应用时间】2005 年 8 月。

【药物组成】香附子 120g、姜黄 120g、枳实 100g、桃仁 120g、丹参 150g、三棱 120g、当归 120g、赤芍 100g、川芎 120g、莪术 120g、红花 60g、鳖甲 100g、生牡蛎 100g、玄胡 150g、白芍 100g。

【制备】按上方剂量称取各药，烘干，共研细末，调匀，干燥贮藏备用。

【用法】先以温水或 75% 酒精棉球清洗肝区皮肤，取药粉 15 ～ 20g，置于容器中，兑入适量凡士林及 1ml 氮酮，调成糊状，均匀涂于 15×19cm 大小的一次性医用敷贴上，然后贴敷于肝区或脾区或肿块部位。一日 1 次，夜敷昼取，每次贴敷 12 小时。1 月为一疗程。

【功效与主治】疏肝行气、活血化瘀、软坚散结。主治肝积（慢性病毒性肝炎肝纤维化）、积聚（肝硬化）及各种原因引起的胁下痞块（肝脾肿大）。

【方解】中医认为肝藏血，主疏泄，体阴而用阳。慢性病毒性肝炎肝纤维化、肝硬化的病因病机是湿热毒邪蕴结于肝，留连不去，致肝失条达之性，肝郁气滞，由气滞而致血瘀，经络阻塞，血不养肝，从而形成肝纤维化、肝硬化。其病机以血瘀以主，可兼湿热、气滞、脾虚、肾虚等证。病位在肝，与脾、肾关系密切。本病本质为“肝络阻塞、血瘀气滞”。“湿热未尽”是其发病的始动因素，“瘀血阻络”是肝纤维化的主要病理基础。神农化积膏中以香附子、姜黄、枳实疏肝行气；桃仁、丹参、三棱、当归、赤芍、川芎、莪术、红花活血化瘀、通经活络；鳖甲、生牡蛎软坚散结；玄胡、白芍祛瘀、缓急、止痛。诸药合用，共达疏肝行气、活血化瘀、软坚散结之效。

【操作常规】

1. 评估

（1）核对医嘱。了解既往史、过敏史、当前主要症状、体质及相关因素。

（2）了解患者年龄文化程度，心理状态及对疾病的信心。

2. 用物准备

治疗盘、一次性敷贴、神农化积膏、氮酮、压舌板、弯盘、温水、纱块。

3. 操作程序

（1）仪表大方，衣帽整齐。

（2）核对医嘱。

（3）核对床号、姓名、年龄、诊断；介绍并解释；评估患者主要临床表现及部位，相关因素，体质、既往史，心理状态等，以取得配合。

（4）洗手、戴口罩。

（5）准备物品。取神农化积膏药粉 15 ～ 20g，兑入适量凡士林及氮酮 1ml 调成糊状，均匀涂于一次性敷贴上，备用。

（6）携用物至病人床旁，再次核对。松开衣着，暴露肝区或脾区部位，注意保暖。

（7）用温水洗净肝区或脾区皮肤，将敷贴敷于肝区或脾区上，固定好。

（8）随时观察患者皮肤有无不适情况。保留 12 小时。

（9）协助衣着，整理床单元，询问需要。

（10）清理用物，洗手、取口罩。记录。

（11）十二小时后揭掉，用温水擦洗皮肤，观察皮肤颜色及完整度，询问病人需要。

（12）洗手，记录敷药后的效果。

4. 注意事项

（1）局部皮肤不完整者不宜敷药。

（2）敷药前需清洁局部皮肤。

（3）涂药厚薄均匀，稠稀度适宜。

（4）敷药过程中要注意观察病人有无皮肤瘙痒、丘疹、红肿等过敏现象。如出现以上情况应立即停药，必要时遵医嘱行抗过敏治疗。

1.4.9　水鼓灸法

【来源】雷陵主任医师研发的中医外治特色疗法。

【临床应用时间]2006 年 3 月。

【灸治穴位】气海、三阴交、水分、肾俞、曲泉、神阙等。

【具体用法】采用艾条直接温灸。患者取合理体位，暴露施穴部位，注意保暖。操作者手持艾条，将点燃的一端对准施灸穴位，距皮肤 2 ～ 5cm 处直接熏灸，以患者感温热但无灼痛为度，随时弹去艾灰，灸至穴位皮肤红晕。灸完后熄灭艾条，清洁局部皮肤。每穴灸治 5 分钟。一日 1 次。10 次为一疗程。

【功效与主治】温经散寒、行气活血、通阳利水。主治脾肾阳虚型及寒湿困脾型鼓胀（肝硬化腹水）。

【作用机理】《素问 • 异法方宜论》：“北风者，天地所闭藏之域也，其地高陵居，风寒凛冽，其民乐野处而觅食，脏寒生满病，其治宜灸。”汉代许慎《说文解字》云：“灸，灼也，从火音‘久’。灸乃治病之法，以艾燃火，按而灼之。”清代吴亦鼎《神灸经论》曰：“夫灸取于火，以火性热而至速，体柔而用刚，能消阴翳，走而不守，善入脏腑。取艾之辛香做炷，能通十二经，入三阴，理气血，以治百病，效如反掌。”《扁鹊心法》：“保命之法，灼艾第一，丹药第二，附子第三。”明代医家龚居中亦认为“若病欲除其根，则灸胜于药力多矣。”《针灸学》：“艾……外用能灸百病，壮元阳，通经络，行气活血。尤其是以艾炷施灸时，其温热感直透肌肉深层。”水鼓灸法采用艾条直接在气海、三阴交、水分、肾俞、曲泉、神阙等相关穴位燃烧，借其温热之性和艾的有机成分刺激，通过经络穴位作用，活跃脏腑功能，促进新陈代谢，达到温通气血、扶正祛邪作用。其操作简便，费用低廉，无明显不良反应。

【操作常规】

1. 评估

（1）核对医嘱。了解既往史、过敏史、当前主要症状、体质及相关因素。

（2）了解患者年龄文化程度，心理状态及对疾病的信心。

2. 用物准备

治疗盘、艾灸、火柴、弯盘、小口瓶、必要时备浴巾、屏风。

3. 操作程序

（1）仪表大方，衣帽整齐。

（2）核对医嘱。

（3）核对床号、姓名、年龄、诊断；介绍并解释；评估患者主要临床表现及部位，相关因素，体质、既往史，心理状态等，以取得配合。

（4）洗手、戴口罩。

（5）准备物品。

（6）将用物推至患者床旁，再次核对床号、姓名、年龄、诊断、方法，做好解释。

（7）协助取平卧位，松开衣着，按医嘱选择穴位，注意保暖。

（8）再次核对，确定灸治穴部位及施穴方法。一般选用气海、三阴交、水分、肾俞、曲泉、神阙等穴。

（9）手持艾条，将点燃的一端对准施灸穴位，在距皮肤 2 ～ 5cm 处，呈“十”形熏灸，以患者感觉温热，但无灼痛为度，随时弹去艾灰，灸至局部皮肤红晕，每穴灸治 5 分钟。

（10）观察局部皮肤及病情变化，询问患者有无不适，防止艾灰脱落，造成烧伤或毁坏衣物。

（11）灸后使艾条彻底熄灭，清洁局部皮肤。

（12）整理床单元，合理安排体位。

4. 注意事项

（1）施灸时要注意思想集中，随时询问病人感受，切勿烫伤病人。

（2）治疗完毕擦去施灸处皮肤的药物痕迹，观察皮肤颜色，必要时涂烫伤膏保护。

1.4.10　神农通腑消胀液保留灌肠疗法

【来源】雷陵主任医师研发的中医外治特色疗法。

【临床应用时间】2007年2月。

【药物组成】蒲公英30g、栀子15g、黄芩12g、生大黄15g、牵牛子12g、枳实15g、厚朴20g、槟榔15g、当归15g、桃仁15g、红花12g、丹皮15g、车前子30g、泽泻20g、大腹皮20g。

【制备】按上方剂量称取药材，用中药煎药机常规煎取每袋150ml装药液，低温贮藏备用。

【用法】使用时取中药药液150ml装入250ml的葡萄瓶中，下接输液器，另一头换为导尿管（大号）。操作时病人取卧位，左侧卧，垫高臀部。操作者以左手分开病人臀位会阴部，右手将蘸有液体石蜡的导尿管插入病人肛门，深度为20～30cm，然后开启输液器控制开关，使药液缓缓滴入肠道，滴完药液后拔出导管。令病人坚持保留30分钟以上。为防止药液出，预先在床单上垫一象皮布以防弄湿床单。一日1～2次。5日为一疗程。

【功效与主治】清热利湿、通腑解毒、行气活血、利水消胀。主治急慢性重症肝病并发自发性细菌性腹膜炎及中毒性鼓肠。

【方解】自发性细菌性腹膜炎系急慢性重症肝病尤其是肝硬化腹水常见并发

症。现代医学认为本病发生主要是机体免疫低下，防御功能降低，单核-巨噬细胞系统遭到破坏，以致肝脏清除血液中细菌能力降低，同时由于腹水蛋白浓度低、门脉高压及侧支循环形成，致使细菌进入腹腔途径感染而成。本病属中医“腹痛”、“内伤发热”等范畴。其病机主要是正气不足，湿热疫毒之邪壅滞肠道，致使气血交阻，腑气不通而成。方中蒲公英、栀子、黄芩清热利湿解毒；生大黄、牵牛子泻热通便、行淤破积、逐水消肿；枳实、厚朴、槟榔行气消积、燥湿除满；当归、桃仁、红花、丹皮活血凉血、润燥滑肠；车前子、泽泻、大腹皮利水渗湿、利尿消肿。诸药合用，共奏清热利湿、通腑解毒、行气活血、利水消胀之功。

【操作常规】

1. 评估

（1）核对医嘱。了解既往史、过敏史、当前主要症状、体质及相关因素。

（2）了解患者年龄文化程度，心理状态及对疾病的信心。

2. 用物准备

治疗盘内备灌肠筒装置一套，中药保留灌肠液150ml（温度39～41℃），肛管、弯盘、血管钳、石蜡油、棉签、纸巾、一次性中单、无菌手套，便盆和便盆布、输液架、屏风、水温计。

3. 操作程序

（1）仪表大方，衣帽整齐。

（2）核对医嘱。

（3）核对床号、姓名、年龄、诊断；介绍并解释；评估患者主要临床表现及部位，相关因素，体质、既往史，心理状态等，以取得配合。

（4）洗手、戴口罩。

（5）准备物品。

（6）将用物推至患者床旁，再次核对床号、姓名、年龄，诊断，做好解释工作。

（7）协助取左侧卧位，退裤至膝部，使臀部移近床沿，抬高10公分，下腿伸直，上腿屈曲，将一次性中单垫臀下，弯盘置臀边，盖好棉被，注意保暖，防止坠床。

（8）挂灌肠筒于输液架上，液面距肛门约30cm，连接肛管，润滑肛管、排出管内气体，关闭管路开关。

（9）分开臀部，显露肛门，将肛管轻轻插入直肠20～30cm，固定肛管，松开开关，使溶液缓慢滴（30滴/min），在滴入的过程中，可将管路包绕在热水袋上，以保持中药温度。

（10）观察液体滴入情况，如溶液流入受阻，可稍移肛管，同时检查有无粪块阻塞。

（11）待溶液将要灌完时，夹闭管路开关，用纸巾包住肛管，拔出放人弯盘内，擦净肛门，轻揉肛门，协助病人左卧位5分钟后，平卧5分钟，再右侧卧位5分钟，使药液更好溶于结肠内，尽量保留更长时间（至少保留30分钟以上），如果保留不住，可在灌肠液中加入10ml利多卡因以减少肠道刺激性。

（12）观察病人有无不适，随时观察病情。

（13）观察并协助排便，观察大便性状，颜色及灌肠后效果。

（14）整理床单元，协助衣着，观察患者生命体征及神志变化。

（15）清理用物，用物消毒后归类放置。

（16）洗手，取口罩，做好记录。

4. 注意事项

（1）灌肠前让病人排空大便。

（2）插管动作轻柔（尤其是患有痔疮的患者），防止引起出血。

（3）药液温度应保持在39～41℃，过低可使肠蠕动加强，药液难以保留，过高则引起肠黏膜烫伤或肠管扩张，产生强烈便意，致使药液在肠道内停留时间短、吸收少、效果差。

（4）为使药液能在肠道内尽量多保留一段时间，药液一次不应超过200ml，可在晚间睡前灌肠，灌肠后不再下床活动，以提高疗效。

（5）肝昏迷病员禁用肥皂水灌肠，以减少氨的产生和吸收。

（6）灌肠中随时观察病情，发现脉速、面色苍白、出冷汗、剧烈腹痛、心慌气急，应立即停止灌肠，并通知医生。

（7）禁忌症、妊娠、急腹症、消化道出血病员不宜灌肠。

1.4.11 神农排毒醒脑液保留灌肠疗法

【来源】雷陵主任医师研发的中医外治特色疗法。

【临床应用时间】2006 年 8 月。

【药物组成】生大黄 20g、芒硝 15g、厚朴 30g、枳壳 20g、蒲公英 20 克、金银花 20g、黄连 12g、黄芩 12g、穿心莲 20g、六月雪 18g、丹参 20g、益母草 15g、川牛膝 20g、全瓜蒌 15g、竹茹 12g、郁金 15g、石菖蒲 12g。

【制备】按上方剂量称取药材，用中药煎药机常规煎取每袋 150ml 装药液，低温贮藏备用。

【用法】使用时取中药药液 150ml 装入 250ml 的葡萄瓶中，下接输液器，另一头换为导尿管（大号）。操作时病人取卧位，左侧卧，垫高臀部。操作者以左手分开病人臀位会阴部，右手将蘸有液体石蜡的导尿管插入病人肛门，深度为 20 ～ 30cm，然后开启输液器控制开关，使药液缓缓滴入肠道，滴完药液后拔出导管。令病人坚持保留 30 分钟以上。为防止药液漏出，预先在床单上垫一象皮布以防弄湿床单。一日 1 ～ 2 次。5 日为一疗程。

【功效与主治】清热利湿、通腑解毒、活血化瘀、醒脑开窍。主治肝病昏迷（肝性脑病）。

【方解】肝性脑病又称“肝昏迷”，为急慢性重症肝病尤其是失代偿性肝硬化常见的严重并发症之一。本病属中医“昏迷”、“神昏”、“谵妄”、“郁冒”等病症，其病因病机系感受湿热外邪或饮食不节或染蛊惑疫病等，由于病程日久，而致气血亏虚，阴阳失调，气机逆乱，从而造成阴竭阳脱，邪扰心营，瘀热痰湿蒙闭心窍。病位在肝、脑，与脾、胃、肾等脏腑密切有关。方中大黄、芒硝、厚朴、枳壳泄热通便、燥湿行气；蒲公英、金银花、黄连、黄芩、穿心莲、六月雪清热祛湿解毒；丹参、川牛膝、益母草凉血除烦、活血利尿；全瓜篓、竹茹、郁金、石菖蒲清热化痰、开窍醒神。诸药合用，共奏清热利湿、通腑解毒、活血化痰、醒脑开窍之效。

【操作常规】同神农通腑消胀液保留灌肠疗法。

1.4.12 药棒循经按摩疗法

【来源】雷陵主任医师研发的中医外治特色疗法。

【临床应用时间】2006年6月。

【药物组成及制备】枳壳15g、莪术12g、砂仁10g、厚朴20g、莱菔子15g。按方中剂量称取药材，用中药煎药机常规煎取每袋150ml装药液，低温贮藏备用。

【仪器选择】采用北京宏波科技发展公司提供的HD-91-II型肝病治疗仪。

【具体用法】患者取仰卧位，解开上衣，暴露腹部。操作者先接通治疗仪电源，将电极片贴在肝腧穴，用镊子夹取蘸有中药的纱块，拧干，绑在药棒上。打开开关，调节输出强度为零，选择频率，按启动键，手持循经棒在腹部进行“金”字形循经，循经到敏感穴位时加压并停留2～3秒，有利于调理经气。根据病人自我感觉调整输出强度，治疗结束后，关闭开关，揭去电极片，用生理盐水擦净皮肤，每次循经按摩治疗15分钟。一日1次。5次为一疗程。

【功效与主治】疏肝理脾、行气消胀。主治急慢性肝病引起的胃脘部及腹部胀满之症。

【方解】中医认为急慢性肝病肝病腹胀主要原因是肝失疏泄，脾失健运，胃失和降，以致气机壅塞，湿浊内生而成。方中枳壳、莪术行气导滞、消积除痞；砂仁、厚朴理气祛湿、开胃消食；莱菔子消食化积、降气化痰。诸药合用，借助肝病治疗仪在腹部进行循经按摩，此疗法集中医推拿、按摩及中药离子导入于一体，共奏疏肝理脾、调畅胃肠，通腑导滞、行气消胀之功，对改善肝病患者腹胀症状具有良好的效果。

【操作常规】

1. 评估

（1）核对医嘱。了解既往史、过敏史、当前主要症状、体质及相关因素。

（2）了解患者年龄文化程度，心理状态及对疾病的信心。

2. 用物准备

治疗盘、治疗仪、镊子、纱块、弯盘、电极片、生理盐水、治疗碗，必要时备屏风及保暖设施。

3. 操作常规

（1）仪表大方，衣帽整齐。

（2）核对医嘱。

（3）核对床号、姓名、年龄、诊断；介绍并解释；评估患者主要临床表现及部位，相关因素，体质、既往史，心理状态等，以取得配合。

（4）洗手、戴口罩。

（5）准备物品。

（6）将用物推至患者床旁，再次核对床号、姓名、年龄，诊断，协助取舒适体位。

（7）松开衣着，保暖。按腧穴选择合适体位。

（8）接通电源，将电极片贴在肝腧穴，用镊子夹取纱块绑在药棒上蘸生理盐水（勿外滴）。打开开关，调节输出强度为零，选择频率，按启动键，根据病人感觉调节输出强度。采用腹部“金”字循经。循经10分钟。

（9）治疗时注意循经八字诀“两快一慢，推中有按”。循经到敏感穴位时加压并停留2～3秒，有利于通经理气。

（10）询问病人有无不适，随时观察病情。

（11）治疗结束，关闭开关，揭去电极片，用纱块擦净皮肤，注意保暖。

（12）整理床单元，协助衣着，询问病人需要。

（13）清理用物，调节输出强度为零，拔掉电源，归还原处。

（14）洗手，取口罩，做好记录。

4. 注意事项

（1）有出血倾向者、腹部有肿块者不宜操作。

（2）操作前查看调节输出强度是否为零。

（3）操作过程中要注意“两快一慢，推中有按”。循经到敏感穴位时加压并停留2～3秒，以提高疗效。

1.4.13　行气消胀膏穴位贴敷疗法

【来源】雷陵主任医师研发的中医外治特色疗法。

【临床应用时间】2013年4月。

【药物组成及制备】八月札12g、莱菔子12g、枳壳12g、乌药8g、木香10g、檀香8g、花椒6g、建曲10g、橘核8g、厚朴10g、紫苏梗6g、砂仁8g等。按上述比例称取所要配制量的药材，烘干，共研细末，调匀，装瓶备用。

【用法】先以温水或75%酒精棉球清洗脐部，然后取药粉12g，加适量食醋，并兑入氮酮1ml，调成糊状置于神阙穴，外以9cm×10cm大小的一次性医用敷贴固定。一日1次，每次贴敷12小时。5次为一疗程。

【功效与主治】行气消食、宽肠消胀。主治各种急慢性肝病气滞腹胀症以及气鼓病。

【方解】腹胀是肝病最常见的临床症状之一，其主要病因病机是肝失疏泄，气机郁滞，脾失健运而成。治当以疏肝行气之法。故行气消胀膏中以八月札、枳壳、乌药、木香、檀香、橘核、厚朴等疏肝行气、破气降逆；花椒、紫苏梗、砂仁温中理气；莱菔子、建曲消食导滞。诸药合用共奏行气消食、宽肠消胀之效。对急慢性肝病气滞腹胀症及气鼓病有显著消胀作用。

【操作常规】同神农消鼓舒腹散敷脐疗法。

1.4.14　神农胆胀膏贴敷疗法

【来源】雷陵主任医师研发的中医外治特色疗法。

【临床应用时间】2014年12月。

【主要成分】金钱草300g、白芍240g、柴胡200g、姜黄200g、枳壳200g、葛根200g、酒大黄200g、海金沙300g、川楝子200g、地龙200g、栀子200g、虎杖200g、玄胡300g、黄芩150g、郁金200g、芒硝150g。

【制备】按上方剂量称取各药，烘干，共研细末，调匀，干燥贮藏备用。

【用法】先以温水或75%酒精棉球清洗肝胆区皮肤，取药粉15～20g，置于容器中，兑入适量凡士林及1ml氮酮，调成糊状，均匀涂于15cm×19cm大小的一次性医用敷贴上，然后贴敷于右侧胆囊底部位。一日1次，每次贴敷12小时。5次为一疗程。

【功效与主治】疏肝行气、清热利湿、通腑止痛。主治胆囊炎、胆石病引起的右胁下疼痛或疼痛放射至右侧腰背及肩胛部。

【方解】右胁下疼痛或疼痛放射至右侧腰背及肩胛部是急慢性胆囊炎、胆石病最常见的临床症状，患者痛苦大，严重影响生活质量，中西医常规治疗往往效果不佳。雷陵主任医师遵循“急则治其标”的原则，拓宽给药途径，采取“内病外治”法。创制了神农胆胀膏。该膏药重用金钱草、海金沙、虎杖清热祛湿、利胆排石；柴胡、川楝子、枳壳、郁金疏肝行气；白芍、葛根、地龙缓急止痛；元胡、姜黄活血化瘀止痛；酒大黄、芒硝通腑泻下；黄芩、栀子清热利湿解毒。诸药合用共奏疏肝行气、清热利湿、通腑止痛之效。

【操作常规】同神农护肝镇痛膏肝区贴敷疗法

1.5 现代中医肝胆病非药物疗法的运用

雷陵主任医师在长期临床诊疗工作中，不但勤于实践，善于继承总结前人经验，而且勇于创新，不断吸取先进科学技术成果，积极应用现代中医非药物疗法，采用中医多途径综合措施治疗肝胆病，极大地提高了临床疗效。现将雷陵主任医师常用肝胆病非药物疗法简述如下。

1.5.1 HD肝病治疗仪

【仪器来源】由北京宏波科技发展公司提供。

【型号】HD-91-II型。

【适应证】适应于治疗各种原因引起脂肪肝、代谢综合征及腹型肥胖症，以及急慢性肝炎、肝纤维化、肝硬化等。

【作用原理】该治疗仪是遵循传统中医脏腑经络理论、结合生物力学泵作用原理、借助现代电子技术开发的一种治疗脂肪肝新疗法。该治疗仪集针灸、推拿、按摩、电脉冲、电场及中药离子导入为一体，通过电流刺激震动腹壁肌肉和肝包膜，从而改善肝脾血液循环，促进肝细胞修复与再生，增强肝细胞活力和代谢能力，加速肝内脂肪运转及排泄。通过对腹部和背部经络、穴位按摩，使肌肉群强烈运动，血液循环增加，肠蠕动增强，胃排空加快，从而达到通行气血、调理脏腑、平调阴阳的整体效应。中药离子导入，经肝区前后透皮给药，使药物直达病所，内病外治，避免了口服对胃肠道的刺激。能显著消除患者症状，改善肝功能、血脂及影像学指标，无明显不良反应。

【操作常规】

1. 评估

（1）了解既往史、过敏史、当前主要症状、体质及相关因素。

（2）了解患者年龄文化程度、心理状态及对疾病的信心。

2. 用物准备

治疗盘、镊子、纱块、弯盘、电极片、生理盐水、约束带、棉垫、中药、治疗碗，必要时备屏风。

3. 操作程序

（1）仪表大方，衣帽整齐。

（2）核对医嘱。

（3）核对床号、姓名、年龄、诊断；介绍并解释；评估患者主要临床表现及部位，相关因素，体质、既往史，心理状态等，以取得配合。

（4）洗手、戴口罩。

（5）准备物品。

（6）将用物推至患者床旁，再次核对床号、姓名、年龄，诊断，协助取舒适体位。

（7）接通电源，打开总开关，把中药加热至38℃左右，倒入治疗碗，用镊子夹取纱块蘸中药，拧干，平铺在电极片上备用。

（8）松开衣着，保暖，按俞穴选择合适体位。选择合适的约束带备用。

（9）根据医嘱选穴，确定穴位，用生理盐水擦拭皮肤，放置电极片，衬棉垫，用约束带固定。

（10）调节开关回零，按启动键，根据病人耐受力调节输出强度，设置时间，一般为30分钟。

（11）随时观察患者适应程度，询问患者有无不适，随时调整输出强度。

（12）治疗结束，关调节开关，解开约束带，揭掉电极片，用生理盐水擦净皮肤，注意保暖。

（13）腹部循经：将负极电极片贴在肝腧穴，用镊子夹取纱块绑在正极药棒上，蘸生理盐水（勿外滴）。打开开关，调节输出强度为零，选择频率，按启动键，根据病人感觉调节输出强度。采用腹部“金”字形循经，循经10分钟。

（14）治疗过程中注意循经八字决“两快一慢，推中有按”。循经到敏感穴位时加压并停留2～3秒，有利于通经理气。

（15）询问病人有无不适，随时观察病人反应。

（16）治疗结束，关闭开关，揭去电极片，用纱块擦净皮肤。

（17）背部循经：用镊子夹取纱块绑在正负极药棒上，蘸生理盐水（勿外滴）。打开开关，调节输出强度为零，选择频率，按启动键，根据病人感觉调节输出强度。采用背部“川”字形循经，循经5分钟。方法同上。

（18）询问病人有无不适，随时观察病人反应。

（19）治疗完毕，整理床单元，协助衣着，助病人取舒适体位。

（20）询问患者需要。

（21）清理用物，关闭总开关，拔掉电源，归还原处。

（22）洗手、取口罩，做好记录。

4. 注意事项

（1）严重高血压、心脏病、近期有消化道出血史、癌症、血管瘤等病人不宜操作。

（2）过敏体质、过劳过饱、过饥、醉酒者慎做。

（3）操作前各输出强度一定要回零。

1.5.2 多功能艾灸治疗仪

【仪器来源】由黑龙江尔祥和中医器械有限责任公司提供。

【型号】DAJ-10型。

【适应证】适应于治疗慢性无症状乙肝病毒携带者、肝著（慢性乙型肝炎）、胆胀（肝源性胆囊炎）、肝源性腹泻及胃痛、肾功能不良夜尿多、鼓胀（肝硬化腹水）、胁痛、腹胀、黄疸等。

【作用原理】多功能艾灸治疗仪是中国现代艾灸疗法的载体，是采用现代计算机技术、电子技术、磁疗方法研制成功的具有国内领先水平的新型艾灸仪器。该艾灸仪在保持传统艾灸所需艾绒基础上，消除了艾灸燃烧冒烟、污染环境、操作不便、效率低下弊端。通过电子加热和磁化作用，充分利用艾绒有效成分，可同时对多个穴位施灸，可完全替代壮灸、艾条灸，可实施隔姜灸、隔盐灸、隔附子饼灸及温针灸、发泡灸、化脓灸等。

【常见病症选穴举例】

（1）慢性无症状乙肝病毒携带者：灸神阙、肝俞、期门、至阳、大椎。

（2）慢性乙型肝炎：灸神阙、中脘、合谷（右）、期门、肝俞。

（3）肝硬化腹水：灸神阙、气海、水分、水道、肾俞（双）、三阴交（右）。

（4）腹泄：灸中脘、足三里（右）、神阙、天枢（双）。

（5）胃痛：灸中脘、脾俞（右）、胃俞（右）、足三里（右）、天枢（右）。

（6）夜尿多：灸肾俞（双）、关元、中极、三阴交（双）。

（7）胆囊炎：灸胆囊底（右）、足三里、胆俞（右）、背部阿是穴、承山（双）。

（8）胁痛：灸肝俞、胆俞、期门、阿是穴、章门。

（9）腹胀：灸章门、中脘、神阙、三阴交（右）、阳陵泉、大横。

（10）黄疸：灸神阙、胆囊底（右）、肝俞、胆俞、期门、

【操作常规】

1. 评估

（1）核对医嘱。了解既往史、过敏史、当前主要症状、体质及相关因素。

（2）了解患者年龄文化程度，心理状态及对疾病的信心。

2. 用物准备

多功能艾灸治疗仪、药柄、松紧带。必要时备保暖设施。

3. 操作程序

（1）仪表大方，衣帽整齐。

（2）核对医嘱。

（3）核对床号、姓名、年龄、诊断；介绍并解释；评估患者主要临床表现及部位，相关因素，体质、既往史，心理状态等，以取得配合。

（4）洗手、戴口罩。

（5）准备物品。

（6）将用物推至患者床旁，再次核对床号、姓名、年龄，诊断，协助取舒适体位。

（7）松开衣着，保暖。按医嘱选择穴位，协助别人取舒适体位，注意保暖。

（8）接通电源，检测各灸头温度调节器是否回零。

（9）用松紧缚带扣入灸头两侧的孔内固定好，将药柄垫放入灸头内，把灸头固定在施灸穴位上。

（10）打开电源开关，设置各灸头温度调节器为30℃，按启动器，按照不同的部位适当增加温度，以病人能耐受为准。

（11）治疗过程中，不断地询问病人灸头的温度是否合适，随时给予调整，以免烫伤施灸处皮肤。

（12）治疗结束，关闭开关，取掉灸头及松紧带，用湿毛巾擦净皮肤，观察皮肤完整度，注意保暖。

（13）整理床单元，协助衣着，询问病人需要。

（14）清理用物，调节器归零，拔掉电源，归还原处。

（15）洗手，取口罩，做好记录。

4. 注意事项

（1）治疗时间由短到长，从30分钟开始逐渐加长时间。先做好准备工作，再打开启动器，再开始治疗。

（2）治疗过程中专人守护，随时询问病人感受，切勿烫伤病人。

（3）治疗完毕擦去施灸处皮肤的药物痕迹，观察皮肤颜色，必要时涂烫伤膏保护。

（4）凡属实热证、阴虚发热者不宜施灸；颜面部、大血管处、孕妇腹部及腰骶部不宜施灸。

（5）由于患者体质和病状不同，开始施灸可能引起疲倦、口干、嗜睡等反应，一般不需顾虑，继续施灸即能消失。必要时可拉长时间隔时灸治，2 日或 3 日灸一次。

（6 凡灸上部以后，必须在下部配灸穴，以引热力下行，通常灸太冲穴为佳。凡是全身性和内脏疾患或做健身灸时都是双侧取穴，一个肢体的病，只取一侧的穴位。

（7）初灸时必须掌握刺激量，灸治穴位数量要少而精。

1.5.3　电脑肝病治疗仪

【仪器来源】由北京伟力科技股份有限公司提供。

【型号】WLGY-801 型。

【适应证】适应于治疗各种急慢性肝炎、脂肪肝、肝纤维化、酒精性肝病、肝硬化及胁痛、黄疸等症。具有降酶退黄、改善白 / 球比值，消除胁痛、腹胀、纳差、失眠、多梦、乏力作用。

【作用原理】该治疗仪是根据中医经络学说理论，应用现代计算机技术，通过脉冲电流刺激人体穴位，使之和病人体内的生物电流相互作用，达到运化气血，平衡阴阳，调和脏腑、疏肝利血的作用，可有效地改善胁痛、腹胀等症状，提高人体免疫力，达到保肝、降酶作用。

【操作常规】

1. 评估

（1）核对医嘱。了解既往史、过敏史、当前主要症状、体质及相关因素。

（2）了解患者年龄文化程度，心理状态及对疾病的信心。

2. 用物准备

电脑肝病治疗仪、导连线。必要时备屏风。

3. 操作程序

（1）仪表大方，衣帽整齐。

（2）核对医嘱。

（3）核对床号、姓名、年龄、诊断；介绍并解释；评估患者主要临床表现及部位，相关因素，体质、既往史，心理状态等，以取得配合。

（4）洗手、戴口罩。

（5）准备物品。

（6）将用物推至患者床旁，再次核对床号、姓名、年龄，诊断，协助取平卧位，全身放松。

（7）选穴（固定 9 个穴位），具体如下：

天鼎：位于右颈部，喉结旁开 3 寸，下 1 寸。

肝俞：背部第九胸椎棘突下，督脉向右旁开 1.5 寸处。

疃中：胸正中线平第四肋间。

中脘：脐中上 4 寸，腹正中线上。

关元：脐下 3 寸，腹正中线上。

肝炎 1 号穴：位于右侧胸第 7 肋骨上，旁开乳头 1.5 ～ 2 寸。

肝炎 2 号穴：右侧胸部乳头直下，第 7 肋骨上。

三阴交：右腿内踝高点上 3 寸，胫骨内测面后缘。

公共穴：（涌泉）位于右足底去趾前 1/3 处，2、3 趾骨间取穴。

（8）打开电源，将各电位复零位。

（9）贴穴，接通导联线，调节电流强度，以病人能接受的强度为准，大多为 30 ～ 70，每个穴位 4 分钟，共 36 分钟。

（10）治疗的过程中，随时询问患者的感受，随时调节电流强度。

（11）治疗完毕，电位复零。

（12）整理床单元，协助衣着，助病人取舒适体位。

（13）询问患者需要。

（14）清理用物，关闭总开关，拔掉电源，归还原处。

（15）洗手、取口罩，做好记录。

4. 注意事项

（1）定穴准确。

（2）操作时注意调节电流强度，逐渐加大电刺激量，强度一般为 30 ～ 70，使患者达到能耐受的刺激感为宜。

（3）高血压、心脏病禁用。消化道出血、妇女经期禁用。

（4）做完后由保管人把钥匙取下，注意保养仪器，避免输出导线缠绕、打结或扭曲、折断等损坏。

1.5.4　中药离子导入仪

【仪器来源】由郑州明举科技有限公司提供。

【型号】668 型。

【适应证】适应于治疗各种急慢性肝病如急慢性肝炎、肝硬化、脂肪肝和肝脏肿瘤等。

【作用原理】该治疗仪应用传统中医的经络学理论及现代科学技术，将理疗学的温热效应、电磁效应、微波效应、红外线效应与人体穴位刺激经络相结合。通过热疗和促进剂（水化剂、角质层剥离剂）的应用对皮肤进行预处理，增加皮肤的通透性。通过脉冲电流使 a- 螺旋结构的多肽发生翻转形成平行排列，由无序变为有序，产生允许生物大分子药物通过的通道，人为造成药物通过的直接通道，使药物顺利通过。通过离子导入的电泳作用和电趋向性，使药物粒子充分水活化，以利于离子的透皮转运。以上方法协同作用促进了药物向体内的有效转运，通过对相应穴道的刺激，进而对病变部位的生物磁场进行调节，使其产生一系列生理、生化反应，使人体气血畅通、脏腑协调、阴阳平衡、表里合一，而到达治疗疾患于无形的功效。该仪器能将药物离子更深更有效导入病灶部位，具有透皮促渗、行气活血、温通经络、扶正祛邪及消炎、消肿、降脂及镇痛作用，从而改善组织营养、促进血液循环、加速新陈代谢，提高人体免疫机能。其治疗过程简单、方便、有效，无明显不良反应。

【操作常规】

1. 评估

（1）核对医嘱。了解既往史、过敏史、当前主要症状、体质及相关因素。

（2）了解患者年龄文化程度，心理状态及对疾病的信心。

2. 用物准备

中药离子导入仪，药物、衬垫、治疗碗、镊子、沙包、绷带、纱布块或卫生纸。

3. 操作程序

（1）仪表大方，衣帽整齐。

（2）核对医嘱。

（3）核对床号、姓名、年龄、诊断；介绍并解释；评估患者主要临床表现及部位，相关因素，体质、既往史，心理状态等，以取得配合。

（4）准备物品。

（5）洗手，戴口罩。

（6）将用物推至患者床旁，再次核对床号、姓名、年龄，诊断，协助取舒适体位。暴露治疗部位。根据季节调节室温，必要时屏风遮挡。

（7）接通电源，将输出电位调节器调至“0”。

（8）用温盐水纱块擦净局部皮肤。

（9）将 4～6 层吸湿药物的纱块置于电极板上，黑色导线为负极板，用沙包加压后，用绷带固定，固定。

（10）根据病人的耐受力调节电流量，治疗 30 分钟。

（11）治疗过程中不能离开病人，随时观察病人反应，及时调节合适电流量，以免引起不适。

（12）治疗结束时，先将输出电位调节器调至“0”后关电源。

（13）拆去药垫，擦净皮肤，协助病人取舒适体位。

（14）询问病人需要。

（15）整理用物，洗手，取口罩，记录。

4. 注意事项

（1）浸药液的纱块至少4～6块，以不滴药液为度。

（2）治疗过程中不能离开病人，随时观察病人反应，及时调节合适电流量，以免引起不适。

（3）局部皮肤出现瘙痒等皮肤过敏情况，可用无极膏等抗过敏外用药涂擦或暂时不使用本法等。

（4）高热、恶病质、有出血倾向者，治疗部位有金属异物者，带有心脏起搏器者，对直流电不能耐受者，禁用。

1.5.5　微波治疗仪

【仪器来源】由江苏徐州市诺万医疗设备有限公司提供。

【型号】KJ-6200型。

【适应证】适用于治疗各种急慢性肝病如慢性肝炎、肝纤维化、肝硬化、肝脏肿瘤等。

【作用原理】微波是指频率为300MHz～300GHz的电磁波，是无线电波中一个有限频带的简称，即波长在1米（不含1米）到1毫米之间的电磁波，是分米波、厘米波、毫米波的统称。微波频率比一般的无线电波频率高，通常也称为“超高频电磁波”。其显著特点是具有似光性、穿透性和非电离性。微波治疗仪为微波技术，传感器、自动控制、计算机软件和硬件等高科技术的综合体，它除具有深表加热的特点外，还具有操作方便、定位准确、安全性高以及低格低廉、适应性广泛等优点。微波治疗仪是利用微波对各种疾病进行治疗的新型医疗仪器，通过配备不同的附件设备，可对多种疾病进行治疗。自动控制大量科学实验表明，不论离子、带电胶体或偶极子在微波场中所作振动或旋转运动产生的热效应，或带电颗粒在微波场下产生的非热效应（电磁振荡效应），都可以改变人体组织的理化反应特性产生临床治疗效果。微波治疗是将微波能集中照射到病变组织部位，被人体软组织吸收。由于微波是高频电磁场，它可以穿透入人体组织内部，因此这种生物效应不仅局限在人体表皮产生，而在被照射到的全部组织上从表皮到深部同时产生上述微波生物效应，表现出局部组织温度上升，导致促进机体血液循环、增强新陈代谢、提高免疫功能和改善局部营养等一系列生物学作用。其适用范围广，治疗多种疾病，治疗中无痛苦、无创伤、无不良反应，能改善局部组织血液循环，具有消炎、活血、止痛之功效。

【操作常规】

1. 评估

（1）核对医嘱。了解既往史、过敏史、当前主要症状、体质及相关因素。

（2）了解患者年龄文化程度，心理状态及对疾病的信心。

2. 用物准备

微波治疗仪，必要时备屏风。

3. 操作程序

（1）仪表大方，衣帽整齐。

（2）核对医嘱。

（3）核对床号、姓名、年龄、诊断；介绍并解释；评估患者主要临床表现及部位，相关因素，体质、既往史，心理状态等，以取得配合。

（4）准备物品。

（5）将用物推至患者床旁，再次核对床号、姓名、年龄，诊断，协助取舒适体位。

（6）接通电源，调节好高度。

（7）设置治疗或理疗的微波输出功率 30W。

（8）设置治疗或理疗的时间 15 ～ 20 分钟，每日 1 ～ 2 次。

（9）设置好时间和功率后，按治疗键，微波开始输出。

（10）治疗过程中注意观察皮肤温度，防止烫伤。

（11）治疗完毕，观察皮肤情况。

（12）整理床单元，协助衣着，询问病人需要。

（13）拔掉电源，清理用物，归还原处。

（14）做好记录。

4. 注意事项

（1）治疗应以患者感到温热舒适为准，可隔覆盖物使用，与病灶部位保持

1～2m 的距离。

（2）照射时，应避开金属物，如金属纽扣等，以免造成仪器的损坏，或造成烫伤。

（3）植入心脏起搏器或心脏电极的病不能接受微波治疗治疗部位有严重血循环障碍，出血倾向的患者禁用。严重局部水肿及全身性感染疾病患者禁用。

1.5.6 生物信息红外肝病治疗仪

【仪器来源】由杭州大力神医疗器械有限公司提供。

【型号】DSG-III 型。

【功效】①活血化瘀、疏肝通络；②协同药物作用，促进吸收利用，提高疗效；③降低门静脉高压，减轻脾亢进，阻止和逆转肝硬化；④改善凝血功能，促进白蛋白合成；⑤改善症状，调节免疫功能，缩短康复周期；⑥改善肝脏代谢功能，降低血脂。

【适应证】适应于治疗慢性病毒性肝炎、肝硬化、酒精性肝病、脂肪肝、高血脂及其他原因引起的急慢性肝病。

【作用原理】生物信息红外肝病治疗仪采用大力神 BILT 专利技术，由微电脑控制，应用生物信息反馈技术（与人体心率同步），自动提取患者的心率信号，发出与患者心率节律相同并和人体蛋白质振动频率基本一致的红光和近红外线，增加组织对能量的渗透吸收，并与人体的肝细胞生物波形成共振，提高能级并纠正紊乱的生物信息及能量传递，同时使肝脏的单位血流量增加、红细胞变形能力及氧交换能力增强，有效改善肝脏微循环，恢复肝脏免疫诱导因子的产生，激活人体的免疫系统，促进肝病患者康复。

【操作常规】

1. 评估

（1）核对医嘱。了解既往史、过敏史、当前主要症状、体质及相关因素。

（2）了解患者年龄文化程度，心理状态及对疾病的信心。

2. 用物准备

生物信息红外肝病治疗仪、浴巾。必要时备屏风。

3. 操作程序

（1）仪表大方，衣帽整齐。

（2）核对医嘱。

（3）核对床号、姓名、年龄、诊断；介绍并解释；评估患者主要临床表现及部位，相关因素，体质、既往史，心理状态等，以取得配合。

（4）洗手、戴口罩。

（5）准备物品。

（6）备齐用物到病人床旁，做好解释，再次核对，阐明治疗重要性。

（7）协助患者取仰卧位，双手平放于身体两侧，保持平静，暴露肝区，注意保暖，必要时关门窗及屏风遮挡。

（8）将光能发生器对准肝区，距治疗部位 15 ～ 20cm（以治疗时感觉舒适为度），将脉搏传感器夹在患者无名指或中指指头上，传感器出线一侧朝掌心。

（9）根据医嘱选择合适的治疗方式，治疗时间，一般每次 30 分钟，一天 2 次。按启动 / 停止键，仪器即开始采集有效脉搏信号，进入倒计时。

（10）随时观察患者病情，询问患者有无不适。

（11）治疗结束，协助患者衣着，安排舒适体位，整理床单位，清理用物，器械消毒备用。

（12）洗手，记录。

4. 注意事项

（1）将光能发生器对准肝区。

（2）注意功率的选择，防止局部烫伤。

（3）观察治疗处皮肤及全身情况，若出现红疹、瘙痒、水泡等现象，及时停止使用，并报告医师，配合处理。

（4）治疗时禁止移动仪器，治疗结束 3 分钟内勿移动设备。

（5）对皮肤感觉减退或丧失者、光敏性患者、发热性疾病、出血性倾向疾病、疾病危重阶段、肝癌、出血明显的患者慎重使用。

1.5.7　血液净化—人工肝支持疗法

【仪器来源】由北京伟力新世纪科技发展有限公司提供。

【型号】WLXGX-888 型。

【适应证】适应于治疗肝衰竭、重度黄疸型肝炎及失代偿性肝硬化等。

【作用原理】血液净化人工肝支持疗法是利用血液净化技术对重型肝病患者的血浆进行交换和处理，从而达到治疗目的的一种现代高新技术。该系统通过一个体外装置，暂时辅助和部分代替衰竭的肝脏功能，可及时清除患者体内的部分毒性物质如内毒素、胆红素、胆酸、肿瘤坏死因子、补体激活物等多种血管活性物质，减轻肝脏的炎症。与此同时，作为置换的新鲜同型血浆补充了血浆蛋白、凝血因子、调理素等生物活性物质，既减轻患者水肿、出血，又减少机体的感染机会，从而为肝细胞再生赢得时间，帮助病人渡过危险期，提高生存率。

【操作常规】

1. 评估

（1）查对医嘱、治疗卡，了解既往史、过敏史、当前主要症状、体质及相关因素。

（2）了解患者年龄文化程度，心理状态及对疾病的信心，合作程度，并做好解释以取得配合。

（3）了解患者病情，意识状态，原发病等，考虑可能出现的并发症，以提前做好准备。

（4）了解穿刺部位血管充盈度及外周循环情况，以保证操作过程中血流速度正常。

（5）环境安静、整洁、宽敞明亮，消毒是否到位。

2. 操作前准备

（1）再次查对医嘱、治疗卡，了解患者病情、意识状态，合作程度，解释血浆置换目的、操作方法，指导配合方法取得配合。

（2）协助患者大小便。

（3）个人仪容仪表准备：衣帽整洁，淡妆上岗，戴好手套、口罩，精神饱满，仪表端庄。

（4）环境准备：治疗室安静、整洁、操作前半小时再次行空气消毒。

（5）人工肝仪器准备：开机自检，检查人工肝血浆置换机器的性能是否完好。

（6）血浆分离器准备：查对血浆分离器，管道等一次性包装物品有无漏气，有无破损及有效期。

（7）血浆准备：认真查对血型，按医嘱备好血浆。

3. 物品准备

人工肝设备、血浆分离器 1 个、管路 1 套、新鲜血浆（备好）、0.9% 生理盐水 500ml 共 5 瓶、肝素钠、利多可因一支、胶布、纱块、无菌缸及镊子、5ml 注射器 2 个、20ml 注射器 2 个、1ml 注射器 1 个、穿刺盘全套用品等必要品。

4. 操作程序

（1）核查备齐用物，携至床旁，再次查对患者，解释血血浆置换目的、操作方法。

（2）指导患者取平卧位，指导配合方法，取得配合。

（3）血浆分离器及管路的预冲及安装管路：

1）血液管路：

A. 动脉管路安装，把血泵泵管按标记安装到血泵上，把泵管上红色部分安装到血泵带标记的入口。把动脉壶安装到右侧的动脉壶固定器上。连接动脉压力传感器。动脉预冲针与生理盐水连接。

B. 静脉管路安装，把静脉壶安装在左侧静脉壶固定器上。连接静脉压力传感器和气泡检测器。静脉出口固定到管路固定器上，动脉入口也固定到管路固定器上，不要污染。

C. 安装血浆分离器，连接动脉端和静脉端（按颜色连接）。血浆分离器的动脉端向下。（有利预冲时的排气）。

2）弃浆回路：把弃浆回路与血浆成分分离器上方连接，弃浆出口与废液桶连接。

3）补液回路：补液回路和生理盐水 500ml 连接。

4）预冲管路：

A. 开机预冲，用血管钳夹紧管路侧排气管。

B. 排净血浆分离器内空气，提升动、静脉小壶液面。（在启动血泵之前首先提高动脉壶的液面，开始血泵后注意观察液面勿走空液面。以便膜内气体的排出）。

C. 血液侧预冲结束后，用 20mg 肝素盐水 500ml 反复预冲。

D. 设置：弃浆值与返浆值一致，血泵是其约 3 倍值。例如：血泵 60ml/min，返浆泵 19ml/min，弃浆泵 19ml/min。

5）建立动静脉血路：按穿刺程序建立桡动脉～肘静脉通路。

6）引血：

A. 连接动、静脉管路。

B. 开血泵，调节到设定的流量，观察病人生命体征，尤其是血压的变化。

C. 同时输入林格试液 500ml，以保证循环血量。

7）治疗：

A. 按医嘱设定机器参数，设定各种报警参数，遵医嘱给药抗过敏药。

B. 引血 5 分钟后，按设定好的参数进行血浆置换。

C. 血浆置换治疗开始时，全血液速度宜慢，观察 2 ～ 5 分钟，无反应后再以正常速度运行。通常血浆分离器的血流速度为 80 ～ 100ml/min。

D. 严密观察生命体征，持续心电监护，血氧监测，动态血压监测。必要时予以吸氧。

E. 每 1 000ml 血浆入体内时，静脉缓慢推入葡萄糖酸钙 10ml。

F. 血浆置换术中注意血浆保持人体适宜温度。

G. 血浆置换术中注意询问病人有无心慌、胸闷、皮肤发痒等情况。

H. 密切观察机器运行情况，包括全血流速、血浆流速、动脉压、静脉压、跨膜压变化等。必要时及时补充肝素钠以抗凝。

I. 置换达到目标量后回血，做好穿刺部位的加压包扎，（尤其是动脉穿刺点），严防血肿形成。

J. 遵医嘱补充白蛋白、鱼精蛋白等。

K. 告知患者治疗完毕，祝其放松心情，助患者取舒适体位，询问有无不适与需要。

L. 观察患者的生命体征，记录病情变化及血浆置换治疗参数和结果。

M. 用物分类处理，消毒后规范放置。废弃物严格消毒后弃去。

N. 洗手，完善各项记录及护理单。

5. 术后观察

（1）嘱患者严格卧床休息。穿刺部位拔针后以食、中、无名指三指垫 2～3 块纱布压迫 30 分钟，轻重以指腹感到血管搏动和皮肤穿刺点无渗血为度。如有渗血再重复压迫，然后用绷带加压包扎。必要时用沙袋压迫。穿刺侧肢体制动 24 小时。

（2）给予清淡易消化软食，少量多餐。保持大便通畅。

（3）加强巡视，及早发现异常情况，及时处理。

6. 注意事项

（1）不良反应的观察及处理。

1）过敏反应：是最常见的不良反应，表现为畏寒、发热、荨麻疹、皮肤瘙痒等。治疗时常规静推地塞米松 5mg，或异丙嗪 25mg。

2）低血压：表现为头昏、心慌、四肢湿冷、面色苍白、脉搏细速、血压下降，可减慢血流速度，操作前可遵医嘱静脉滴注林格试液。

3）电解质紊乱：低血钙表现为患者口周发麻、出现肌肉痉挛、手足抽搐；低钾、钠，表现为头晕、恶心、呕吐、腹胀等症状，处理是给予相应的电解质补充。

4）其他：如出血、凝血、溶血等，治疗中注意观察穿刺部位有无渗血和血肿；观察滤出血浆的颜色，判断是否凝血或溶血。

（2）建立持续有效的血路。置换过程中注意观察血液流速、动脉压、静脉压、跨膜压变化等，尽早发现因血流不畅而引起的不良后果。

（3）严密观察生命体征变化，发现异常及时处理。

（4）术后注意穿刺点的压迫止血，防止发生渗血或血肿。

1.5.8　腹水超滤浓缩回输疗法

【仪器来源】由北京伟力新世纪科技发展有限公司提供。

【型号】WCXGX888 型。

【适应证】适应于治疗鼓胀（肝硬化腹水尤其大量、顽固性腹水）、癃闭（肝肾综合征）以及肝癌病癌性腹水等。

【作用原理】该疗法借助血液净化—人工肝支持装置的动力作用、使用配套的专用一次性耗材而进行的腹水超滤浓缩回输技术。该系统通过分子筛技术，滤过水分子和分子量小于 45KD 的物质，如肠源性内毒素、醛固酮、电解质等，而将机体有益的蛋白质和免疫活性细胞等截留回腹腔。回输腹腔的白蛋白可通过腹膜重吸收入血，如此既可补充血浆白蛋白，提高胶体渗透压，增加有效循环血量，又能在短时间内排除腹腔中的大量水分和中、小分子有害物质，迅速降低腹腔压力，缓解对肾脏及肾血管的直接压迫，减少水、钠潴留，增加肾动脉血流和肾小球滤过率，恢复对利尿剂的敏感性，使尿量明显增加，进而减少肾素 - 血管紧张素Ⅱ - 醛固酮分泌，降低血浆 RAAs 水平，为目前治疗肝硬化腹水的一种有效方法。该疗法对肝硬化腹水尤其是中、大量腹水及顽固性腹水具有显著治疗效果，患者治疗后能迅速解除腹胀症状，降低血清尿素氮、肌酐含量，并节省了血浆制剂。本疗法采用腹对腹回输，无绝对禁忌症，感染性腹水和内源性毒素腹水均可回输，具有良好的安全性。

【操作常规】

1. 评估

（1）查对医嘱、治疗卡，了解既往史、过敏史、当前主要症状、体质及相关因素。

（2）了解患者年龄文化程度，心理状态及对疾病的信心，合作程度，并做好解释以取得配合。

（3）了解患者病情，意识状态，原发病等，考虑可能出现的并发症，以提前做好准备。

（4）环境安静、整洁、宽敞明亮，消毒是否到位。

2. 操作前准备

（1）做好心理护理：回输前向患者及家属说明腹水回输的目的及效果，消除紧张心理。

（2）向病人及家属做好相关知识宣教：回输前向患者及家属讲清腹水超滤浓缩回输术的治疗原理、操作基本程序、注意事项，以取得患者及家属的支持与配合。

（3）监测生命体征、体重、腹围、电解质、肾功能、24 小时尿量等基础情况并记录。

（4）术前协助病人洗澡更衣，回输室空气消毒，防止感染。

（5）腹水超滤设备准备：开机自检，检查人工肝腹水超滤机器的性能是否完好。

3. 物品准备

腹水超滤管路一套、腹腔穿刺包 2 个、无菌手套 4 双、利多可因 1 支、5ml 注射器 2 支、棉签、无菌纱块、无菌罐及镊子、碘伏、胶布、别针 2 个、弯盘、腹带，必要时备保暖设施。

4. 操作程序

（1）仪表大方，衣帽整齐。

（2）核对医嘱。

（3）核对床号、姓名、年龄、诊断；介绍并解释；评估患者主要临床表现及部位，相关因素，体质、既往史，心理状态等，以取得配合。

（4）洗手、戴口罩。

（5）准备物品。

（6）将用物推至患者床旁，再次核对床号、姓名、年龄，诊断等。

（7）接通电源，安装管路，做好分离器及管路的预冲，调节好参数，将动力泵流速调至 100ml/min。关闭动力泵开关。

（8）协助患者取平卧位。连接好心电监护仪，密切观察血压、脉搏、呼吸、心率及体温变化，做好记录，1 次 /30 分钟。做好吸氧准备。

（9）协助医生在无菌技术操作下，严格按照腹腔穿刺规程，在病人左下腹行多孔套管针穿刺，在右上腹行单孔针穿刺，用无菌纱布固定好穿刺针，连接出水端管路，用别针固定好管路，严防穿刺针脱出及管道连接松动、扭曲。

（10）打开动力泵开关，腹水引出。

（11）观察腹水引出是否通畅，待管路内的预冲液快流尽时，连接右上腹行单孔针穿刺，开始封闭式腹水循环超滤。

（12）在超滤过程中，密切观察腹水引流速度和机器运转的情况，如动态监测静脉压、等参数，发现引流不畅及时报告医生。如有引流不畅，很可能是由于管道扭曲受压，腹水量减少，或者腹水中纤维蛋白沉积物排出时阻塞管道以及穿刺针孔堵塞所致，可让患者变换体位，轻压腹部，如导管堵塞，妨碍引流，可用生理盐水 20ml 推注冲洗。若机器参数异常，常提示管路有凝集倾向，及时调整抗凝剂用量。

（13）根据患者情况掌握引流速度，不宜过快，泵流量为 100ml/min 为宜，一次超滤量 3 000 ～ 4 000ml。

（14）回输过程中专人守护，密切观察患者的反应，每 15 ～ 30 分钟检测血压、脉搏，并注意观察神志变化并记录。如果出现头晕、恶心、出汗、面色苍白、心率增快、血压下降等情况，应减慢和停止引流，并束紧腹带，必要时静脉补液，氧气吸入。

（15）回输结束时遵医嘱给予鱼精蛋白及抗生素，以中和肝素和预防腹腔感染。

（16）操作完毕，用无菌纱布包扎穿刺部位，测量腹围，并用腹带加压包裹，松紧要适宜。

（17）检查生命体征，体重并记录。

（18）用物分类处理，消毒后规范放置。废弃物严格消毒后弃去。

（19）洗手，完善各项记录及护理单。

5. 术后观察

（1）严密观察穿刺点周围有无渗血、渗液，可用无菌纱布包扎穿刺部位并用腹带加压包裹，以防止腹水迅速再生和腹水外渗。保持穿刺处针眼干燥、清洁，如有腹水溢出及时更换敷料加压包扎。扎腹带时松紧要适宜，过松患者腹水涨漏快，过紧患者感觉不适、呼吸困难。

（2）密切观察生命体征变化，当患者返回病房后护士要观察并记录血压、脉搏、呼吸，1 次 /h，发现异常立即报告医生。

（3）做好饮食指导。对顽固性腹水患者进行饮食指导极为重要。应嘱患者进低盐、低脂、优质低蛋白、高维生素饮食，适当限制饮食和水的摄入。

6. 注意事项

（1）不良反应的观察及处理：

1）发热：较常见，一般于回输后当日或次日发生，低热多见，休息后自行缓解，较少数出现高热（＞38℃），可能与腹水中蛋白分解产物内毒素血症及细菌感染等有关。可遵医嘱给予抗菌药物治疗。如在回输过程中应用地塞米松，可以减少发生。

2）腹痛、腹腔出血：回输过程中，患者突然出现心慌、出虚汗，引流出的腹水颜色逐渐加深，甚至呈血性腹水。应立即停止操作，用腹带加压包扎腹部，遵医嘱给予止血、补液治疗，做好患者的心理护理，使患者保持镇静，卧床休息，避免搬动，积极配合医护人员抢救治疗。发生的原因与腹水大量减少，导致腹腔内压突然下降，致使原来很薄的曲线小静脉壁破裂出血。护理时应该注意是回输速度不可过快，术毕要加压包扎腹部至少24h。

3）术中血压下降被迫终止治疗：密切观察生命体征变化，发现异常及时处理。

4）上消化道出血：发生原因与回输过快、门脉压增高、曲张的食管胃底静脉破裂出血有关。护理上应控制回输速度，必要时遵医嘱应用利尿剂。如发生出血，可遵医嘱应用奥曲肽，或者胃镜下局部止血。

（2）建立持续有效的置换路，置换过程中注意观察腹水流速、静脉压等变化，发现问题及早解决。

（3）术后注意穿刺点的压迫止血，防止发生渗血或血肿。

（4）禁忌症：严重心脏疾病患者、电解质明显紊乱、肝性脑病者，近期有消化道出血或出血倾向明显为相对禁忌症。

第2章　护理调摄篇

俗话说："善治不如善养，三分治疗，七分调养"。中医历来重视养生及疾病护理调摄，早在《黄帝内经素问·上古天真论》即有"饮食有节，起居有常，不妄作劳"的记载。《黄帝内经》曰："五谷为养，五果为助，五畜为益，五菜为充，气味合而服之，以补益精气。""怒伤肝"。"怒则气上，喜则气缓，悲则气消，恐则气下，惊则气乱，劳则气耗，思则气结。"《千金方》指出："为医者，当晓病源，如有所犯，以食治之，食疗不愈，然后命药。"因此，对肝胆病患者，在药物治疗同时，按照中医辨证施护原则，配合饮食、情志、起居等方面调养，对病情康复具有重要意义。归纳雷陵主任医师对肝胆病护理调摄方法，主要有三个方面内容：一是对疾病的中医调养；二是根据四季气候变化进行调养；三是应用中医"治未病"理论进行调养。兹介绍如下。

2.1　常见肝胆病中医调养

2.1.1　肝著、肝积、积聚的中医调养

肝著、肝积、积聚相当于现代医学的"慢性乙型肝炎"、"肝纤维化"、"早期肝硬化"病。慢性乙型肝炎是一种常见病、多发病，病程长，病情缠绵，治疗难度大。其反复发作，迁延不愈，进一步发展则演变为肝纤维化、肝硬变，严重危害人民群众身体健康。患者不仅有躯体上的痛苦，而且承受着较大的心理、经济压力，从而影响生活质量。因此，雷陵主任医师在应用药物治疗同时，常常配合饮食、情志、起居等护理干预，并建立良好的医患沟通配合，针对患者对疾病

的认知程度，进行相关知识的健康宣教，帮助病人纠正不良生活行为，正确指导用药及调养，从而达到增强体质、提高抗病能力、消除症状、改善生活质量、促进疾病康复的目的。

2.1.1.1 一般调护措施

对就诊患者常规进行健康宣教，详细讲解病情，客观告知疾病预后及治疗难易，介绍用药的作用、安全性以及治疗目的和必要性，认真解答患者提出的疑问，主动取得病人配合，提高依从性。指导患者做好个人卫生，注意家庭隔离，避免密切生活接触传播。治疗过程中，随时了解病情变化，做好病情及用药记录，出现意外事件，予以相应处理。定期复查，此类疾病好发季节为春季和秋末，因此，应至少春、秋二季各复查 1 次，如有异常则应及时到医院诊治。

2.1.1.2 饮食调养

按照专科饮食要求，宜进食高热量、优质蛋白质、低脂、低糖、富含维生素食品，多吃水果蔬菜，食物柔软易消化，不偏嗜，戒烟酒，不暴饮暴食。在此基础上，予以中医辨证施膳方法，具体如下：肝胆湿热证患者多食荸荠、藕汁、西瓜汁、绿豆汤、冬瓜汤等清热祛湿之品，慎食牛肉、羊肉、狗肉、鹿肉、雄鸡、辣椒、海腥、姜、葱、肥肉、猪油之物，以免助湿生热；肝郁气滞证患者进食瓜蒌、丝瓜、菠菜、茄子、蒿子秆、葱、蒜、海带、萝卜、金橘、山楂等具有疏肝、行气、消食作用的食物，以及佛手、苡仁、萝卜、山药、扁豆等理气健脾之品。睡前避免饮茶、咖啡等提神醒脑饮料；肝肾阴虚证患者多食清淡食物及瘦肉、大枣、母鸡、甲鱼等滋养阴血之品，慎食辛辣刺激、煎炒爆炸以及羊肉、狗肉等温热之物，以免耗伤阴液；肝郁脾虚证患者给予清淡软食，多进食薏苡仁、山药、扁豆、莲子等健脾食物以及柑橘、佛手、萝卜等理气食物。适当服用黄芪粥、党参粥、核桃粥等益气之品。少吃甜食及油腻、生冷、寒凉、坚硬之物，以免食滞难化，影响脾胃功能；脾肾阳虚证患者多食狗肉、羊肉、鸡肉、猪肚、韭菜、刀豆、海参、海虾等补益肾阳、温暖脾阳食物，忌食生冷、寒凉、油腻及刺激食品。雷陵主任医师常常通过指导患者及家属采用中药理论指导下的个体化膳食方法，并调剂多样化适口食物，患者食欲均能得到不同程度改善，配合治疗可对病情康复起到积极作用。

2.1.1.3 情志调养

此类患者大都存在着不同程度焦虑、烦躁、忧郁等情志表现。对此，雷陵主任医师注重对患者进行情志调养，经常与病人沟通交谈，语言开导，针对每位患者不同心理状况，做深入细致的思想工作，并有请治疗效果好的患者进行现身说法，指导患者积极参加有益活动如听旋律悠扬、轻松欢快的乐曲、下象棋等，通过易情易性法转移患者注意力，排遣情思，将精力关注到美好、积极的环境和事物中来。采用心理暗示法，用语言、情绪、举止给患者以积极暗示，从而使患者减轻心理负担。指导患者及时倾泻不良情绪，当焦虑、悲哀、压抑等不良情绪不能排遣时，找亲朋好友倾诉或写信、写日记。常与人聊天，讲笑话，阅读漫画、幽默故事，听相声，看小品，参加集体活动达到使自己放松的目的。采取有效的情志调护，可使患者消除不良的心理状态，积极乐观地配合治疗。

2.1.1.4 起居调养

患者就诊时均进行生活起居护理指导，内容包括：居住环境安静幽雅，房间整洁、空气新鲜；生活作息规律，劳逸结合，注意休息，保证充足睡眠，按时睡觉、起床和午休，不操劳；工作学习不过于劳累，不无节制地游玩、运动及加班加点、熬夜，性生活适当节制。急性病毒性肝炎或慢性病毒性肝炎病情活动期宜卧床休息，病情稳定、肝功能基本正常者适当进行体育锻炼，如中快速步行、慢跑、各种球类、太极拳、八段锦、保健按摩术，经常去效外散步，避免劳累。此外，肝胆湿热证患者居住室温宜偏低，经常通风换气，盛夏暑湿较重季节，减少户外活动；肝肾阴虚证患者避免熬夜、剧烈运动及在高温酷暑下劳作，节制房事；脾肾阳虚证患者居住房间宜向阳温暖，室温保持在20℃以上。严冬应避寒就温，春夏宜借自然界阳气培补阳气，坚持做空气浴或日光浴，避免受凉，多与人交谈，经常收听激扬、高亢、豪迈的音乐。

2.1.1.5 用药注意事项

所有中西药物均需经过肝脏代谢，虽然中药对肝脏毒副作用较轻，但长期大量或不合理运用，也会导致或加重肝脏损伤，甚至引发药物性肝病。因此，慢性肝炎、肝硬化病人治疗应合理用药，药物宜少而精，尽量避免长时间、大量应用药物。患者应在专科医生指导下，有计划、按疗程服用，不要自行随便用药，尽可能少用药。滥用药物危害多，尤其是社会上有些不法之徒打着秘方、新药、特效治愈的幌子，欺骗患者。中医药治疗慢性肝炎、肝纤维化、肝硬化均有确切疗效，尤其是在抗肝纤维化、调节免疫、护肝降酶及改善症状、增强体质等方面，效果满意，正确合理运用是提高疗效、避免不良反应的重要因素。

2.1.2 肝癖的中医调养

肝癖相当于现代医学“脂肪肝”病。该病被称为“现代病”、“文明病”“富贵病”、“温馨杀手”，又叫着“运动缺乏性疾病”。本病康复关键是“管好嘴”和“多动动腿”。因此，雷陵主任医师临床诊治脂肪肝除适当应用药物及非药物疗法外，重点采取饮食调养和指导运动干预。具体如下。

2.1.2.1 饮食调养

2.1.2.1.1 一般饮食调养

①保证营养平衡，杜绝暴饮暴食，注意优质蛋白、维生素摄入，酗酒者需戒酒。②控制热量摄入，以标准体重计算，每公斤体重应供热能 84 ～ 105kJ（20 ～ 25kCal）。③限制脂肪和碳水化合物摄入，按标准体重计算，每公斤体重每天可供给脂肪 0.5 ～ 0.8g，选用植物油或含长链不饱和脂肪酸的食物，如鱼类等。④碳水化合物每天每公斤体重供给 2 ～ 4g，食用糖摄入不宜过多。⑤高蛋白饮食。每天每公斤体重供给蛋白质 1.2 ～ 1.5g，其中优质蛋白应占适当比例，如豆制品、瘦肉、鱼、虾、脱脂奶等。⑥保证新鲜蔬菜，尤其是绿叶蔬菜供给，含糖多的蔬菜及水果不宜进食过多。⑦限制食盐。每天以 6g 为宜。⑧适量摄入含有甲硫氨基酸丰富食物，如小米、芝麻、油菜、菠菜、菜花、甜菜头、干贝、淡菜等，以促进体内磷脂合成，帮助肝内脂肪转化。⑨少进肉汤、鸡汤、鱼汤等含氮浸出物高的食品。

2.1.2.1.2 中医辨证施膳

①肝郁脾虚、痰湿阻滞证。宜进食瓜蒌、丝瓜、菠菜、茄子等疏肝解郁、行气止痛之品，以及柑橘、佛手、苡仁、萝卜、山药、扁豆等理气健脾食物。②痰阻血瘀、湿郁化热证。多食豆制品、瘦肉等偏凉食物，多食水果。忌洋葱、蒜、姜、辣椒、胡椒和酒类等辛温及刺激性食物。③湿郁血瘀、肝阴不足证。多食蔬菜、水果、瘦肉等清淡有营养食物以及瘦肉、紫河车、鳖甲等养阴之品。

2.1.2.2　运动干预

脂肪肝与运动量密切有关，适当运动有利于体内脂质清除。

2.1.2.2.1 运动种类

选择低强度、长时间的有氧运动，如慢跑、中速步行（115 ～ 125 步 /min）、骑自行车、上下楼梯、打球、跳舞、游泳等。

2.1.2.2.2 运动强度

根据运动后劳累程度和心率选择，运动时脉搏应维持在（170 －年龄）次 /min，最多不超过（200 －年龄）次 /min。或运动后疲劳感于 10 ～ 20 分钟内消失为宜。

2.1.2.2.3 运动实施频率及持续时间

每周 3 ～ 5 天，若疲劳不持续到第二天，可每日进行运动，应逐渐增加运动量，延长运动时间。一般每次持续有氧运动 45 ～ 60/min，步行可从 5 000 步 /d 逐渐增加到 7 000 ～ 8 000 步 /d，具体根据身体状况而定。

2.1.2.3　情志调养

脂肪肝迄今尚未引起人们足够重视。因此，患者必须了解本病的危害性，正确对待所患疾病，同时要树立“既来之则安之”的观念，保持心理平衡，培养良好的生活方式，治养结合，持之以恒。在治疗过程中，医生与患者多沟通交流，了解治疗中的自我感觉，定期观察体重、腹围变化，以便调整治疗及调养方案。患者在治疗期间精神愉快，消除急躁情绪，坚定治疗信心，提高依从性，完成疗程。

2.1.3 黄疸病的中医调养

中医“黄疸病”包括现代医学各种急慢性黄疸型肝炎以及肝硬化、肝衰竭、肝癌、胆囊炎、胆石症等引起的黄疸。祖国医学在长期临床实践中对黄疸诊治及调养积累了丰富经验，很早就认识到“凡郁郁不得志之人，多生此病”《明医指掌·黄疸》，并强调护理调摄的重要性，如《千金翼方·黄疸》曰：“常须用心警候病人”，“酒、面、肉、醋、鱼、蒜、韭、热食，犯之即死。”《证治汇补·黄病》也记载：“忌醋、生冷、发物”。故此，在药物治疗同时，针对性予以具有中医特色的调养措施，可有助于提高疗效、缩短疗程、防止复发。兹将雷陵主任医师临床对本病常用的调养方法介绍如下。

2.1.3.1 一般调养措施

将患者安居阴凉病室或房间，并执行消化道隔离，病室经常通风换气，保持空气新鲜，环境整洁，病室温度调控在 18 ～ 20℃，病室湿度保持在 50% ～ 60%。患者卧床休息，病情重者绝对卧床休息，直至黄疸消退，症状基本消失、肝功能基本正常后，适当增加活动，以不感觉疲劳为度。长期卧床病人预防发生褥疮，按时更换体位，每天以乳液或红花酒精按摩受压部位。口臭、齿衄、呕吐者做好口腔护理。皮肤瘙痒者，保持皮肤清洁，勿抓破皮肤，勤剪指甲。密切观察患者黄疸的部位、色泽、程度、体温、血压、二便以及有无呕吐、腹胀、腹水、神昏等情况。观察记录住院患者生命体征、神态变化，出现黄疸急骤加深或高热烦渴、恶心呕吐、呕血便血、少尿及神志改变的患者，及时报告医生处理。

2.1.3.2 情志调养

黄疸病尤其是重度黄疸之“急黄”症，病情重，病情缠绵，病程长，患者及家属存在着巨大的心理压力，病人均有不同程度情绪低落，悲观失望，甚至感到死亡正威胁着自己。由于对本病病情、治疗效果及预后不甚了解，往往存在恐惧和担忧。对此，应及时给予心理疏导与安慰，耐心讲解病情及治疗方案的可行性，同时介绍一些治愈病例，并请治疗效果好的患者进行现身说法。通过针对性心理调护，消除患者不良心理因素，增强治疗信心与希望，建立良好的医患关系，使患者积极主动配合治疗。

2.1.3.3　饮食调养

黄疸病患者消化道症状比较常见，食欲差，甚至厌食，因此必须进行合理的饮食指导。针对病情，首先给予低脂、软食或半流饮食，进偏冷食物，多食水果，少食甜食、糖类。禁食辛热、酒及油腻之品，适量补充蛋白质。为防止肝性脑病的发生，行血浆置换后24～72小时严格控制蛋白质入量。对出现食欲不振患者，采取多样化和清淡适口膳食以增进饮食。发生恶心呕吐病人，嘱少量多餐，并予生姜、萝卜、山楂等降气止呕之品，恶心呕吐频发者，暂时禁食，增加补液量。出现便秘者，予粗纤维食物，多饮水，另以生大黄3～5g泡水频服。腹胀患者，令多吃新鲜蔬菜，给予具有理气健脾作用的柑橘、苡仁、萝卜、山药、扁豆等食物。出现腹水病人，进行限水限盐，食钠量限制在250～500mg/d，水限制于1 000～1 500ml/d，并进食具有健脾利水作用的鲤鱼、赤小豆等。为防低钾血症，服利尿剂时，食用柑橘、橘汁等含钾物质。并发上消化道出血者，予以禁食，血止3天后进流质及半流质饮食，为防损伤食道及胃黏膜引发再出血，避免进食坚硬、粗糙、过热食物。

2.1.3.4　血浆置换治疗的调护

2.1.3.4.1 术前调护

术前与患者或家属签署知情同意书。详细询问病史，仔细观察有无肝性脑病和心肺功能情况。常规检查血常规、血型、肝功能、电解质、凝血功能等生化指标，检测病人血压、呼吸、体温、脉搏及其他必要的生命体征，做好记录。治疗前常规紫外线消毒房间，室温保持在25℃左右。告知病人做必要术前准备，如术前饮食、服药、更衣洗浴、大小便等，保持相对舒适体位。治疗用物准备包括人工肝耗材、术中所用其他物品、急救药品及机器运行状况的检查。治疗前提取的血浆，严格核对血型、数量，尽量使用新鲜血浆，按照分批进行血浆温浴的原则，溶化部分血浆备用。连接心电监护仪，建立静脉通道，病人状态稳定后开始治疗。

2.1.3.4.2 术中调护

患者均选择桡动脉与肘正中静脉穿刺，建立外周动—静脉血液循环通路，穿刺前做好充分准备，动脉穿刺时用利多卡因局麻，以减轻疼痛。穿刺后注意保护血管，观察有无渗血、血肿、脱出，检查血浆置换管路有无破损，正确连接管路，并用生理盐水冲洗，尽量排尽管路和血浆分离器内空气。开始治疗时引血不宜过快，否则容易造成低血压。治疗中严密观察监护参数和治疗参数，详细记录用药情况、血浆交换量、血流速度、分离血浆速度、动静脉压及跨膜压等，谨防操作过程中出现滤器凝血、破膜及其他严重不良反应。出现发热、皮肤瘙痒、皮疹等血浆过敏反应，给予非那根 5 ～ 10mg、地塞米松 5mg 抗过敏治疗。发生颜面口周及四肢麻木等低血钙反应，予 10% 葡萄糖酸钙 10 ～ 20ml 静脉注射。治疗病人均以普通肝素钠作为抗凝剂，采取个体化方案，根据 PT 时间和血小板数量，首剂一般使用 20mg 左右，治疗中可追加 10 ～ 20mg，治疗结束时予 1/2 量的鱼精蛋白对抗。治疗过程中严格无菌操作，执行保护性隔离，禁止探视。

2.1.3.4.3 术后调护

术后令患者绝对卧床休息，详细告知病人及其家属有关注意事项。拔取穿刺针时，为防止出血，穿刺部位常规按压 10 ～ 20 分钟后，以无菌纱布覆盖，用弹力绷带加压包扎，嘱病人 5 小时内穿刺侧肢体不得屈曲、用力。病情稳定后撤去心电监护、吸氧通路，送病人回病房，加强巡视，密切观察生命体征及其他病情变化。出现渗血、血肿的患者，及时进行局部冷敷，抬高患肢，并以云南白药涂抹。

2.1.4 鼓胀的中医调养

中医之“鼓胀”分为“水鼓”“气鼓”、“血鼓”，分别相当于现代医学肝硬化腹水、肝硬化肠胀气及肝癌并发腹水等。《沈氏尊生书·胀满症治》载：“治胀必补中行湿兼以消导，更断盐酱音乐妄想，不责速效，乃可万全。”《杂病源流犀烛·肿胀源流》论鼓胀证治曰：“先令却盐味，厚衣衾，断妄想，禁忿怒。”由此可见，祖国医学很早就认识到护理调摄对鼓胀康复的重要作用。雷陵主任医师根据古人经验，遵循“治养结合”原则，在诊治该病过程中，从饮食、情志、起居等方面进行多方调养配合，取得了满意效果。现简述如下。

2.1.4.1　一般调养

患者居住房间应根据病证性质，属寒湿困脾、脾肾阳虚者宜居住向阳温暖房间；属湿热蕴结、肝肾阴虚者居住在背阴凉爽病室。同时房间及周围环境要保持安静，避免噪声，经常通风换气，保持空气新鲜。病室温度以18～20℃为宜，寒湿困脾、脾肾阳虚者应偏高些；湿热蕴结、肝肾阴虚者可略低些。病室湿度一般保持在50%～60%，寒湿困脾、湿热蕴结、脾肾阳虚者湿度宜低；肝肾阴虚者湿度可略高。治疗过程中应卧床休息，病情重者绝对卧床休息，高度腹胀者取半卧位休息。长期卧床者应预防发生褥疮，经常更换体位，保持床单平整干燥，经常按摩受压部位（乳液或红花酒精）。准确记录每日出入量，观察尿量，隔日测腹围、每周测体重1次。观察病人生命体征、神态变化，如发现神志改变，应予警惕肝性脑病，及时予以诊断处理。因本病患者抵抗力较差，故应注意口腔的清洁及皮肤保养。同时注意避风寒，防受凉，减少感染发生。

2.1.4.2　饮食调养

鼓胀患者宜给予高热量、优质蛋白质（血氨增高时禁食）及高维生素食品。食物柔软易消化，不宜偏嗜，应少食多餐，限水限盐，原则上每天食钠量应限制在250～500mg或氯化钠0.6～1.2g，一般水限制在每日1 000～1 500ml。多吃新鲜蔬菜，戒烟酒。同时根据中医辨证，气滞湿阻型可多食理气健脾食物如柑橘、苡仁、萝卜、山药、扁豆等；脾肾阳虚型可进黄芪粥、核桃粥、党参粥等健脾益肾之品；寒湿困脾型宜进食健脾利水之品如鲤鱼、赤小豆等。由于辛辣食物多生热、生冷食物多生湿、坚硬油腻之物碍胃不易消化，故应忌辛辣、生冷、油腻、煎炸、硬固及刺激食品。此外，本病患者均纳食不佳，所以食物调剂要多样化和适口，以增进食欲，营养充足才有利于病情恢复。

2.1.4.3　情志调养

鼓胀病人心理上均有不同程度的负担，有的表现为精神忧郁、性情急躁、坐卧不宁；或考虑工作、学习、家庭等；有的则因本病尚无特效疗法而恐惧、紧张、苦闷、悲观失望。因此，必须结合患者具体病情，针对不同心理状况，做深入细致的思想工作，耐心解答和开导病人提出的问题，实事求是地讲解病情及治疗难易和规律。若病情恶化，预后不良，应向家属交待病情，不宜直接告诉患者本人，避免一切不良刺激。总之，要尽可能地为病人提供最大的方便，以高度的责任心和同情心诚恳热情的关心体贴、安慰同情病人，消除不良心理。只有患者心境坦然，精神愉快，气机条达，气血调和，脏腑气血功能旺盛，对治疗充满信心，积极配合治疗，才能保证疾病早日痊愈。

2.1.4.4 腹水超滤浓缩回输的调护

2.1.4.4.1 术前调护

全面了解患者病情，掌握肝、肾功能及凝血机制。测量脉搏、血压、呼吸、体温及腹围，准确记录出入量。术前一日常规应用抗生素，以预防感染，并嘱病人不要紧张，睡眠充足，必要时使用镇静剂。术日嘱病人进少量清淡饮食，不用利尿剂，排空尿液，超滤室温度适当。

2.1.4.4.2 术中调护

术中各项操作严格遵守无菌规程，穿刺部位用无菌纱布覆盖，并保持干燥。妥善固定、保持通畅。注意检查各管道接口是否严密、有无渗漏，防止松动、扭曲、受压、脱落、折叠，如引流不畅可让患者更换体位轻压腹部。如导管堵塞，可用生理盐水推注冲洗，以保持引流通畅。经常与患者交谈，观察面色、神志、意识，生命体征变化，测血压、脉搏，每 30 分钟一次，监测血氧饱和度，并做好记录，及时了解患者的感受及生命体征变化，如有异常立即处理，以防止休克及肝昏迷发生。注意穿刺部位有无渗血、渗液。观察穿刺针周围有无隆起，穿刺针有无外移，以防针头脱出，腹水渗入皮下。观察腹水颜色、机器运转是否良好，准确记录腹水引出量、超滤量、引流腹水的性状，抽取标本及时送检。术后拔出穿刺针，消毒用纱布覆盖，胶布固定，扎紧腹带。

2.1.4.4.3 术后调护

术后将病人置于清洁安静病房，嘱平卧 24h，翻身动作轻柔，幅度不宜过大，观察穿刺部位及周围皮肤有无发红、发痒等感染迹象，如有渗液，可用纱布加压或用蝶形胶布固定。若腹水污染腹带、被褥，应及时更换。若穿刺部位瘙痒，周围皮肤发红，嘱患者切勿抓挠，可给予碘伏局部消毒。治疗后 24 ～ 72 小时内严格控制蛋白质的摄入，予清淡、低盐饮食。

2.1.5 胆胀、胆石病的中医调养

中医之“胆胀”、“胆石病”分别相当于现代医学“胆囊炎”、“肝胆管结石”病。

此类疾病临床十分常见，静止阶段一般无明显的症状。若因情志不舒、饮食不当、起居失常等原因导致急性发作，则出现右胁不适、疼痛、腹胀、纳差等症，严重者可出现右胁绞痛、黄疸、发热等表现。因此，对本病的调养尤为重要。雷陵主任医师在长期临床实践中积累了一整套有效的中医调养方法，如避免过度劳累和精神紧张，保持乐观情绪，保证充足睡眠，注意饮食结构，保持大便通畅，积极参加体育运动，增强内脏功能，防止胆汁郁积等。现介绍如下。

2.1.5.1 情志调养

中医认为，肝胆在五行属木，肝与胆相表里，肝主情志，主疏泄，喜调达而恶抑郁，肝的疏泄功能有利于胆汁的排泄，胆胀、胆石病发生与肝失疏泄密切相关。因此，患者应保持心情舒畅，避免多愁善感、生气发怒，以免损伤肝脾而导致疾病复发。要戒恼怒，少忧愁，勿过度思考，经常与人交谈，在交谈过程中倾泄自己的忧思、疑虑、烦恼及不快，从而使心情舒畅、愉快、情绪稳定，肝胆气机调和。

2.1.5.2 饮食调养

饮食宜清淡易消化，多食富含高蛋白、高维生素食物，食谱以瘦肉、鱼、豆制品、蔬菜、水果及米面为主。多吃维生素A较高食品如胡萝卜、番茄等黄红色水果蔬菜，因维生素A能保持胆囊内壁上皮的健全，也可减少胆固醇结石形成。萝卜、水果汁、荠菜、山楂等有利胆疏肝作用，可常吃。胆胀、胆石病常以脂肪餐为诱因，因此，应少吃油腻、油煎炸食物以及含胆固醇较多的食物如蛋黄，鱼子，动物肝、肾、脑。胆汁中胆固醇增高，易于形成胆固醇结石，植物油既可降低胆固醇，又可促使胆固醇转变成胆汁酸防止胆石形成，故应以食用植物油为主。忌进酒类及辛辣

刺激性食物。急性发作期应禁食脂肪餐，素食为主，可食米汤、果汁、藕粉等流质食物。根据病情可适当采用少油半流质软饭，以清淡食物为主。饮食规律，一日三餐定时定量，避免暴饮暴食，避免胆汁在胆囊内潴留时间过长。饮食卫生，防止肠道内寄生虫如蛔虫等进入胆道而诱发感染。

2.1.5.3 起居调养

生活起居规律，不熬夜及过度劳累。秋凉以后要注意保暖，睡觉时盖好被褥，防止腹部受凉，腹部受凉后会刺激迷走神经，使胆囊强烈收缩而发生右胁疼痛。中医认为“六腑以通为用”，故应保持大便通畅，养成定时排便习惯，防止便秘。适当进行体育锻炼，尤其是进入40岁后的女性，在减少脂肪摄入同时应促进脂肪分解，经常做一些体力活动，使全身代谢活跃起来，特别是脑力劳动和上班族中年人，更要有意识进行体育锻炼，防止过度肥胖，因为肥胖是导致胆胀、胆石病的重要原因。此外，适当运动还可预防胆道感染。

2.1.6 肝胆肿瘤的中医调养

肝胆肿瘤包括肝癌、肝瘤（肝血管瘤）、肝胶瘤（肝囊肿）、胆癌（胆管癌）等，其中肝癌、肝瘤（肝血管瘤）及胆癌（胆管癌）为实质性肿瘤，肝胶瘤（肝囊肿）为非实质性肿瘤，也就是人们俗话说的肝内“水泡”。肝癌、胆癌病为肝胆恶性肿瘤，起病隐匿、死亡率高，严重威胁人民身体健康。一般来说，肝胆肿瘤彻底治愈是比较困难的，尤其是肝癌病灶恶性程度高，常易在治疗后一定时间内复发和转移，而且由于病变的表现形式不同，很多患者在晚期才能发现，这就更加影响治疗效果。养生保健对于肝胆肿瘤患者是一种综合的调养和调治方法，它主要从日常生活入手，通过畅情志、节饮食、慎起居、适环境等方面自我保养，调整人体脏腑阴阳气血平衡失调，提高机体免疫功能和抗癌能力，从而最大限度地控制肿瘤生长或复发，提高生存质量，延年益寿。雷陵主任医师对肝胆肿瘤病的中医调养主要从以下几个方面入手。

2.1.6.1 一般调养

居住环境舒适、整洁、安静，房间对流通风。做好自我护理，培养良好生活习惯，不吸烟。注意个人卫生，保持口腔、脸、头发、手足皮肤、会阴清洁，防止并发感染。卧床患者要定时翻身，每日温水擦洗一次，保持被褥干燥、平整，注意受压部位的皮肤颜色。按时刷牙，清除口臭，危重病人注意用生理盐水擦拭口腔与牙齿。避免右侧肋间及右上腹撞击、挤压、跌倒，不宜剧烈运动，以防肿块破裂或扩散。肝胆肿瘤大都病程长，需要持之以恒治疗，住院期间要严格遵照医嘱用药和调护，病情相对稳定期，居家要按时按量用药。对暂时无须用药者，应定期复查，随时了解病情变化，以免延误病情。每天保持 1 ～ 2 次正常大便，说明消化道通畅、功能正常，体内毒素可以通过大便排出，病情可以逐渐好转。如果出现便秘，体内的毒素不能及时排泄，积蓄在体内，成为癌症发展、恶化的诱因。所以，大便是否正常，就成为观察癌症患者病情轻重的重要指标。此外，肝胆肿瘤患者免疫力低下，应避免受凉感冒。

2.1.6.2 情志调养

精神因素对肝胆肿瘤患者影响甚大，除病人应控制自己的情志、进行自我调摄外，家属和医护人员应积极通过语言、情感、举止影响和改变患者的不良情绪和行为。古代医家有云：“善医者，必先医其心，而后医其身”，通过开导鼓励、精神转移、发展其兴趣爱好等来唤起战胜疾病的信心。

雷陵主任医师强调，人生需要奋进，也需要闲情逸致，大凡肿瘤病人精神紧张，心理压力大，长期处于大脑皮层的紧张状态，更易加重病情。《黄帝内经》很早就有“怒伤肝，悲伤肺，忧思伤脾，惊恐伤肾”记载。现代医学认为不良的情绪引起的疾病并不像细菌、病毒那样直接导致某种疾病，而是通过大脑皮层、神经以及内分泌系统而间接使人致病，如愤怒紧张时肾上腺分泌增加，出现呼吸加深、心搏加快加强、血压增高。当惊恐时呼吸则会出现暂时抑制，引起外周血管收缩、脸色变白、出汗、口干等现象。忧愁时则会抑制胃肠蠕动和消化液的分泌，使人食欲减退，饮食无味。许多实验证实，各种紧张因素均可影响肿瘤的形成和生长速度，也可改变免疫系统的功能。俗话说：“笑一笑，十年少；愁一愁，白了头”，说明乐观可使人健康长寿，可自然增强机体的抗病能力而达到精神养生之功。精神养生调理原则就是注意调理精神，避免恶性刺激，重视精神情志变化，增强病人对情感的自我控制及调节能力，可以通过分散、移情、暗示、疏导等方法消除病人的恐惧、紧张心理和颓丧、怨恨的情绪，增强信心，养神宁志，以达精神养生调理的目标。肿瘤患者可根据自己性情和爱好适当做一些有益健康的娱乐活动，如练气功、练瑜珈、打太极拳、听音乐、弹琴、下棋、书法、绘画、护花、养鸟、钓鱼、收藏鉴赏等，以此转移悲观情绪，陶冶自己心灵，使自己的生活更加充实和美好，体会到闲暇的生活更是一份自己可以尽情享用的自由，在精神生活丰富多彩的闲暇中做到心胸豁达，情绪乐观。正如《黄帝内径》所说："以恬愉为务，以自得为功"，这是精神养生的至理名言。

肝胆肿瘤患者往往容易急躁易怒，家属应谅解忍让，避免有害应激源造成的不良影响，协助其维持心身平衡。鼓励患者参与正常人的生活，参加适量的工作，轻松地学习，在工作和学习中重新确立自己的生存价值。

晚期肿瘤患者普遍存在焦虑、紧张、恐惧、灰心和绝望心理，医生及家属应稳定病人的情绪，耐心做好解释工作。同时应理解病人，家属应多与患者沟通，关心、体贴、鼓励和安慰病人。

2.1.6.3 饮食调养

“民以食为天，人以水谷为本”，饮食是营养机体、维持生命的物质基础，合理的饮食，能增强体质，抵御病魔而且能防病治病。《内径》云：“五谷为养，五畜为益，五果为助，五菜为充，气味合而服之，以补精益气。”肿瘤患者注意饮食调摄可提高机体免疫力和抗病力，从而达到养生祛病、延年益寿的目的。反之，食之不当，调节失宜，则可导致疾病恶化。

肝胆肿瘤患者饮食原则：饮食均衡，五味不偏，高蛋白，低脂，低糖，不暴饮暴食或常饥饿，少食多餐，食物柔软，不过冷过热，戒烟酒。禁食过硬、多渣及粗纤维食品，以免刺激胃黏膜致血管损伤出血。少进食牛肉、羊肉、狗肉、海鲜、茴香、香菜、辣椒、胡椒、芥末等辛辣、刺激性食物。消化道功能受损患者宜食粥、羹、汤、糊，以减轻胃肠道负担。肿瘤发生与进食霉变食物有关，故应禁食霉变花生、玉米等食品。

肿瘤患者多气血不足，脏腑功能衰弱，临床常出现食欲减退、恶心、乏力、气短、消瘦等症状。根据中医“虚则补之”的原则，应予以补益法调治。俗话说“药补不如食补”，因此，患者应食用营养价值高且易消化的食品如瘦肉、鸡蛋（蛋清）、鸭肉、鸽子肉、兔子肉、鸡肉、豆类、百合、莲子、山药、大枣、黑木耳、银耳、牛奶、藕粉、果汁、菜汁、猪肝泥、水果和蔬菜等。注意尽量食用生态食品，因为人工饲养或加工食品常含有大量激素，容易造成肿瘤生长速度加快。现代研究表明，扁豆、蘑菇、刀豆、薏苡仁等食品可促进淋巴细胞转化；山药、乌梅、大蒜、蛇肉能提高巨噬细胞的吞噬作用；鹅血、香菇、甜瓜可提高细胞比值；山药、灵芝等能调节核酸和蛋白质代谢；胎盘、龙眼肉、牛骨髓能提升红细胞和血红蛋白含量；花生、甲鱼、胎盘能增加白细胞数量；龙眼肉、花生、红枣、胎盘可增加血小板数量；苦瓜、西瓜、甘蔗、猕猴桃、乌梅、菱角、茄子、河蚌具有清热解毒抗癌作用；海带、薏苡仁、百合、葫芦、柚子、萝卜、山楂、大蒜具有抑制癌细胞生长的作用。患者还可食用以下药膳。

猴头菇冬瓜猪肉汤：猴头菇 80g，冬瓜 500g，田螺 300g，白术 120g，瘦猪肉 120g，陈皮 1 角，生姜 1 片，细盐少许。猴头菇用清水浸透洗干净，切片，备用。冬瓜用清水洗干净，保留冬瓜皮、瓤和仁，备用。拣选活田螺约半斤重，用清水浸养 24 小时，并勤换清水去掉田螺排出的泥污，再将田螺的尾部打破，备用。白术、瘦猪肉和陈皮分别用清水洗干净，备用。生姜用清水洗干净，刮去姜皮，切一片，备用。瓦煲内加入适量清水，先用猛火煲至水滚，然后放入以上全部材料，候水再滚起，改用中火继续煲 3 小时左右，以少许细盐调味，即可饮用。具有清肝解毒、健脾开胃、利尿消肿的作用。适用于肿瘤腹部结块，肝区疼痛、腹胀、精神不振、身体消瘦、小便不畅等病症。小便频数，夜尿多之人不宜多服用。

黑木耳炒猪肝：黑木耳 25g，猪肝 250g。木耳泡发，猪肝洗净后切成薄片，以湿淀粉少许，抓芡均匀。锅内放植物油，旺火上烧至八成热，猪肝下入油锅内滑炒数下，加料酒、葱末、姜丝、精盐，再煸炒至熟透。锅留底油，用旺火翻炒木耳亮滑透香时，把猪肝倒回炒锅，随即加入味精、芝麻油适量，拌和均匀即成。佐餐当菜，随量服食，当日吃完。具有补益肝肾作用，对肿瘤有辅助治疗作用。

翠衣西红柿豆腐汤：西瓜翠衣30g，西红柿50g，豆腐150g。将西瓜翠衣、西红柿和豆腐全部切成细丝做汤食。经常食用，具有健脾消食、清热解毒、利尿、利湿等功效。虚寒体弱不宜多服。

蓟菜鲫鱼汤：蓟菜30g，鲫鱼1条。蓟菜与鲫鱼共同煮汤，加调料即成。经常食用，具有消瘀血、止吐、改善症状之功效。脾胃虚寒、无气血瘀滞者忌服。

2.1.6.4 起居调养

我国唐代名医孙思邈有曰："人频劳于形，百病不能成。"神医华佗曾创立五禽戏，模仿虎、鹿、熊、猿、鸟五种禽兽动作，以达到强身防病作用。随着养生保健知识的普及，人们对运动养生更为重视，尤其肿瘤病人，适当运动可使中枢神经的兴奋和抑制得到相应调节，从而提高肿瘤患者的生存质量。运动养生不仅是身体的锻炼，也是意志和毅力的锻炼，一般宜选择动作缓慢、柔和、肌肉协调放松、全身能得到活动的运动，如步行、太极拳、慢跑等，也可选择做一些扩胸、伸腰、仰头的项目。若因健康原因不能到户外进行锻炼，也可在室内、阳台、楼道做一些原地跑、原地跳、广播操等。每次运动量以不感觉疲劳为宜，若运动后食欲减退、头昏、头痛，自觉劳累汗多，精神倦怠，说明运动量过大，超过了机体耐受限度，会使身体因过劳而受损。患者可根据自己兴趣爱好和身体条件选择合适的运动项目，以达到运动养生目的。睡眠是一种很好的休息方式，是恢复体力、增强免疫功能的有效方法，休息好就是治疗，就是保健。总之，患者起居有常、适当运动就可达到精神愉悦，气血流畅，腠理致密，经脉柔和，伸屈自如，骨骼健壮，阴阳平衡，从而提高机体免疫功能，增强自我抗病能力和控制与调节能力。

2.2 中医四季肝胆调养

2.2.1 春季肝胆调养

提起春季养生，人们很容易便会想到"春夏养阳、秋冬养阴"这句话。然而，春季为什么要养“阳”，究竟该如何养“阳”，许多人对此却并不十分清楚。雷陵主任医师认为，就肝胆而言，在春季养生调理方面，要从“顺应四时”这个最根本的养生之道出发，即春季肝胆调养最重要的便是顺应春天阳气升发这个整体态势。

2.2.1.1　春季养生以调养肝胆为先

雷陵主任医师认为，春季万物复苏，生机勃勃，温暖多风，是人体阳气升发的季节，各种细菌、病毒也活跃起来。中医认为肝藏血，主疏泄，喜调达而恶抑郁，肝与胆相表里，在五行属木，主风，春气通于肝，从立春之日起，肝阳、肝火、肝风也随着春季阳气的升发而上升，而阴血相对不足。春季温暖多风，气候时暖时寒，反复无常，因此，春季是肝病多发季节，春季肝胆调养应顺应阳气升发的特点，防止肝胆病复发。饮食、起居、精神都应顺应肝胆之特性，使肝气调达，胆气通利，气血流畅，五脏平和，才可达到防病养生的目的。

2.2.1.2　肝胆调养重在调节五脏六腑

五脏平和方能提升机体免疫力，抵抗外邪入侵，调整饮食是调养脏腑最重要的方面之一。中医认为，“春以胃气为本”，因此要改善和促进消化吸收功能，不管是食补还是药补都应有利于健脾和胃、补中益气，以保证营养能被充分吸收。因此，应加强营养摄入，营养构成以高热量为主，除谷类制品外，宜多食用黄豆、芝麻、花生、核桃等物，还须多补充够的维生素和无机盐，以及优质蛋白，如鸡蛋、牛肉、鱼类、兔肉、鸡肉、豆制品等，以便及时补充能量。此外，尚应注意忌食“发物”，所谓“发物”，即容易导致发病的食物，如海鱼、海虾、海蟹、咸菜、竹笋、毛笋、羊肉、公鸡等，以防旧病复发。

春季易使肝胆之气旺盛，肝胆气旺则会影响到脾，所以春季容易出现胃虚弱病症，中医有“春日宜省酸增甘，以养脾气”之说。指的就是春季多吃酸味的食物，会使肝胆功能偏亢，根据中医“春夏养阳、秋冬养阴”的养生原则，春季饮食调养宜选辛、甘温之品，忌酸涩，饭菜宜清淡可口，忌油腻、生冷及刺激性食物。

雷陵主任医师认为，春季人体新陈代谢开始旺盛，饮食宜选用甘甜食物，且不宜过食酸味。古人认为，“酸入肝、甘入脾”，甘味食物能滋补脾胃，但肝喜畅达，酸味入肝会产生收敛的功效，过食酸会影响肝气的生发，从而导致肝气偏亢，进而导致脾胃失调，诱发慢性胃炎和胃溃疡，因此春季饮食调养宜选辛甘发散之品。那么何为甘？据雷陵主任医师观点，“甘甜的食品，并不是我们平常所理解的糖或者甜食这一类食物，从中医角度来说，没有明显味道，或带有一点淡淡的甜味食物，都可以当作甘，例如山药、薏仁、莲子等，此类食物具有补血养肝、健脾益气的功效”。同时雷陵主任医师提醒，鱿鱼、奶油、香肠等诸如此类酸性食物应少吃，可防止肝气过旺伤脾胃。

2.2.1.3 调整起居，适当运动

精神调养及睡眠起居是养肝护肝的重要因素。在春天，人体阳气渐生，身体各器官负荷加大，而中枢神经系统却会产生一种镇静、催眠作用，让人们精神困顿，萎靡疲倦，也就是“春困”，然而睡懒觉不利于阳气升发。

肝脏管理着人体的气、血、水流通，气血畅通，肝的“疏泄”和“藏血”功能是保证人体多种生理功能正常发挥的主要条件，肝主疏泄，喜条畅而恶抑郁。雷陵主任医师强调，人体要适应气候转变，春季人们应早睡早起，起床后，如果时间允许，可适当到户外散步，使情志舒畅，肝气条达。走进大自然，也有利于放松精神，开阔心胸，消除疲劳。同时，要保持好心情，可根据自己的兴趣爱好丰富生活，怡养情志使肝气顺畅，有助于身心健康。

此外，在运动方面，古人提倡的“广步于庭”，意思就是说在春季阳气升发的时候，通过运动锻炼可以把身体的阳气动员起来，一整天人都会感到很清爽。因此，要多到户外活动，走进大自然，有利于人的精神放松，消除人的疲劳，可以去公园做体操，打太极拳，舒展全身筋骨和肌肉。

适当运动也必不可少。运动锻炼可以把身体的阳气动员起来，让人感到神清气爽有精神。尤其是现代生活节奏快，压力大，中青年群体工作忙碌应酬多，往往得不到充足的休息，伤元气、损气血。雷陵主任医师建议上班族要懂得劳逸结合，珍惜周末的闲暇时间，适当健身做锻炼、爬爬山、打打球，在舒展筋骨的同时，可促进肝脏血液循环，改善肝细胞营养，增强身体的抵抗力和免疫力。

2.2.1.4　特色中医，调养肝胆

春季气候不定，对于慢性肝胆病的患者则更要防止病情的复发。雷陵主任医师认为，每到春季，发生肝胆病或肝胆病复发的病人会较其他季节多。“肝炎患者在这个时候很容易转氨酶升高，出现乏力、胃口变差、腹胀等症状。如果肝炎患者合理、适当的饮食，有利于疾病的恢复，反之则可能导致病情加重、恶化。在治疗肝胆病方面，中医的调理则具有独特的优势。如雷陵主任医师采用鄂西北神农架武当山山区道地中草药为主要成分研发的神农肝胆病系列药物，对肝胆病调治有独特疗效。春季，肝胆病患者阴血相对不足，应进服养血滋阴之品，如杞菊地黄丸，也可服用自制神农滋肾养肝膏等。”

除此之外，春天应注意情志养生，保持乐观开朗的情绪，顺应春季肝胆之气升发的特点，使气血和畅。

雷陵主任医师指出，对于春季肝胆调养来说，每个人要根据自身的具体情况，调整自身情绪、饮食、睡眠和生活节奏，享受春天美好的生活。如果发生不适情况，要及时就诊。

2.2.2　夏季肝胆调养

到了夏季，由于气温高、食欲下降、营养物质摄取不足等原因，人体的“正气”常处于一种比较“衰弱”的状态，而夏季高温高湿食物容易腐烂、变质，是细菌、真菌等微生物大量繁殖的“黄金季节”，饮食起居稍有不慎，便会引发消化道、呼吸道感染。同时夏季湿热，容易“上火伤阴”，易患感冒、腹泻等疾病，这些都可能导致肝功能异常波动。因此，雷陵主任医师认为，夏季调养肝胆，首先要“心气”足，应以清暑利湿、护阴为主，从饮食、情志、起居等方面着手。具体如下。

2.2.2.1　饮食调养

夏季调养肝胆，首先是营养均衡”，每天各类食物都要摄取，而且搭配比例适当。进食要规律，早中晚三餐，定时定量，早吃饱，中吃好，晚吃少。5 种颜色的蔬果各有优点，比如绿色、红色、黄色蔬果，含有叶黄素。花椰菜、白花菜等十字花科是抗癌尖兵等，用餐时可多选择、多替换。肝炎患者饮食应以清淡、

营养丰富食物为主，多进食新鲜易消化食品，避免进食油腻、油炸、辛辣食物。除蔬菜水果外，可多吃奶制品和草莓、山楂、食醋等酸味食品以及韭菜、佛手、木瓜、贝类、木耳等疏肝利胆食物。奶制品主要是补充人体必须蛋白质，尤以酸奶为佳，因酸奶可调整肠道菌群促进毒素排出，并可促进干扰素生成，可提高机体免疫力，达到养肝护肝的目的。草莓性凉、偏酸甜，能养肝护肝，又因红色入心，可去心火。草莓是典型的浆果，维生素 C 含量丰富，有助于人体吸收铁质，使细胞获得滋养，其内含天然抗炎成分可以减少自由基的产生数量，以保持脑细胞活跃，帮助提神醒脑。

此外，要防止病从口入，生吃蔬菜、鱼或海鲜等，都会让病毒、细菌有可乘之机，导致肝炎、胆囊炎发生，因此，夏季尽量少吃生食。注意个人卫生，饭前便后要洗手，不喝生水，养成合理的日常饮食习惯，保养好自己的肝胆。

2.2.2.2 情志调养

快乐的心情尤其重要。研究表明，肝胆分布有丰富的交感神经，经常感到烦躁、忧愁会直接导致肝细胞缺血，影响肝细胞的修复和再生。因此，要注意改变对自己和他人过于苛求、满腹牢骚等不良心态，培养积极、乐观、开朗、宽容、轻松的健康行为模式。

2.2.2.3 起居调养

肝胆也需要休息，要保证充足睡眠，注意养成晚上 11 点前睡觉的习惯，宁可早起也不晚睡。就卧姿而言，侧身睡是很多人通常采取的睡姿，在仰卧时很容易转为侧卧。因为肝经在人体两侧，侧卧时，不管是左侧卧还是右侧卧，都能养肝气。因为人在侧卧的时候，血自然就归到肝经里去了，“肝主藏血”，血一归到肝经，人体就能安静入睡，并且开始新一天的合成代谢功能了。每天保持适量运动，并根据个人肝功能情况调整运动量。运动初期，可在不影响身体舒适度的情形下中快速步行或慢跑，以疲劳度控制运动时间。避免过度劳累，劳累会破坏机体免疫平衡，加重肝脏负担，容易引致肝胆病复发。夏季室外炎热，注意不要在空调低温环境中久呆，空调房中不是自然风，空气污浊，易孳生病菌，进而造成肝胆损伤。

2.2.3 秋季肝胆调养

秋季天气转凉，气候偏燥。秋气应肺，秋季干燥的气候极易损伤肺阴，所以秋季养生要注意防燥。中医认为肺脏五行属金，金性收敛；肝胆五行属木，木性生发。秋季肺金旺，则肝木易被肺金所克，失其生发之性，易出现肝气不舒、食欲不振、恶心呕吐等症状，使原有肝胆病复发或加重。因此，秋季养生在防燥润肺的同时，也应注重对肝胆的调护。

雷陵主任医师认为人与自然界是一个有机整体，随着季节变化人体也要随之做出相应的改变。因此，秋季肝胆调养首先应顺乎自然，并慎饮食，调情志，防劳逸，以期达到机体脏腑阴阳平衡状态。

2.2.3.1 顺应自然，适当穿着衣物，早睡早起

民间素有“春捂秋冻”之说，进入秋季后，只要身体健康，不管大人小孩，均可适当少穿衣物。秋季微寒的刺激，可提高人体交感神经兴奋性，增加血流量，促进皮肤代谢，在一定程度上有助于预防疾病。但“白露秋分夜，一夜冷一夜”，秋季昼夜温差大、冷暖变化极不规律，因此，“秋冻”要因人而异，以身体不过感寒凉为宜。另外，对素有中风、咳喘、胃疾等病的患者则主张适寒温，加衣被，不可“贪凉”，以免旧病复发。秋主收，燥为秋之主气，阳气敛，阴气长，万物肃杀，常给人体以“秋乏”之感，故秋季宜早睡早起、收神“蓄阴”，肝阴不虚，肝血充足，则肝胆疏泄有度，气机通畅，气血调和，情志愉悦，精力旺盛。

2.2.3.2 饮食有节，少辛增酸

秋季瓜果、蔬菜等食物比较丰富，在饮食上一定要注意饮食卫生，防止食物中毒及寄生虫病发生。肝脏是人体重要的解毒器官，故瓜果、蔬菜在食用前尽量去皮，不能去皮者一定要清洗干净，以避免摄入残存毒物增加肝脏负担。此外，贪食瓜果，亦可伤及脾胃，所以秋天晨起应多喝粥，既可健脾养胃，又可增加肝脏营养。秋天宜食用的粥如山楂粳米粥、兔杏仁粳米粥、白萝卜粳米粥、橘皮粳米粥等。

饮食有节、少辛增酸是指秋季“养阴润肺”同时，适当增加一些顾护肝阴的食材，以养肝阴、疏肝气。中医讲“肝为刚脏，体阴而用阳”，就是说肝脏调节

血液运行及脾胃消化的功能依赖于肝阴的充足。因此，秋季在滋补肺金同时，应注重顾护肝阴，防止辛燥。酸入肝，饮食上可以少食辛味食物如韭菜、辣椒、葱、姜、蒜等。多吃些酸味食物如枸杞、五味子、苹果、石榴、柠檬、山楂、番茄、葡萄、柚子、荸荠等以补肝气、养肝阴。

秋季来临，寒气渐盛，人们习惯饮酒驱寒。一般来说，少量饮酒有利于通经、活血、化瘀和肝脏阳气之升发。但不能贪杯过量，因为肝脏代谢酒精的能力是有限的，多饮必伤肝。雷陵主任医师指出，对素有慢性肝胆疾病患者来说，饮酒，即使少量饮酒，往往也会加重病情或诱发旧疾。因此，肝胆病患者一定要戒酒。

2.2.3.3 调节情志，淡泊宁静，宣泄有道

肝在志为怒，怒则气上。《黄帝内经》云："怒则气逆，甚则呕血及飧泄矣。"因此，不良情绪对肝脏及人体健康影响甚大。秋季调情志亦应顺应季节特点，以"收"为要，做到"淡泊以明志，宁静以致远"，以减轻秋季"肃杀之气"对人体的影响。在日常生活中，则要求加强自身修养，陶冶情操，拥有海纳百川的胸襟。转移注意力，而不要"争名在朝，争利于市"。秋季秋高气爽，可游览风景、名胜，或携高朋畅怀，令心中不快得到及时宣泄。对此，古人认为秋季精神养生应做到"使志安宁，以缓秋刑，收敛神气，使秋气平，无外其志，使肺气清，此秋气之应"。

2.2.3.4 避免过劳过逸，休作有时

随着人们生活方式的改变，由于过劳而引起的疾病日益减少，而由于过逸而导致的疾病正日益增多，如糖尿病、脂肪肝、代谢综合征等。

秋季气候宜人，是运动锻炼的好时节。但此时随着天气转凉，人体阴阳气血处于收敛内养阶段，代谢水平相对较低，故秋季运动不宜过于剧烈。运动项目宜选择中快速步行、慢跑、太极拳、球类等。秋季适当运动可促进机体气血运行，防止痰湿浊毒（高血脂、高血糖等）等病理产物的堆积，从而更好地维护肝脏藏血、主疏泄的生理功能。同时，适当的运动还可以调节人体的精神状态，有助于身心健康。

此外，秋季应适当多饮水。肝脏作为人体最大的解毒器官，体内所有的毒素

几乎都要通过肝脏代谢排出体外，这个过程需要适量的水。由于秋季气候干燥，人体水分蒸发加速，更需要补充水分，增加血容量，增强血液循环，促进新陈代谢，让体内毒素及时排出，从而减轻肝脏负担。

2.2.4 冬季肝胆调养

随着气温下降，冬季来临，慢性肝胆病患者尤应注意做好冬季调养。冬季自然界中草木凋零，蛰虫伏藏，人体与自然界中的其他生物一样，阴阳消长代谢相对缓慢，根据中医“天人相应”的观点，人类也应用冬眠状态来养精蓄锐。因此，冬季养生原则重在敛阳护阴，以固收藏之本。雷陵主任医师指出，冬季调养肝胆最重要的是要养成健康的生活方式，具体包括防寒保暖、怡情悦志、起居有常、合理饮食等几个方面。

2.2.4.1 防寒保暖，避免感冒

中医认为“正气存内，邪不可干”，“邪之所凑，其气必虚”。慢性肝胆病患者大多体质虚弱，抵抗力较低，容易受外邪侵袭而发病，使病情发生变化，影响治疗效果，或使病程迁延不愈。因此，进入冬季，随着人体的自身免疫功能下降，必须做好防寒保暖，适当增加衣被，尤其注意足部及背部保暖，同时注意室内外空气流通。出汗后，不要贪凉急于脱掉衣服，以防着风受凉发生感冒，经常做到“虚邪贼风，避之有时”。

2.2.4.2 调养精神，怡情悦志

冬季精神调养以不扰乱机体内闭藏的阳气为原则，患者应安心养性，怡神敛气，心态平和，淡泊宁静，保持精神畅达，乐观向上，做到清心寡欲，不为琐事劳神，不要患得患失，可以通过适宜的活动、娱乐来调剂精神，如走亲访友，听音乐，饮茶聊天，振奋精神，从而有效排遣消沉、沮丧和忧悲等不良情绪。肝为刚脏，喜条达而恶抑郁。怒则伤肝，精神抑郁日久或突然、强烈的暴怒皆可导致肝之气血失调，影响肝的疏泄功能，诱发肝胆病加重。故肝胆病患者应避免过度精神刺激，尤需慎怒。忧思伤脾，脾伤则饮食水谷运化失常，湿浊内生，最易导

致内湿与湿热疫毒相合，使肝胆病加重或复发。若肝病而脾不虚，则病情较为单一，尚属易治；若忧思伤脾，则肝病易于传脾，致肝脾同病，使病情趋向复杂，治疗变得更为棘手。常言道："既来之，则安之"，患者切莫因疾病产生悲观、消沉、畏惧等情绪。

2.2.4.3 起居有常，作息规律

根据"春夏养阳、秋冬养阴"的原则，患者应注意早睡晚起，早睡可养人体阳气，晚起能养人体阴气，顺应冬季自然收藏之势。要养成睡前泡脚的习惯，对于消除疲劳，改善睡眠质量，预防冻疮和防病保健都有益处。冬季多晒太阳，具有壮人体阳气、温通经脉作用。

"冬天动一动，少闹一场病。冬天懒一懒，多喝一碗药。"冬季气候寒冷，适量运动对调养肝胆有特殊意义。运动可分室内及室外两种，如室内散步，淋浴、做体操、练气功、打太极拳、慢跑、打篮球等。室外活动不可起得太早，等日出后进行为好。运动前要做运动准备，运动量以不感疲劳为度。避免在严寒、朔风中运动。

2.2.4.4 合理膳食，不可滥补

患者冬季应遵守"保阴潜阳"的饮食原则。在饮食上调整好饮食结构，多食用些有益于调养肝胆的食物，做到饮食多样化、均衡化，及时全面地补充机体所需营养。避免过于辛辣、油腻、刺激性食物，以防湿热之气积蓄体内，造成肝气不疏、胃肠道失调症状。少食黏硬、生冷食物，宜热食，防止损伤脾胃阳气，但燥热之物不可过食，食物的味道可适当浓一些，要有一定量的脂类，保持一定的热量。多食胡萝卜、油菜、菠菜、羊肉、生菜、大白菜、牛肉、栗子、木耳等。

冬季天气干冷，人们喜欢喝酒取暖，对于肝胆患者来说是不可取的，喝酒不仅会加重本已受损的肝脏，而且可能导致肝胆病的复发或诱发其他疾病发生，因此远离酒精是调养肝胆重要原则。

冬季人们的户外活动相对减少，在饮食上若盲目进补，不仅不能保护肝脏，反而会加重肝脏的代谢负担，造成热量过剩，蓄积在皮下及肝内，形成脂肪肝。因此，在食补上要科学合理化，否则护肝不成反伤肝。药膳进补应在医生指导下，

根据体质情况进行。

2.3　应用中医“治未病”理论调养肝胆

中医之“治未病”者，即所谓“无病先防”、“既病防变”、“瘥后防复”。《淮南子》曰：“良医者，常治无病之病，故无病；圣人常治无患之患，故无患也。”“治未病”是中医学重要的防治思想。这里的“治”，并不单纯指医疗，还含有管理、整理、治理、研究等内容。“治未病”就是预先采取措施，防止疾病的发生与发展。它要求人们在平时就要防病，有了小病就要注意阻止其酿成大患，在病变来临之际要防止其进一步恶化，这样才能掌握健康的主动权。近年来，雷陵主任医师根据传统中医“治未病”思想，在临床实践中首创“春病冬治”、“秋病夏治”的肝胆病防治新方法，为广大患者减轻肝胆疾病痛苦，提高生活质量，增强体质，延年益寿带来了福音。

2.3.1　春病冬治法

中医学认为，胆附于肝，肝与胆相表里，肝胆在五行属木，为风木之脏腑，春季万物生长，生机勃勃，因此肝胆病发病于春季息息相关。中医有“治未病”的说法，在冬季做到无病先防、既病防变，预先采用服中药，贴敷、针灸等中医方法调养肝胆，可有效防止来年春季肝胆病的发生与发展。

2.3.1.1　肝胆疾病属“春病”，冬治效果好

对于绝大多数人来说，对“冬病夏治”可能更为熟悉，但据了解，有些在春季易高发、加重的疾病（即“春病”），在冬季治疗，也可起到显著功效。雷陵主任医师认为肝胆病就属于典型的“春病”，尤其是慢性乙型肝炎、肝硬化、脂肪肝、肝脏肿瘤、慢性胆囊炎、胆石病等慢性肝胆病，患者病情的波动起伏往往与季节气候密切相关。雷陵主任医师认为，春季原本就是病毒、细菌等病原微生物繁殖活跃的季节，许多肝胆病患者会在春季出现自身调节功能低下现象，加上

原有脏腑功能不调，很容易导致旧病复发，出现肝功能异常及肝胆脏腑失调的一系列表现，从而影响患者的身体健康及生活质量。因此，患者在冬季预先注重肝胆病的防治，可有效减少来年春季肝胆疾的复发率。

雷陵主任医师根据传统中医“治未病”思想，在临床实践中首创“春病冬治”的肝胆病防治方法，并研制“神农滋肾养肝膏”等，可有效控制病情，提高慢性肝胆病患者的生活质量，增强体质。

2.3.1.2 冬季治肝胆病，中医有“诀窍”

雷陵主任医师根据中医“整体观念”、“辨证施治”理论，结合“春夏养阳、秋冬养阴”养生法则，针对患者具体病情，采用服中药、贴敷、针灸、膏方等多种方法滋养肝肾，调理肝胆，可有效控制病情发展。

55 岁的陈女士是江苏人，为了方便照顾年幼孙儿，前年随定居十堰的儿子来到十堰。2014 年 4 月份，陈女士被查出患有肝硬化，随后在十堰市一家三甲医院进行了脾切除手术。手术过后的六个月，对陈女士来说异常艰辛，胃口差，一吃饭就腹胀，畏寒怕冷，大便不成形，夜里小便频繁。吃药后病情会较快好转，但过段时间又会复发。到十月份，陈女士原本 90 多斤的体重一下子降到 80 斤，遭受疾病折磨的同时也给家庭带来了沉重负担。

2014 年 12 月，陈女士来到市中医医院肝胆科进行治疗，雷陵主任医师为她做了详细检查分析后，先给她开了 10 剂中药。令陈女士吃惊的是，吃完 10 剂中药以后，自己吃饭竟有了胃口，大便也开始成形了。

看到治疗有了起色，陈女士坚持治疗，并结合针灸、贴敷、膏方等方法综合治疗。渐渐地，陈女士不再那么怕冷，小便也正常了。2015 年 3 月份 B 超检查时，她的肝表面已没有硬化现象。这个检查结果令陈女士和家人十分激动，也对中医产生了深深的信赖。

雷陵主任医师认为，中医讲究辨证施治，依据患者具体病情选择具有滋肾养肝利胆的中药组方，研制成膏剂、丸药等中药剂型进行“冬令补养”，也可应用中药汤剂或配合肝俞、期门、肾俞、神阙、关元等中药穴位敷贴，还可进行针灸治疗等中医方法，可起到良好效果。

2.3.1.3　日常生活注意调养肝胆

肝脏是人体内一个重要的解毒器官，体内新陈代谢主要由肝脏来掌控，负责分泌胆汁、调节蛋白质、解毒造血等。胆囊具有贮藏和排泄胆汁、促进消化功能作用。肝胆病除了要做到早发现早治疗以外，还需要日常护理，冬季是调养肝胆的好时机，但需牢记三个原则。

首先，在饮食上，过油和刺激性的食物会造成肝气不疏。“青色入肝经”，肝胆病患者要多吃绿色食物，从中医学上说绿色食物养肝，因此多吃绿色蔬菜，可以起到护肝作用，帮助恢复肝胆活力。

其次，要保证充足的睡眠。高品质的睡眠可起到调护肝胆功效。反之，如果睡眠质量差，就会损伤肝胆功能，现代社会年轻群体压力大，过多熬夜极易损伤肝胆。

最后，要适量运动，保持心情舒畅。进行适量运动，可以使人体气血通畅，吐故纳新，怡情养肝。此外，动怒伤肝，人在生气发怒时，会导致肝胆气血瘀滞，从而引发肝胆疾病。因此，要尽力做到心平气和、乐观开朗，使肝胆之气正常生发、顺调。

2.3.2　秋病夏治法

肝胆病是一大类常见病、多发病，病程长，病势缠绵，往往难以根治。在漫长病程中，患者病情波动起伏，其发生和复发与季节气候有密切关系，常常是每到春秋季节，疾病按期而至，因此需要提早进行干预，预防疾病发生，减轻患者的痛苦。近年来，针对慢性肝炎如慢性乙型肝炎、脂肪性肝炎、自身免疫性肝炎、酒精性或非酒精性脂肪肝、胆囊炎、胆石病、各种遗传代谢性肝病等，雷陵主任医师着力研发并积极推行“秋病夏治”的调养方法，突出传统中医特色优势，倡导肝胆病防治新理念和新模式，经临床运用收到较好效果。

2.3.2.1　典型病例

63 岁的李先生家住丹江口市，十多年前被诊断为早期肝硬化，长期以来通过间断服药控制病情。然而劳累、季节变化、饮食不规律等不良生活习惯使他的症状在近三年加重了。“每年春秋都是我非常难受的时期，乏力，没有食欲，睡眠质量也不好，总是觉得肝区不舒服。前后去了好几家诊所和医院，治疗效果都不是很明显。”李先生说：“我是2013年来市中医院肝胆科求雷陵主任医师治疗的，主要是采用了针刺、艾灸、穴位贴敷以及口服中药制剂等方法综合治疗。在雷主任建议下，我选择在夏天过来治疗，这两年病情已经得到极大改善，今年三伏天又过来巩固。”

2.3.2.2 秋季与肝胆病发病的机理

秋季秋高气爽，气候转凉，昼夜温差加大，气温多变，人在季节交替阶段，如自身调节功能紊乱，脏腑功能失调，则易染病与发病。秋季流感、上呼吸道感染、甲肝或戊肝、胆囊炎等病高发，肝胆病患者很容易并发或感染上述疾病，在免疫功能下降的情况下，易使原有肝胆病加重或旧病未愈又添新病。肝胆为风木之脏，秋季在五行属金，按五行相生相克规律，“金克木”，秋之主气为燥，在五行属金，若燥气偏盛，则灼伤肝阴，肝在秋季被肺金所克，故肝之发病与秋季密切相关。研究发现，秋季肝胆病复发的高峰期比春季复发持续时间更长，复发人数也更多，约有47%的慢性肝胆病患者因并发各种感染而致使原有病情加重，多数为秋季常见的感冒或上呼吸道感染，此外还有腹腔感染、肝炎的重叠感染、胆道感染、肠道感染等。因此，肝胆病患者更要注意预防上呼吸道感染以及其他感染性疾病，积极采取“治未病”方法，预防秋季肝胆病发生，减轻或避免疾病复发的痛苦。

2.3.2.3 “秋病夏治”的具体方法

为防止肝胆病在秋季发作，在夏季需要提前进行清暑热、保肺阴治疗，以防因夏季暑热过盛耗伤阴液，由于肺阴亏耗，到了秋燥季节，肺金过亢，克伐肝木，从而导致肝胆受病。雷陵主任医师“秋病夏治”思想与方法采用清泄暑热、滋阴润肺或清暑利湿、疏肝运脾法，具体临床应用为针灸、艾灸及中药穴位贴敷等方法，起到调节体质，防病治病的效果。同时酌情配合辨证施治内服中药汤剂如茵陈蒿汤、清暑益气汤、甘露消毒丹及专科中药制剂等，该疗法具有简、便、验、廉的特点，对防治肝胆病有确切的疗效，尤其是在抗肝纤维化、防止肝硬化、调节免疫、防止肝功能波动及慢性胆囊炎复发等方面，疗效满意，目前已经为很多肝胆病患者减轻了秋季病情复发的痛苦。雷陵主任医师指出："肝胆病治疗过程中，既要注重整体和个性化治疗，同时也要讲究生活调养，增强体质。以慢性乙型肝炎为例，患者存在着阴虚或阳虚等不同体质，只有通过辨证施治找到适宜的方法进行调理，才会取得最佳效果。"

第3章 临证验案篇

3.1 肝热病（急性病毒性肝炎）

案1：董某，男性，25岁，工人，湖北省十堰市张湾区人。

患者于2014年9月8日因“右胁不适伴乏力、呕恶”就诊。刻诊：右胁肋胀闷不舒，纳差，餐后胃脘部胀满，身倦乏力，恶心欲呕。无身目发黄、发热等症，二便正常。

既往体健。2013年8月结婚，体检各项指标正常，两对半检查均为阴性，未接种乙肝疫苗。爱人为乙肝小三阳。家族中无遗传及传染病史，无长期服药史，无输血史。平素无烟酒嗜好。

体格检查：T 37.2℃、P 80次/min，BP 115/80mmHg。神清精神较差，形体消瘦，全身皮肤黏膜无黄染，浅表淋巴结无肿大压痛，未见肝掌及蜘蛛痣，心肺（－），肝上界6肋间，右肋缘下未触及，Murphy（－），肝区叩击痛（＋），脾未触及，上腹部压痛（－），舌质淡红，苔薄白，脉弦有力。

实验室检查：TBIL 18.1umol/L、DBIL 7.3umol/L、ALT 372.5U/L、AST 363.5U/L、GGT 57.6U/L。HBV-M：HBsAg（＋）、HBeAg（＋）、HBcAb（＋）。HBV-DNA2.65E^{+}8copies/ml。抗-HCV（－），抗-HAV（－），抗-HEV（－）。B超示肝实质回声不均匀，胆囊壁毛糙，脾厚3.8。

中医诊断：肝热病，证属肝郁气滞型。

西医诊断：急性病毒性肝炎，乙型，无黄疸型。

中医综合治疗方案：①中药汤剂拟疏肝理气法，予柴胡疏肝散加减。处方：

柴胡12g、制香附15g、枳壳15g、郁金15g、白术15g、茯苓20g、白芍15g、焦三仙各20g、法夏10g、竹茹12g、垂盆草20g、水飞蓟30g、炙甘草6g。1日1剂，水煎服，每次180ml，1日3次，餐后半小时温服。②神农护肝降酶胶囊口服，每次2粒，1日3次。③神农乙肝膏穴位贴敷。取穴：肝俞、胆俞、期门、神阙。每日1次，每次贴敷12小时，夜敷昼取。④甘利欣注射液30ml、肌苷注射液0.4、三磷酸腺苷注射液40mg、维生素C 2.0加入10葡萄糖注射液250ml。静脉滴注，1日1次。⑤注意隔离及饮食、起居调养。

二诊：2014年9月15日

经上述治疗1周，患者诸症明显好转，唯餐后胃脘部仍感胀满不适。“效不更方”，原治疗方案不变。中药继前方加莱菔子30g、厚朴15g。

三诊：2014年9月23日

患者诸症悉除，无明显不适，一般情况好。复查肝功能：TBIL 16.7umol/L、DBIL 6.3umol/L、ALT 56U/L、AST 64U/L、GGT 35U/L。B超肝实质回声不均匀。患者要求停服中药。治疗调整如下：①神农扶正益肝胶囊4粒，口服，1日3次。②神农护肝降酶胶囊2粒，口服，1日3次。③门诊随诊，半月后复查肝功能。

四诊：2014年10月10日

自诉一般情况良好，精神、饮食、二便正常。复查肝功能完全恢复正常，两对半仍为大三阳。嘱坚持服用扶正益肝胶囊，1月复查1次肝功能，3个月复查两对半。注意饮食、休息等生活调养。不适随诊。

案2：郭某，女性，48岁，农民，河南省淅川县人。

患者2013年5月12日因“身目发黄、尿黄伴腹胀、纳差10天”就诊。自诉2013年4月25日因田间劳动后不慎受凉，翌日出现身困，乏力，头痛，发热。自服“感冒灵”、“阿莫西林”2天，症状缓解。2013年5月1日开始逐渐出现尿黄，面目发黄，并见腹胀、纳差、恶心。在当地卫生院以“黄疸肝炎”治疗1周，病情有增无减，刻下：身目发黄，色鲜明如橘，尿黄如浓茶，腹胀满，食欲不振，恶心，倦怠乏力，口干苦，大便干结。无发热、呕吐等症。

既往无肝炎、结核等传染病及其他病史。平素无特殊嗜好。家庭成员身体健康。

体格检查：T 37.3℃、P 84 次 /min，BP 110/75mmHg。急性病容，神清精神差，巩膜及皮肤中度黄染，全身浅表淋巴结无肿大压痛，无肝掌、蜘蛛痣，心肺（—），肝上界 6 肋间，右肋缘下未触及，Murphy(＋)，肝区叩击痛（＋＋），脾于左肋缘下未触及，上腹部压痛（±），腹部移动性浊音（—）。舌质红，苔黄厚腻，脉弦滑而数。

实验室检查：血常规 WBC 6.2×10^9/L、RBC 3.23×10^{12}/L、HGB 125g/L、PLT 152×10^9/L、N68.5％。尿液分析：蛋白质 ±，尿胆原 +2，镜检上皮细胞 2 ～ 3 个 /HP。大便常规正常。肝功能：TBIL 104.2umol/L、DBIL 62.7umol/L、ALT 534U/L、AST 327U/L、GGT 87U/L、TP 69.5g/L、AIb 37.7g/L。凝血功能正常。抗 -HAVIgM（—），HBV-M（—），抗 -HCV（—），抗 -HEVIgG（＋）。B 超：肝实质回声不均，光点增多增强，胆囊壁增厚呈双边状，脾厚 4.2cm。

中医诊断：肝热病，证属肝胆湿热型。

西医诊断：急性病毒性肝炎，戊型，黄疸型。

中医综合治疗方案：①中药汤剂拟清热祛湿、利胆退黄法，予龙胆泻肝汤合茵陈蒿汤加减。处方：龙胆草 15g、茵陈 60g、柴胡 12g、黄芩 15g、生大黄（后下）8g、白豆蔻（后下）12g、栀子 12g、泽泻 15g、车前子 20g、通草 12g、法半夏 10g、竹茹 12g、焦三仙 20g、金钱草 30g、虎杖 15g、马鞭草 30g、山豆根 15g、白花蛇舌草 30g。每日 1 剂，水煎服，每次 180ml，1 日 3 次，饭后半小时偏凉服。②茵栀黄注射液 40ml 加入 10 葡萄糖注射液 250ml，静脉滴注，1 日 1 次；复方甘草酸单铵注射液 160mg、肌苷注射液 0.4、三磷酸腺苷注射液 40mg、维生素 C 2.0 加入 10 葡萄糖注射液 250ml。静脉滴注，1 日 1 次。③神农肝康合剂 40ml，口服，1 天 3 次。④神农退黄膏穴位贴敷，选穴：肝俞、期门、胆俞、神阙，1 日 1 次，每次 12 小时，夜敷昼取。⑤生物信息红外肝病治疗仪肝区照射，1 日 1 次，每次 30 分钟。⑥注意消化道隔离，配合饮食、起居等调养。

二诊：2013 年 5 月 20 日

患者自诉经用药后，精神好转，恶心消失，二便通利，胃纳稍增，其他病情同前。仍予原治疗方案。中药去生大黄加枳壳 15g、厚朴 15g。

三诊：2013年5月28日

上述疗法迭进半月，患者黄疸明显消退，精神转佳，胃纳已馨，小便颜色转淡，腹胀、口干苦悉除。复查肝功能：TBIL 45.3umol/L、DBIL 28.2umol/L、ALT 103U/L、AST 98U/L、GGT 42U/L、AIb 39.4g/L。血、尿、粪常规基本正常。B超示肝实质回声不均，光点增多，胆囊壁毛糙，脾厚4.2cm。舌质淡红，苔黄腻，脉弦滑。嘱继续治疗。中药治法不变，处方调整如下：茵陈40g、黄芩12g、白术15g、白豆蔻（后下）12g、栀子12g、泽泻15g、生薏苡仁30g、法半夏10g、丹参20g、葛根25g、金钱草30g、虎杖15g、厚朴15g、山豆根15g、白花蛇舌草30g。煎服法同前。

四诊：2013年6月13日

患者经治1月，诸症悉除，黄疸尽退，一般情况良好。复查肝功能恢复正常。B超肝实质不均、胆囊壁毛糙，脾厚4.0cm。抗-HEVIgG及抗-HEVIgM（+）。临床告愈。

按语：中医认为肝热病是湿热疫毒之邪侵及中焦，郁蒸肝胆，肝失疏泄，脾失健运而成。临床以腹胀纳差、恶心厌油、右胁疼痛、肝肿大或有黄疸为主要表现的疫病类疾病。现代医学“急性病毒性肝炎”属本病范畴。急性病毒性肝炎分为甲、乙、丙、丁、戊五型，其中甲型、戊型病毒性肝炎属自限性疾病，肝炎病毒急性感染恢复后，不会转化为慢性，并可获得终身免疫。乙型、丙型及丁型肝炎病毒感染，急性期（6个月内）病毒未清除则转为慢性，日久可演变成肝硬化、肝癌。急性病毒性肝炎一般无须抗病毒治疗，积极采用中医综合疗法常可取得满意疗效。以上2例患者，案1为急性乙型无黄疸型病毒性肝炎，中医辨证属肝郁气滞型，治疗以辨证使用中药口服汤剂为基础，法予疏肝理气，选用柴胡疏肝散加减，方中加入垂盆草、水飞蓟旨在护肝降酶，如是通过辨证用药与辨病用药相结合，既可改善症状又可达到恢复肝功能作用。同时配合自制神农护肝降酶胶囊口服、神农乙肝膏穴位贴敷、中药制剂甘利欣注射液静脉滴注，如此综合疗法治疗半月，诸症消失，肝功能基本恢复正常。继续治疗1月时，肝功能完全恢复正常，临床痊愈。案2为急性戊型黄疸型病毒性肝炎，中医辨证属肝胆湿热型，故以清利湿热、利胆退黄为治则，中药汤剂选用龙胆泻肝汤合茵陈蒿汤加减。另以茵栀黄注射液、甘草酸制剂—复方甘草酸单铵静脉滴注、自制神农肝康合剂口服、外用神农退黄膏穴位贴敷、生物信息红外肝病治疗仪肝区照射，以此多途径治疗1月，黄疸悉退，各种临床症状消失，肝功能恢复正常。雷陵主任医师治疗各种急慢性肝病，在应用中药外治贴敷疗法时，常依据中医子午流注学说，采取夜敷昼取方法，主要是取其夜晚丑时、子时肝胆经气旺盛，气血充盈，适时用药有利于药效发挥，同时间歇性给药可减少对皮肤损伤，便于长期治疗。

3.2 肝著（慢性乙型肝炎）

案1：吴某，男性，41岁，工人，湖北省房县人。

患者于2012年10月15日因右胁胀痛不适1月就诊。刻诊：右胁胀痛不适，伴纳食减少，乏力，倦怠，大便溏稀，日行2～3次。

既往患慢性乙型肝炎8年余，病情迁延，迄今未愈。平素无烟酒嗜好。

体格检查：神清精神差，形体消瘦，面黄乏泽，皮肤黏膜无黄染，全身淋巴结无肿大压痛，未见肝掌及蜘蛛痣，心肺（－），肝上界6肋间，右肋缘下未触及，Murphy(－)，肝区叩击痛（＋），脾未触及，上腹部压痛（－），舌质淡红，苔白润，脉弦而缓。

实验室检查：TBIL 19.8umol/L、DBIL 7.7umol/L、ALT 63.3U/L、AST 41.5U/L、GGT 40U/L、TP 78.1g/L、ALB 38.2g/L。肝纤四项正常。AFP 6.32IU/ml。HBV-M：HBsAg阳性、HBeAb阳性、HBcAb阳性，HBV-DNA $< 5.0 \times 10^3$copies/ml。B超提示肝实质回声不均，光点增多增强，门静脉内径1.1cm，胆囊壁毛糙，脾脏厚度3.9cm。

中医诊断：肝著，证属肝郁脾虚型。

西医诊断：病毒性肝炎，慢性，乙型，轻度，e抗原阴性。

中医综合治疗方案：①中药拟疏肝健脾法，以逍遥散加减。处方：柴胡12g、当归15g、白芍15g、八月扎15g、姜黄12g、延胡索15g、枳壳15g、白术15g、川芎15g、党参15g、茯苓20g、炙甘草10g。1日1剂，水煎取汁200ml，口服，1日3次，餐前半小时温服。②神农护肝镇痛膏肝区贴敷，1日1次，每次12小时，夜敷昼取。③黄芪注射液20ml加入10葡萄糖注射液250静脉滴注，1日1次。④复方甘草酸苷注射液160mg加入10葡萄糖注射液250静脉滴注，1日1次。⑤针刺期门、阳陵泉、太冲、三阴交、日月、章门、阿是穴，1日1次，每次留针20～30分钟。

中医调护方案：①常规健康宣教。②保持充足睡眠和休息，不操劳，心情舒畅，情绪乐观，多参加集体及社交活动。③进食瓜蒌、丝瓜、菠菜、茄子、蒿子杆、葱、蒜、海带、萝卜、金橘、山楂等具有疏肝、行气、解郁、消食作用的食物，以及佛手、苡仁、萝卜、山药、扁豆等理气健脾之品。睡前避免饮茶、咖啡等提神醒脑的饮料。少吃甜食及油腻、生冷、寒凉、坚硬之物。④适当运动锻炼如中快速步行、打太极拳等，不宜做大负荷运动。

二诊：2012年10月23日

经上述治疗1周，患者右胁胀痛明显好转，胃纳增加，精神好转。唯大便仍稀。中药仍以原方加煨葛根15g，炒山药20g，煎服法同前。其他治疗不变。

三诊：2012年11月4日

患者胁痛若失，其他无明显不适，一般情况好，复查肝功能：Tbil 18.2 umol/L，ALT 47U/L、AST 39U/L、GGT 34U/L。B超示：肝实质回声不均，光点增多增强，胆囊壁稍毛糙，脾脏厚度4.0cm。嘱改服本科自制神农扶正益肝胶囊（4粒，1日3次）及护肝降酶胶囊（2粒，1日3次）巩固治疗以善其后。

案2：翁某，男性，40岁，干部，陕西旬阳人。

患者于2014年4月12日因“乏力伴腹胀、便溏3月余”就诊。自诉3月前劳累受凉后始现乏力倦怠，脘闷腹胀，食后胀甚，大便溏薄，日行2～3次，并伴有腰膝酸软，呈持续性，不耐劳作，纳差。无腹痛及黑便。曾赴某医院检查肝功能：TBIL 10.9umol/L、DBIL 4.4umol/L、ALT 65U/L、AST 68U/L、GGT 75.1U/L、TP 67.7g/L、ALB 35.5g/L。BS 4.64mmol/L。AFP 3.8IU/ml。HBV-M：HBsAg 阳性、HBeAb 阳性、HBcAb 阳性，HBV-DNA 7.69×10^3copies/ml。抗-HCV 阴性。B 超提示肝实质回声不均，胆囊壁毛糙，脾厚 4.6cm。诊为“慢性乙型肝炎”，随给予“益肝灵片”、“甘利欣胶囊”、“香砂六君子丸”等治疗，诸症无明显好转。今来湖北省十堰市中医医院求治。刻下：周身倦怠，四肢乏力，腰膝酸软，畏寒喜暖，口中流涎，纳谷不馨，脘腹胀闷，食后胀甚，大便溏薄，日行 2～3 次，小便清长。

既往有“乙肝”病史 10 余年，未行抗病毒治疗。无输血及血制品史。

体格检查：神清精神较差，皮肤、巩膜无黄染，无肝掌及蜘蛛痣。心肺（－），腹平软，腹壁未见静脉曲张，腹无压痛、反跳痛，肝上界于右锁骨中线第 6 肋间隙，肝脾肋缘下未触及，肝区无叩击痛，腹部移动性浊音（－）。Murphy（＋），双肾区无叩击痛，双下肢压迹（－）。舌质淡胖，苔白滑，脉沉细无力。

实验室检查：WBC 3.8×10^9/L、RBC 4.91×10^{12}/L、HGB 138g/L、PLT 112×10^9/L。肝功能：TBIL 13.9umol/L、DBIL 5.6umol/L、ALT 55U/L、AST 71U/L、GGT 42U/L、TP 68.7g/L、ALB 37.1g/L。HBV DNA 8.12×10^3copies/ml。B 超：肝实质回声不均，胆囊壁毛糙，脾厚 4.3cm。

中医诊断：肝著，证属脾肾阳虚型。

西医诊断：乙型病毒性肝炎，慢性轻度，e 抗原阴性。

治法：温补脾肾。

方药：附子理中汤合金匮肾气丸加减。

处方：党参 15g　炒白术 15g　茯苓 30g　炙甘草 6g
干姜 6g　制附子（先煎）6g　山萸肉 12g　山药 15g
熟地 15g　吴茱萸 6g　五味子 15g　补骨脂 12g
枳壳 15g　牡丹皮 15g　枸杞子 15g　砂仁（后下）10g

1 日 1 剂，水煎取汁 200ml，餐前 30 分温服，1 日 3 次。

另予以护肝降酶胶囊 2 粒，口服，1 日 3 次；参附注射液 30ml 加入 10 葡萄糖注射液 250ml 静脉滴注，1 日 1 次；艾灸肾俞、命门、脾俞、中脘、三阴交、太溪，1日1次，每次30分钟。

二诊：2014年4月20日

经治疗1周，精神、食欲好转，脘闷腹胀明显减轻，唯大便仍溏，日2～3次，四肢不温，舌质淡胖，苔白润，脉沉细无力。仍以原治疗方案，中药上方去枸杞子，附子加至10g，另增莲米15g、炒薏苡仁30g、羌活6g以加强健脾升清之功。其他治疗同前。

三诊：2014年4月28日

经继续用药1周，患者自诉病情明显好转，精神转佳，胃纳已馨，畏寒腹胀消失，大便成形，1日1～2次，腰膝酸软减轻，舌质淡，苔白润，脉沉细。复查肝功能TBIL 13.9umol/L、DBIL 5.6umol/L、ALT 41U/L、AST 56U/L、GGT 32U/L、TP 69.3g/L、ALB 39.1g/L。中药原方继进，停用艾灸及参附注射液静脉滴注，继服护肝降酶胶囊。

四诊：2014年5月6日

患者精神、饮食恢复正常，乏力消失，腰膝酸软显著减轻，大便自调，1日1次，舌质淡红，苔白润，脉沉细。复查肝功能恢复正常。嘱停服中药，改服金匮肾气丸8粒，口服，1日3次。香砂六君子丸12粒，口服，1日3次。以善其后。注意饮食、起居等调养，定期复查肝功能等指标。

案3：匡某，男，35岁，干部，湖北省十堰市郧阳区人。

患者于2013年8月15日缘右胁胀痛伴乏力、纳差反复发作2月就诊。发病前无明显原因及诱因，2月来症状时轻时重，经治未愈。刻诊：右胁胀痛，脘腹痞闷，食纳减少，乏力，口干口渴，失眠多梦，烦躁易怒，两头角疼痛，大便秘结，尿黄而少。

患“慢性乙型肝炎”7年，每年复查1～2次肝功能正常，未予治疗。

体格检查：神清精神较差，巩膜及皮肤无明显黄染，未见肝掌蜘蛛痣，心肺（一），肝上界位于右锁骨中线第6肋间，右肋缘下未触及，肝区叩击痛（＋），墨菲氏征（一），脾于左肋缘下1cm可触及，质软，舌质红、边尖无苔，中心苔薄黄而干，脉弦细而滑。

实验室检查：TBIL 25umol/L、ALT 75U/L、AST 68U/L、GGT 29U/L、TP 70.5g/L、ALB 40.2g/L。血清乙肝病毒学标记物：HBsAg（＋）、HBsAb（－）、HBeAg（＋）、HBeAb（－）、HBcAb（－），HBV-DNA 1.42×10^{7}copies/ml。B 超示：肝大，光点增多增强，胆囊壁增厚，脾厚 4.2 cm。

中医诊断：肝著，证属肝郁气滞，化火伤阴。

西医诊断：慢性乙型病毒性肝炎，轻度，e 抗原阳性。

治法：疏肝理气、养阴清热。

方药：加味逍遥散化裁。

处方：柴胡 12g、当归 10g、白芍 18g、茯苓 15g、白术 10g、薄荷 6g、牡丹皮 12g、炒栀子 10g、山豆根 15g、五味子 10g、生地黄 10g、虎杖 15g、生大黄（后下）8g、水飞蓟 30g。1 日 1 剂，水煎服，1 日 3 次。

另以护肝降酶胶囊 2 粒，口服，1 日 3 次；针刺肝俞、胆俞、日月、期门、阳陵泉、太冲，1 日 1 次，每次留针 30 分钟。

治疗经过：经上述治疗 1 周，患者口苦口渴、尿黄、烦躁易怒消失，胁肋胀痛、脘闷明显减轻，睡眠好转，大便通畅。随停用针灸，中药守原方略事加减，配合护肝降酶胶囊口服，共治疗 1 月，诸症消失，精神饮食良好，肝功能恢复正常。后改用自制扶正益肝胶囊 4 粒，口服，1 日 3 次，经连续服用半年，病情稳定，一般情况可，复查肝功能正常。

按语：慢性乙型肝炎是一种常见的慢性难治性传染病，病程长，预后差。其病理环节包括病毒复制、肝细胞受损、肝纤维化、生活质量低下及癌变等诸方面。雷陵主任医师在长期实践中观察到，遵循中医“整体观念”、“辨证施治”的原则，应用中医个体化的多途径综合疗法治疗本病，不仅具有较好的改善症状、提高生活质量、恢复肝功能、抗肝纤维化、防止肝癌前病变作用，并有激活免疫、增强机体抗病毒免疫功能、促进 HBV-DNA 阴转作用，是目前无西医抗病毒指征的慢性乙型肝炎病毒低水平复制理想的治疗方案，具有显著的中医特色优势。

以上所举3例典型验案，案1为肝著（慢性乙型肝炎）肝郁脾虚证，患者以“胁痛”为主症。中医认为肝乃将军之官，性喜条达，主调畅气机。若因情志所伤，或暴怒伤肝，或抑郁忧思，皆可使肝失条达，疏泄不利，气阻络痹，可发为胁痛。正如《金匮翼·胁痛统论·肝郁胁痛》云：“肝郁胁痛者，悲哀恼怒，郁伤肝气。”气郁日久，肝郁犯脾，脾健运失司，故可见纳差、便溏，倦怠乏力诸证。故中药汤剂予疏肝健脾法，选用逍遥散加减肝脾并调，疏补兼施，配合黄芪注射液益气补中，增强免疫，复方甘草酸苷注射液保肝降酶。外用神农护肝镇痛膏肝区贴敷疏肝行气、活血化瘀、通络止痛，针刺期门、阳陵泉、太冲、三阴交、日月、章门、阿是穴疏通气血，和络止痛。同时施以饮食、情志、起居等中医个体化护理措施，如此多法联用，标本兼治，治养结合，故取得满意效果。

案2为肝著（慢性乙型肝炎）脾肾阳虚型。病因病机是由于湿毒之邪蛰伏于肝，气机瘀滞，肝郁脾虚，中阳不足，运化失健，虚实夹杂，病程迁延日久不愈，终至脾肾阳虚，不能温运，湿毒内聚而成。治拟温补脾肾法，予附子理中汤合金匮肾气丸加减治疗。全方以附子理中汤温振脾阳，助脾健运，升清降浊，使湿化而毒无所附。金匮肾气丸温肾阳而暖脾土。更加补骨脂、干姜温补脾肾，五味子、吴茱萸温中涩肠。配合神农护肝降酶胶囊、参附注射液及艾灸等联合治疗，是以病证结合，标本兼顾，阳复阴化，寒湿得除，故诸症自退。

案3为e抗原阳性的慢性乙型病毒性肝炎轻度病例，中医诊断为肝著·肝郁气滞、化火伤阴证。中医认为，肝主疏泄，喜条达，恶抑郁，主藏血，体阴而用阳。慢性乙型肝炎由于病程长，症情复杂，病情缠绵难愈，患者往往心绪不佳，抑郁不舒，甚至悲观失望，加之土虚不能升木，血虚不能养肝，湿热蕴结，木气不达等因素，临床每易出现肝气郁结之证。肝郁日久，郁而化火，产生一派火热之象，故选用加味逍遥散治之。方中以柴胡疏肝解郁，当归、白芍养血补肝，三药合用，补肝体助肝用为主；配伍入脾之茯苓、白术为辅，达补中理脾之效；入少许薄荷、生姜为佐，助本方之疏散；炙甘草为使，助健脾而调和诸药；加牡丹皮、栀子清肝泻火。据雷陵主任医师经验，方中牡丹皮、栀子不拘有无肝火皆可投之，因慢性肝病均存在血瘀这一病理，而牡丹皮具有良好的活血化瘀作用，栀子则有肝火者清肝泻火，无肝火者少佐之可免肝郁化火之虞。方中加入山豆根、虎杖、生地黄、五味子、大黄、水飞蓟等旨在清热解毒养阴，且诸药有保肝护肝、降低转氨酶及抑制乙肝病毒作用。另伍用护肝降酶胶囊口服及针刺肝俞、胆俞、日月、期门、阳陵泉等可发挥综合疗效。以上诸法合用，药针兼施，使肝郁得解、血虚得养、脾虚得补、肝火得清，则诸证自愈。

3.3 黄疸（淤胆型肝炎、Gilbert综合征、原发性胆汁性肝硬化、慢性乙型肝炎重度）

案1：鲍某，女，35岁，农民，十堰市郧阳区人。

患者于2013年7月6日因发热、面目发黄20余天来湖北省十堰市中医医院就诊。10天前曾在某医院诊为“黄疸肝炎”，给予茵栀黄注射液、强的松、甘草酸二胺注射液等治疗，病情未见明显缓解，且黄疸日渐加重。就诊时症见：面目深黄，鲜明如桔，尿黄，午后发热，伴有畏寒，皮肤瘙痒，脘腹痞闷，倦怠乏力，纳差，大便灰白，质稀，日行一次。

既往有“乙肝”病史8年余，一般情况可。家族中无特殊病史可查。

体格检查：体温38.9℃，脉搏85次/min，血压115/85mmhg。神清精神差，皮肤及巩膜重度黄染，无肝掌、蜘蛛痣，心肺（—），肝上界于第六肋间，右锁骨中线肋缘下2cm，质软，边缘圆钝，肝区压痛（+）、叩击痛（+），脾未触及，莫非氏征（+），腹平坦，腹水征（—），舌红边尖有瘀点，苔腻中黄边白，脉滑数。

实验室检查：血红蛋白115g/L，白细胞计数5.7×10^9/L，中性粒细胞65%，淋巴细胞35%，血小板156×10^9/L。血清总胆红素156umol/L，直接胆红素124umol/L，丙氨酸氨基转移酶85U/L，血清碱性磷酸酶214U/L、血清总胆固醇7.9mmol/L。HBsAg（+）、HBsAb（—）、HBeAg（+）、HBeAb（—）、HBcAb（+），HBV-DNA 3.8×10^6copies/ml。PT 13.4秒、INR 1.12、APTT 35.1秒、TT 11.7秒、FIB 2.56g/L。B超示肝大，光点增多增强，分布均匀，胆囊壁厚，毛糙，

脾厚 4.3cm。

中医诊断：黄疸，证属肝胆湿热兼血瘀型。

西医诊断：病毒性肝炎，慢性，乙型，淤胆型。

中医综合治疗方案：①中药汤剂拟清热利湿、凉血化瘀法。予茵陈蒿汤合蒿芩清胆汤加减。处方：茵陈 60g、栀子 15g、青蒿 25g、黄芩 15g、酒大黄(后下)8g、竹茹 10g、半夏 10g、赤茯苓 20g、枳壳 12g、陈皮 10g、滑石(包煎)24g、赤芍 60g、郁金 15g、葛根 20g、生甘草 10g。1 日 1 剂，水煎服。每次 180ml，1 日 3 次。②茵栀黄注射液 40ml 加入 10 葡萄糖注射液 250ml，静脉滴注，1 日 1 次；复方甘草酸单铵注射液 160mg、肌苷注射液 0.4、三磷酸腺苷注射液 40mg、维生素 C 2.0 加入 10 葡萄糖注射液 250ml。静脉滴注，1 日 1 次。③神农退黄膏穴位贴敷，选穴：肝俞、期门、胆俞、神阙，1 日 1 次，每次 12 小时，夜敷昼取。④生物信息红外肝病治疗仪肝区照射，1 日 1 次，每次 30 分钟。

治疗经过：经上述治疗 3 天，患者发热明显减轻，日最高体温 37.8℃。治疗 1 周，发热消失，黄疸减轻，精神显著好转，胃纳增加，脘腹痞闷消失。共予上法治疗 1 月，发热未作，黄疸消退，肝功能恢复正常。

案 2：都某，女性，40 岁，农民，丹江口市人。

患者于 2014 年 5 月 6 日因“面目发黄半月”就诊。自诉半月前无明显原因及诱因出现尿黄，渐至巩膜及面部发黄，未予诊治。刻下：面目发黄，色鲜明，面部皮肤干燥无光泽，小便淡黄，伴有口干，无乏力、呕恶、发热、腹胀、胁痛等症，睡眠正常，大便自调。

10 年前始现身目发黄，经治而愈，其后病情时有反复。家族中父亲及兄长有类似疾病。否认肝炎及结核病史，无输血及血制品史，无长期服药史，无饮酒史，月经正常，丈夫及女儿身体健康。

体格检查：T 37.0℃、P 78 次/min，BP 120/80mmHg。神清精神较好，面部皮肤、巩膜轻微黄染，无肝掌及蜘蛛痣，全身淋巴结无肿大，心肺（一），腹平软，肝上界 6 肋间，右肋缘下未触及，肝区无叩痛，上腹部无压痛，脾左肋下未触及。

双下肢内侧皮肤压迹（—），舌质红，边尖有齿痕，苔黄腻，脉弦滑。

实验室检查：白细胞计数 4.6×10^9/L，中性粒细胞 68%，血红蛋白 112g/L，血小板计数 117×10^9/L。尿常规：尿胆红素（—），尿胆原（＋），尿蛋白（—），上皮细胞（＋）。肝功能：TBIL 47.2umol/L、IBIL 32.8umol/L、ALT 34U/L、AST 27U/L、GGT 45U/L。HBV-M（—），甲、丙、戊肝抗体均（—），巨细胞病毒（—），EB 病毒（—）。肝病自身抗体（—）。B 超：肝实质回声不均，脾不大。饥饿试验（＋），利福平试验（＋）。肝穿活检示肝组织学无明显异常改变。

中医诊断：黄疸，证属肝胆湿热型。

西医诊断：Gilbert 综合征

中医综合治疗方案：①中药汤剂拟清利湿热、活血退黄法，方以茵陈蒿汤加味。处方：茵陈蒿 30g、黄芩 15g、金钱草 25g、茯苓 15g、酒大黄（后下）6g、葛根 15g、郁金 12g、薏苡仁 30g、田鸡黄 15g、赤芍 18g、马鞭草 20g、稀签草 15g。每日 1 剂，水煎服，每次 180ml，1 日 1 次，餐后半小时偏凉服。②叶下珠胶囊 4 粒，口服，1 日 3 次。③神农退黄膏穴位贴敷，选穴：神厥、肝俞、胆俞、期门，1 日 1 次，每次贴敷 12 小时，夜敷昼取。④生物信息红外肝病治疗仪肝区照射，1 日 1 次，每次 30 分钟。

二诊：2014 年 5 月 16 日

经上述多法并用治疗 10 天，患者黄疸基本消退，复查肝功能 TBIL 24.8umol/L、IBIL 18.3umol/L、ALT 37U/L、AST 40U/L、GGT 32U/L。治疗停用神农退黄膏穴位贴敷及生物信息红外肝病治疗仪肝区照射，中药改为肝康合剂 40ml，口服，1 日 3 次，继服叶下珠胶囊。

三诊：2014 年 5 月 25 日

患者无明显不适，复查肝功能胆红素恢复正常。一般情况好。嘱终止治疗，注意饮食、情志调养，慎起居、适寒温、顺四时，定期复查肝功能。

案3：：席某，女性，38岁，工人，湖北省房县人。

患者于2013年10月10日因“身目尿黄10天”来湖北省十堰市中医医院就诊。刻诊：身目俱黄，色不甚鲜明，口中黏腻，脘闷不饥，腹胀纳少，大便溏泄，色黄时灰白，肢体困重，倦怠嗜卧，右胁刺痛，固定不移，身痒，行经前腹痛，月经色暗有块。

患者于2008年因“身目发黄”而在武汉某医院检查诊为“原发性胆汁性肝硬化”。6年来间断口服“熊去氧胆酸片（忧思弗）”。家族中无类似病史及其他遗传、传染病史。平素无特殊嗜好，无长期服药史及饮酒史。

体格检查：T 37.30℃、P 80次/min，BP 115/75mmHg。形体消瘦，慢性病容，面色黯黑，神清精神差，全身淋巴结无肿大，皮肤巩膜重度黄染，无肝掌，颈胸部可见少许蜘蛛痣，心肺（－），腹平软，肝上界6肋间，右肋缘下未触及，肝区叩痛（＋），Murphy（＋），脾于左锁骨中线肋缘下4cm处可触及，质中等，无触痛。腹水征（－），双下肢压迹（－），神经系统未引出病理反射。舌质暗红、边有瘀斑，苔白腻，脉弦细而滑。

实验室检查：血红蛋白103g/L，白细胞计数3.24×10^9/L，中性粒细胞57%，淋巴细39%，血小板56×10^9/L。TBIL 167.2umol/L、DBIL 125.3umol/L、ALT 65U/L、AST 48U/L、GGT 244U/L、ALP 435U/L、TP 71.1g/L、AIb 35.6g/L。PT 17.9秒、INR 1.36、APTT 40.2秒、TT 15.3秒、FIB 3.7g/L。抗-HCV（－）、HBV-M（－）。抗线粒体抗体（AMA）1：234，抗线粒体抗体Ⅱ型（AMA-M2）（＋），抗核抗体（ANA）（－），类风湿因子35U/ml。AFP 65IU/ml。B超提示符合肝硬化声像图改变，胆囊壁水肿，脾厚5.4cm。

中医诊断：黄疸，证属脾虚湿困、痰瘀阻络。

西医诊断：原发性胆汁性肝硬化。

中医综合治疗方案：①中药汤剂拟健脾利湿、祛瘀化痰法。方选参苓白术散合膈下逐瘀汤与导痰汤化裁。处方：党参15g、白术15g、茵陈60g、茯苓15g、猪苓15g、泽泻15g、薏苡仁30g、砂仁（后下）10g、莪术15g、丹参20g、桃仁25g、红花12g、法半夏12g、白芥子15g、香附12g、葛根20g、郁金12g。1日1剂，水煎服，每次180ml，饭后温服。②中药药浴（处方含茵陈100g、栀子

30g、金钱草 60g、黄柏 30g、丹皮 30g、秦艽 40g、苦参 40g、白藓皮 40g、地肤子 40g、滑石 60g、瞿麦 40g），1 日 1 次，每次泡洗 20 ～ 30 分钟。③神农退黄膏穴位贴敷，选穴：神厥、肝俞、胆俞、期门，1 日 1 次，每次贴敷 12 小时，夜敷昼取。④生物信息红外肝病治疗仪肝区照射，1 日 1 次，每次 30 分钟。⑤苦黄注射液 30ml 加入 10% 葡萄糖 250ml，静脉滴注，1 日 1 次，另给予腺苷蛋氨酸、肌苷、门冬氨酸钾镁、ATP、维生素 C 等静脉滴注。⑥艾灸肝俞、胆俞、脾俞、中脘、三阴交、期门、阳陵泉，1 日 1 次，每次 30 分钟。

二诊：2013 年 10 月 25 日

经上述治疗半月，患者黄疸、身痒减轻，精神好转，胃纳增加，腹胀消失，唯大便仍溏、右胁刺痛，舌质暗红、边有瘀斑，苔白薄腻，脉弦滑。复查肝功能：TBIL 132.1umol/L、DBIL 104.6umol/L、ALT 53U/L、AST 44U/L、GGT 218U/L、ALP 276U/L、TP 70.7g/L、Alb 34.8g/L。中药原方加藿香（后下）10g、吴茱萸 10g、玄胡 30g。其他治疗同前。

三诊：2013 年 11 月 10 日

患者身目黄染较前明显好转，精神饮食转佳，身痒甚微，大便成形，1 日 1 ～ 2 次，右胁刺痛基本消失。复查肝功能：TBIL 68.1umol/L、DBIL 40.6umol/L、ALT 38U/L、AST 48U/L、GGT 154U/L、TP 68.1g/L、Alb 35.8g/L。舌质淡红、边尖有瘀斑淤点，苔白薄，脉缓而滑。中药汤剂继以健脾利湿、祛瘀化痰法，处方调整如下：党参 15g、白术 15g、茵陈 60g、茯苓 15g、稀签草 15g、薏苡仁 30g、砂仁（后下）10g、莪术 15g、丹参 20g、桃仁 25g、红花 12g、金钱草 30g、白芥子 15g、葛根 20g、吴茱萸 10g、贝母 12g、海藻 30g、鳖甲 15g、郁金 15g。1 日 1 剂，煎服法同前。停用中药外洗、苦黄注射液等静脉滴注、艾灸及生物信息红外肝病治疗仪肝区照射，继用神农退黄膏穴位贴敷。另加用神农软肝丸 8g，口服，1 日 3 次。

四诊：2013 年 11 月 25 日

患者黄疸基本消失，一般情况良好，无特殊不适。复查血红蛋白 109g/L，白细胞计数 3.35×10^9/L，中性粒细胞 68%，淋巴细 35%，血小板 54×10^9/L。TBIL 31.3umol/L、DBIL 24.8umol/L、ALT 46U/L、AST 51U/L、GGT 123U/L、ALP

257U/L、TP 72.5g/L、Alb 37.2g/L。B 超提示肝硬化，胆囊壁毛糙，脾厚 5.3cm。嘱停用中药汤剂及中药穴位贴敷，坚持服用软肝丸、香砂六君子丸及熊去氧胆酸胶囊（优思弗），注意日常生活调养，定期复查肝功能、B 超等，不适随诊。

案 4：任某，男，40 岁，农民，十堰市郧西县人。

患者于 2014 年 5 月 20 日缘劳累后出现身目发黄、尿黄伴恶心、呕吐 20 余天就诊。2014 年 5 月 12 日曾在当地医院查肝功能：TBIL 152.3umol/L、DBIL 80.7umol/L、ALT 425U/L、AST 402U/L、GGT 177U/L、TP 68.1g/L、Alb 37g/L。HBV-M1、4、5 阳性。随住院治疗 1 周，因病情加重而转入湖北省十堰市中医医院。刻下：面目重度发黄，色鲜明，面部油垢，尿色深黄，身倦无力，恶心欲呕，食欲不振，脘腹胀满，大便稀软，色灰白。无发热、口苦、口渴、胁痛等症。

既往有“乙肝”病史 20 余年，间断检查治疗，未服抗病毒药物。母亲有“乙肝肝硬化”病史，爱人及子女身体健康。饮食无特殊嗜好，平素偶饮酒但不多，无吸烟史。

体格检查：T 36.6℃，P 75 次 /min，R 19 次 /min，BP 125/80mmHg。神志清楚，精神差，全身皮肤、巩膜重度黄染，未见肝掌、蜘蛛痣及皮肤瘀斑，双肺呼吸音清晰，未闻及干湿性罗音，心率 77 次 /min，律齐，未闻及病理性杂音，腹平软，腹壁无静脉曲张，腹部无压痛、反跳痛，肝上界位于右锁骨中线第 6 肋间隙，右肋缘下未触及，肝区叩击痛（＋），Murphy 征（＋），腹部移动性浊音（－）。肠鸣音正常。双下肢压迹（－）。舌质红，苔黄腻，脉弦滑而数。

实验室检查：血红蛋白 132g/L，白细胞计数 8.63×10^9/L，中性粒细胞 75%，淋巴细 41%，血小板 187×10^9/L。TBIL 180.5umol/L、DBIL 87.2umol/L、ALT 317U/L、AST 505U/L、GGT 156U/L、TP 74.2g/L、Alb 36.8g/L。血电解质：K^+ 4.47mmol/L、Na^+ 134mmol/L、CL^- 95.5mmol/L、Ca^{2+} 2.28mmol/L。肾功能：BUN 5.07mmol/L、CREA 101.4umol/L、UA 403.7umol/L、CO_2CP 23.8mmol/L。BS 5.42mmol/L。PT 16.5 秒、INR 1.31、APTT 42.6 秒、TT 15.7 秒、FIB 1.28g/L。两对半：HBsAg（＋）、HBsAb（－）、HBeAg（－）、HBeAb（＋）、HBcAb（＋），

HBV-DNA 4.16E+5Copies/ml。AFP 65IU/ml。肝纤四项：HA 102ng/ml，LN 42ng/ml，PCIII P89ng/ml，Ⅳ-C 35ng/ml。B超示肝实质回声不均，光点增多增强，胆囊壁水肿，脾厚4.1cm。

中医诊断：黄疸。证属湿热蕴结、湿重于热。

西医诊断：病毒性肝炎，乙型，慢性，重度。

中医综合治疗方案：①中药汤剂拟清热祛湿、利胆退黄法，予茵陈五苓散加味。处方：茵陈100g、白术15g、泽泻20g、茯苓15g、金钱草30g、栀子12g、赤芍18g、丹皮12g、郁金15g、砂仁（后下）12g、紫苏梗（后下）10g、焦三仙20g、马鞭草30g、生薏苡仁30g、陈皮10g、白豆蔻（后下）12g、滑石30g。水煎服，1日1剂，每次180ml，1日3次，饭后偏温服。②神农肝康合剂30ml，口服，1日3次，饭后温服。③神农退黄膏穴位贴敷。取神阙、肝俞、胆俞、期门穴，1日1次，每次贴敷12小时。夜敷昼取。④茵栀黄注射液40ml、复方甘草酸苷注射液160mg分别加入10%葡萄糖注射液250ml静脉滴注，1日1次。同时配合西医支持对症、抗感染、抗病毒治疗，具体用药包括人血白蛋白、肌苷、维生素C、维生素K_1、ATP、头孢噻肟钠、恩替卡韦分散片等。

二诊：2014年5月28日

经上述治疗一周，患者恶心、呕吐消失，饮食精神好转，大便日行1～2次，质稀，唯上腹部仍然胀满不适，舌质红，苔黄腻，脉弦滑。仍予前法，中药汤剂加枳壳15g、厚朴15g，1日1剂，煎服法同前。另以行气消胀膏神阙贴敷，1日1次，每次贴敷12小时。

三诊：2014年6月6日

患者精神明显好转，食欲大增，黄疸明显减轻，腹胀基本消失，大便成形，1日2次，舌质淡红，苔白腻，舌中及舌苔根部微黄，脉弦滑。复查肝功能：TBIL 124.3umol/L、DBIL 68.5umol/L、ALT 157U/L、AST 189U/L、GGT 78U/L、TP 71.3g/L、ALB 35.6g/L。血液分析：WBC 4.56×10^9/L、RBC 4.32×10^{12}/L、HGB 135g/L、PLT 135×10^9/L、L 27%、N 52%。PT 15秒、INR 1.27。中药汤剂减厚朴加稀签草15g、葛根25g，停用行气消胀膏贴敷及血制品、头孢噻肟钠，其他治疗不变。

四诊：2014 年 6 月 20 日

患者经中医综合治疗 1 月，黄疸基本消退，症状消失，饮食、精神良好，复查肝功能 TBIL 54.7umol/L、DBIL 27.2umol/L、ALT 51U/L、AST 55U/L、GGT 39U/L、TP 70.9g/L、AIb 38.2g/L。B 超检查：肝实质回声增多增强，胆囊壁毛糙，脾厚 4.0cm。治疗调整如下：停用中药汤剂、神农退黄膏穴位贴敷及所有静脉用药，继服肝康合剂 40ml，1 日 3 次，饭后温服。另加用叶下珠胶囊 4 粒，口服，1 日 3 次；护肝降酶胶囊 2 粒，口服，1 日 3 次；恩替卡韦分散片 0.5g，口服，1 日 1 次。

五诊：2014 年 7 月 10 日

患者一般情况良好，复查肝功能恢复正常，嘱停用肝康合剂、护肝降酶胶囊，继服叶下珠胶囊、恩替卡韦分散片，注意生活调养。定期复查肝功能、HBV-DNA、B 超。

按语：黄疸是肝胆专科最常见的病症之一，现代医学多种以“黄疸”为主要表现的疾病均可归属本病范畴。雷陵主任医师多年的临床经验表明，中医治疗本病，在采用辨证使用中药汤剂基础上，配合静脉用药、中药外治法、非药物疗法等可显著提高疗效。

本文所举 4 例患者，案 1 为慢性淤胆型病毒性肝炎伴有发热的患者。发热是肝胆病常见的临床表现，现代医学认为本病多系由于病毒、细菌、寄生虫等病原体感染，其中代谢产物或其毒素，作用于白细胞而释放出致热原，引起体温调节中枢功能改变而发生。雷陵主任医师认为，黄疸伴有明显发热的病因病机主要是外感湿热或嗜酒肥甘，酿生湿热，以致湿热之邪蕴郁肝胆所致。清热利湿、利胆退黄为基本治则。宜选用茵陈蒿汤合蒿芩清胆汤化裁，临证时根据病情同时配合茵栀黄注射液静脉滴注、神农退黄膏穴位贴敷、生物信息红外肝病治疗仪肝区照射以综合治之，可提高疗效。茵陈蒿汤是中医古今治疗湿热阳黄之要方。蒿芩清胆汤对肝胆病发热具有良好的退热之效，方中青蒿苦寒芬芳，入肝胆经，具有清热透散之功，兼有化湿之效，长于清泄肝胆之热。黄芩清热燥湿，泻火解毒。青黛清肝泻火，凉血解毒。据现代实验研究，青蒿具有良好的解热发汗作用，并能加强淋巴细胞转化，诱生小鼠体内干扰素，促使巨噬细胞活化，从而有助于提高机体免疫功能，增强抗病能力。黄芩、青黛有抗菌消炎、抑制病毒作用，其中黄芩尚有保肝利胆及镇静作用，青黛对实验性动物发热有解热作用；竹茹、半夏清热燥湿、化痰和胃；陈皮、枳壳燥湿理气；赤茯苓、滑石渗利湿热、导热下行；生甘草清热解毒。西医对肝胆病发热的处理，一般采用抗感染，应用激素及退热剂，但由于目前尚缺乏可靠的抗病毒药物，加之某些肝胆病不适应运用激素，因此临床疗效欠佳。雷陵主任医师采用中医综合疗法，以中药蒿芩清胆汤加减为基本治疗措施，通过临床观察表明，具有满意的退热作用，并能显著改善症状，未发现不良反应。

案 2 属遗传代谢性肝病——Gilbert 综合征。该病又叫先天性非溶血性黄疸、未结合性胆红素增高型、体质性肝功能不良性黄疸，是一种先天性常染色体显性遗传性疾病，其原因是肝细胞摄取与转运间接胆红素的缺陷，或肝细胞内 Y- 蛋白缺乏，或 Y- 蛋白与葡萄糖醛酸转移酶同时缺乏，而使胆红素代谢发生障碍所致。该病临床比较常见，以间接胆红素升高为主，血清胆红素一般在正常值上限 5 倍以内，病情反复发作，但预后较好。西医常用酶诱导剂—苯巴比妥治疗。雷陵主任医师常采用中医药疗法为主治疗本病，并配合饮食、起居、情志等调养，不仅能消退黄疸、恢复肝功能，而且可从整体上调节机体脏腑功能、改善体质、提高生活质量、减少复发。

案 3 为原发性胆汁性肝硬化患者。该病人以重度黄疸为主要表现，故按中医“黄疸病”辨治。本病为自身免疫性疾病，对本治疗目前尚无满意疗效。本例患者中医辨证属脾虚湿困、痰瘀阻络。故拟健脾利湿、祛瘀化痰法，方选参苓白术散合膈下逐瘀汤与导痰汤化裁。因身痒故配合中药药浴清利湿热、退黄止痒。另以神农退黄膏穴位贴敷、生物信息红外肝病治疗仪肝区照射、苦黄注射液静脉滴注、艾灸肝俞、胆俞、脾俞、中脘、三阴交、期门、阳陵泉穴，如是多途径综合治疗 1 月余，黄疸消退，症状改善，肝功能复查，其后坚持服用软肝丸以逆阻肝硬化、延缓病情进展、改善预后。

案 4 为重度慢性乙型肝炎患者。该病病情较重，进展快，变化多，如得不到有效控制，极易演变为肝衰竭。本病例中医辨证属湿热蕴结、湿重于热，故方选茵陈五苓散加味，同时联用神农肝康合剂口服、神农退黄膏穴位贴敷、茵栀黄注射液及复方甘草酸苷注射液静脉滴注，并予以西医支持对症、抗感染、抗病毒等。此法共治疗50天，临床告愈。其后以叶下珠胶囊及恩替卡韦分散片口服巩固治疗以善其后。

3.4　肝癖（脂肪肝）

案1：程某，男，41岁，干部，河南镇平人。

患者于2012年6月10日因“右胁胀闷不舒”半月就诊，伴有头身困重，疲惫乏力，胸脘痞闷，纳差，大便不爽。

平素嗜食肥甘厚腻之品，不喜运动，无烟酒嗜好。无其他特殊病史。

体格检查：T 36.7℃，P 80次/min，R 20次/min，BP 130/85mmHg。神清精神较差，形体肥胖，体重80kg，身高167cm，腹围89cm。心肺（－），肝脾肋下未触及，平卧腹部隆起，双下肢内侧皮肤压迹（－）。舌淡边尖有齿痕，苔白厚腻，脉弦而滑。

实验室检查：血、尿、粪常规正常。血清总胆红素16.7umol/L、丙氨酸氨基转移酶79U/L、天门冬氨酸氨基转移酶68U/L、γ-谷氨酰基转移酶57U/L、血清总蛋白68.1g/L、白蛋白35.2g/L。空腹血糖5.4mmol/L，血清总胆固醇6.42mmol/L、甘油三酯3.97mmol/L。B超提示中、重度脂肪肝，胆囊壁稍毛糙。

中医诊断：肝癖，证属肝郁脾虚、痰湿阻滞型。

西医诊断：非酒精性脂肪性肝炎，高脂血症。

中医综合治疗方案：①中药汤剂拟疏肝健脾、祛湿化痰法。药用柴胡15g、泽泻15g、海藻20g、生山楂12g、法半夏15g、白术15g、薏苡仁15g、生山楂10g、白术15g、虎杖15g、丹参20g、茵陈25g、垂盆草20g、山豆根15g。1日1剂，水煎取汁200ml，口服，1日3次；②神农肝脂宁丸，每次8g，口服，1日3次。③HD-91-Ⅱ型肝病治疗仪脱脂治疗，1日1次，每次45分钟。④配合饮食及运动治疗方案。

治疗经过：经治疗1月，诸症悉除，精神转佳。复查体重75kg，腹围85cm，肝功能恢复正常，血脂：总胆固醇6.14mmol/L、甘油三酯2.78mmol/L，B超复查中、重度脂肪肝。予原法停用中药、HD-91-Ⅱ型肝病治疗仪，加用神农调脂茶，每次1袋，热开水冲泡，口服，1日6次。坚持饮食及运动疗法。于2012年9月15日复诊，患者自诉无明显不适，测体重73kg，腹围82cm，复查肝功能无反复，总胆固醇5.73mmol/L、甘油三酯2.47mmol/L。B超提示轻、中度脂肪肝。仍以肝脂宁丸及调脂茶口服，严格执行饮食、运动方案。经连续治疗至2012年12月8日复查B超提示原脂肪肝基本消失。

案2：刘某，男，45岁，干部，湖北省十堰市张湾区人。

患者于2014年3月20日因右胁胀闷伴胸闷、气促1月来湖北省十堰市中医医院就诊。刻诊：右胁肋部胀闷，口干苦，口臭，四肢困倦，不耐劳作，活动后胸闷、气促，小便淡黄，大便秘结。

既往无特殊病史，平素喜食辛辣油腻刺激之物，抽烟，不饮酒。

体格检查：T 37.0℃，P 84次/min，R 18次/min，BP 125/80mmHg。形体丰腴，体重85kg，身高165cm。平卧腹部稍隆起，巩膜皮肤无黄染，心肺（一），肝脾肋下未触及，Murphy（一），肝区叩击痛（+），双下肢压迹（一）。舌质红，苔黄厚，脉弦滑而数。

实验室检查：TBIL 14.9umol/L、DBIL 5.2umol/L、ALT 39U/L、AST 38U/L、GGT 43U/L、TP 68.1g/L、ALB 37.5g/L。空腹血糖5.1mmol/L，CHO 6.25mmol/L，TG 2.69mmol/L，HDL-C 0.47mmol/L，LDL-C 2.43mmol/L。血常规正常。B超提示重度脂肪肝，脾厚4.2cm。

中医诊断：肝癖，证属痰阻血瘀、湿郁化热型。

西医诊断：非酒精性单纯性脂肪肝，高脂血症。

中医综合治疗方案：①中药汤剂拟活血祛湿、清热化痰法。处方：丹参30g、泽泻30g、海藻25g、八月札18g、姜黄15g、生山楂30g、白术15g、栀子

15g、虎杖15g、瓜蒌皮30g、薤白12g茵陈15g、太子参15g。1日1剂，水煎服，每次200ml，1日3次。②神农调脂茶1袋，泡服，1日4～6次。③神农肝脂宁丸8g，口服，1日3次。④针灸、火罐治疗，每次30分钟，1日1次。⑤执行脂肪肝饮食、运动调养方案。

二诊：2014年4月21日

中药汤剂以上方为基础略事加减治疗1月，右胁胀闷、胸闷、气促诸症悉除。

复查肝功、血脂恢复正常。B超检查：脂肪肝，中、重度，脾厚4.0cm。仍按上述治疗方案停用中药汤剂及针灸、火罐，继续治疗。

三诊：2014年6月18日

患者无明显不适，一般情况良好，复检肝功能、血脂、血糖正常，B超提示轻度脂肪肝。嘱坚持服用神农调脂茶及合理饮食、运动。定期复查肝功能、B超和血脂、血糖。

按语：脂肪肝是一种常见病。目前对脂肪肝尚缺乏理想的治疗方法，传统中医疗法在改善症状、恢复肝功能方面效果显著，但对消除肝内脂质、改善B超/CT等影像学指标疗效欠佳。雷陵主任医师研究本病多年，在大量临床实践基础上，探索出中医多途径综合治疗方案。该方案以中医辨证分型使用中药汤剂为基础，临床按肝郁脾虚、痰湿阻滞和痰阻血瘀、湿郁化热以及湿郁血瘀、肝阴不足三型辨证施治，分别拟中药基本方随症加减治疗，旨在从整体上调节机体功能，使脏腑协调、气血通畅、阴阳平衡，从而恢复肝脏代谢功能，增强肝脏的排脂能力，促进脂浊的清除。其次应用神农肝脂宁丸、神农调脂茶及HD-91-II型肝病治疗仪、针灸、火罐等疗法，同时配合饮食、运动疗法，从而发挥中医多途径综合协同治疗的优势。神农肝脂宁丸具有行气化湿、活血祛痰、降脂减肥作用，临床研究对脂肪肝的总有效率达91.27%。神农调脂茶有清肝活血、通便降浊、祛脂减肥之效，可促进脂浊排泄，其方法简便易行。HD-91-II型肝病治疗仪是遵循传统中医脏腑经络理论、结合生物力学泵作用原理、借助现代电子技术开发的一种治疗脂肪肝新疗法。该治疗仪集针灸、推拿、按摩、电脉冲、电场及中药离子导入为一体，通过电流刺激震动腹壁肌肉和肝包膜，从而改善肝脾血液循环，促进肝细胞修复与再生，增强肝细胞活力和代谢能力，加速肝内脂肪运转及排泄；通过对腹部和背部经络、穴位按摩，使肌肉群强烈运动，血液循环增加，肠蠕动增强，胃排空加快，从而达到通行气血、调理脏腑、平调阴阳的整体效应；中药离子导入，经肝区前后透皮给药，使药物直达病所，内病外治，避免了口服对胃肠道的刺激。该仪器运用过程中未发现明显不良反应，具有较好的安全性。针灸、火罐主要是在腹部施针拔罐，可有效减少腹部脂肪、缩小腹围，对腹型肥胖者尤佳。临床观察表明，运用此方案能迅速消除患者临床症状，恢复肝功能、降低血脂，并能改善B超等影像学指标，配合严格的饮食、运动疗法，可显著提高疗效，减少复发。

3.5　肝积病（肝纤维化）

案1：陈某，男性，49岁，经商，湖北省十堰市张湾区人。

患者2014年1月10日因“右胁隐痛伴腹胀、纳差反复发作半年，再发加重10天”就诊。刻诊：右胁隐隐作痛，日轻夜重，时如针刺，固定不移，胸闷，善太息，上腹部胀闷不舒，食后尤甚，胃纳不馨，夜卧不安。无呕吐、发热，二便正常。

既往患“慢性乙型肝炎”10年余，经治未愈。2013年6月曾在湖北省十堰市中医医院行肝穿刺病理学检查，诊断为肝纤维化（G1S2）。2013年7月5日开始服用“恩替卡韦分散片”至今。家族中无遗传及传染病史。平素无特殊嗜好，少量抽烟，偶尔饮酒，量不多。

体格检查：神清精神较差，形瘦，全身皮肤黏膜无黄染，浅表淋巴结无肿大，无肝掌，左颈部可见2枚蜘蛛痣，心肺（—），肝上界于右锁骨中线6肋间，右肋缘下未触及，肝区轻微叩痛，Murphy（—），脾未触及。舌质暗红，边尖有齿痕，舌下脉络增粗，苔白腻，脉弦细而缓。

实验室检查：肝功能TBIL 12.1umol/L、DBIL 2.8umol/L、ALT 49U/L、AST

58U/L、GGT 24U/L、TP 71.8g/L、ALB 45.2g/L。肝纤四项：HA 218.31ng/ml、LN 91.57ng/ml、Ⅵ-C 64.36ng/ml、PCIII 88.48ng/ml。AFP 3.61IU/ml。HBV-DNA ＜ $5.0E^{+}3$copies/ml。B 超提示肝实质回声不均匀，光点增多增强，门静脉内经 1.4cm，脾厚 4.3cm。

中医诊断：肝积，证属肝郁脾虚型。

西医诊断：慢性乙型肝炎肝纤维化。

中医综合治疗方案：①中药汤剂拟疏肝健脾、化瘀通络法，予逍遥散合膈下逐瘀汤加减。处方：柴胡 15g、白芍 15g、当归 12g、党参 15g、川芎 15g、白术 12g、茯苓 20g、丹参 20g、鳖甲 15g、桃仁 12g、凌霄花 12g、红花 10g、枳壳 15g、焦三仙 20g、砂仁（后下）12g。1 日 1 剂，水煎服，每次 180ml，餐后半小时温服。②神农纤肝灵胶囊 4 粒，口服，1 日 3 次。③生物信息红外肝病治疗仪肝区照射，1 日 1 次，每次 30 分钟。④神农化积膏肝区贴敷，1 日 1 次，每次 12 小时，夜敷昼取。继服恩替卡韦分散片。

二诊：2014 年 1 月 20 日

经治疗 10 天，患者诸症明显好转，上腹部胀闷消失，胃纳已开，右胁肋部偶有刺痛，失眠好转。继用原方案不变治疗。

三诊：2014 年 2 月 12 日

经上述治疗 1 月，患者诸症悉除，一般情况好。复查肝功能正常，肝纤四项：HA 167.31ng/ml、LN 78ng/ml、Ⅳ-C 32.39ng/ml、PCIII 58.5ng/ml。B 超检查肝实质光点增多增强，门静脉内经 1.3cm，脾厚 4.1cm。嘱停用中药汤剂及生物信息红外肝病治疗仪肝区照射。继用神农纤肝灵胶囊口服、神农化积膏肝区贴敷。

四诊：2014 年 4 月 15 日

患者经连续服药 2 月，病情稳定无反复，复查肝功能正常，肝纤四项：HA 105ng/ml，LN 28ng/ml，PCIII 34 ng/ml，Ⅳ-C 24ng/ml。B 超示肝实质回声不均，光点增强，脾厚 3、9cm。嘱继续服用神农纤肝灵胶囊 3 月，注意生活调养。

案2：邢某，女性，49岁，工人，湖北省十堰市竹溪县人。

患者2013年10月15日因“双侧胁肋部隐痛伴腰酸、心烦2月余”就诊，刻下：两胁肋隐痛，遇劳加重，口干口苦，腰膝酸软，头晕，双目干涩，心烦失眠，齿衄，刷牙时尤甚，大便干，小便短黄。

既往无特殊病史，无传染病及遗传病史，无长期服药史及化学毒物接触史，无血吸虫病史。平素无偏食，无烟酒嗜好，爱人及子女身体健康。家族中无类似病史可查。

体格检查：神清精神尚可，皮肤、巩膜无黄染，可见肝掌，面颊部可见毛细血管扩张，心肺（—），腹平软，无压痛，无反跳痛，腹壁未见静脉曲张，肝上界位于右锁骨中线第6肋间隙，右肋缘下未触及，肝区无叩痛，墨菲氏征阴性，脾左肋缘下2cm触及，质软，腹部移动性浊音阴性，双下肢无水肿。舌质暗红，舌下脉络迂曲、增粗，苔少无津，脉弦细。

实验室检查：血常规WBC 3.8×10^9/L、RBC 3.21×10^{12}/L、HGB 112g/L、PLT 67×10^9/L。肝功能：TBIL 29umol/L、DBIL 7.6umol/L、ALT 45U/L、AST 53U/L、GGT 29U/L、TP 69.5g/L、ALB 38.4g/L。肝纤四项：HA 435ng/ml、LN 162ng/ml、PCIII P114ng/ml、Ⅳ-C 45ng/ml。AFP 3.2IU/ml。两对半：HBsAg（—）、HBsAb（—）、HBeAg（—）、HBeAb（—）、HBcAb（＋），HBV-DNA＜$5.0E^{+}2$Copies / ml。抗-HCV（—），抗-HDV（—），巨细胞病毒（—），EB病毒（—）。肝病自身抗体（—）。B超检查：肝实质回声不均，光点增多增强，胆囊壁毛糙，脾厚4.6cm。肝穿活检：G2S3。

中医诊断：肝积病，证属肝肾阴虚型。

西医诊断：肝纤维化，病因未定。

治法：滋养肝肾、活血通络。

方药：一贯煎合膈下逐瘀汤加减。

处方：生地黄15g、北沙参15g、麦冬12g、当归12g、枸杞子12g、山茱萸15g、丹皮15g、泽泻15g、茯神30g、赤白芍各15g、丹参20g、广三七12g、桃仁12g、白茅根20g、酸枣仁20g、玄胡20g、栀子15g。1日1剂，水煎服，每次200ml，1日3次，餐前30分偏温服。

同时予神农纤肝灵胶囊4粒，口服，1日3次；神农化积膏肝区贴敷，1日1次，每次12小时，夜敷昼取。

二诊：2013年10月26日

患者胁肋隐痛、口苦消失，心烦失眠好转，舌脉同前，中药汤剂继上方去玄胡加菊花12g、决明子15g、旱莲草30g以加强清肝凉血之功。其他治疗不变。

三诊：2013年11月6日

患者齿衄、心烦、失眠消失，腰膝酸软减轻，大便1日1次，质软，舌质暗红，苔薄白，脉弦细。嘱继用原法，中药汤剂去决明子、麦冬、白茅根加怀牛膝30g、杜仲20g。

四诊：2013年11月17日

经治疗1月，患者自诉已无不适，复查血常规 WBC 4.1×10^9/L、RBC 3.4×10^{12}/L、HGB 114g/L、PLT 65×10^9/L。肝功能：TBIL 21.3umol/L、DBIL 9.8umol/L、ALT 40U/L、AST 43U/L、GGT 37U/L、TP 71.4g/L、ALB 37.9g/L。肝纤四项：HA 256ng/ml、LN 154ng/ml、PCIII P98 ng/ml、Ⅳ-C 41ng/ml。嘱停用中药汤剂，继服神农纤肝灵胶囊，外用神农化积膏肝区贴敷。

五诊：2014年1月20日

患者自感一般情况良好，各种症状无反复。复查肝功能、血常规正常。肝纤四项：HA 143ng/ml、LN 136ng/ml、PCIII P55 ng/ml、Ⅳ-C 28ng/ml。

B超检查：肝实质回声不均，光点增多增强，脾厚4.4cm。患者要求停用化积膏肝区贴敷。嘱坚持服用神农纤肝灵胶囊。

六诊：2014年4月18日

继服神农纤肝灵胶囊治疗3月，患者自诉无明显不适，精神饮食良好。复查肝功能无反复，肝纤四项恢复正常。B超示肝实质回声不均，光点增多增强，脾厚3.9cm。肝纤维化近期治愈。

按语：肝纤维化是一切慢性肝病的共同病理环节，是慢性肝炎向肝硬化发展的必由途径。肝纤维化是可逆性病变。大量临床研究表明，中医药具有确切的抗肝纤维化作用。雷陵主任医师研究中医药防治肝纤维化10余年，对肝纤维化的病因病机及辨证施治规律进行了深入探讨，不仅总结出中药辨证分型治疗系列方药，而且研制出中药复方制剂—神农纤肝灵胶囊及中药外治特色疗法—神农化积膏，配合应用非药物疗法—生物信息红外肝病治疗仪肝区照射，取得了满意疗效。上述2例典型验案，应用此方案，经3～6个月连续治疗，均症状消除，肝功能及血清肝纤维化指标恢复正常，影像学检测明显得到改善，达到近期治愈标准。

3.6 胁痛（自身免疫性肝炎）

案：龚某，女性，46岁，教师，湖北省十堰市白浪开发区人。

患者于2012年8月17日因“右胁疼痛反复发作1年，再发加重半月”就诊。刻诊：右胁刺痛，夜晚尤甚，面部色暗无光泽，目微黄，颈胸部可见赤缕红丝，左胁下痞块，经行腹痛，经水色暗有块，小便淡黄。无发热、齿衄、呕恶、腹胀等症，大便正常。

既往无特殊病史，无病毒性肝炎及结核病史，无长期服药和饮酒史。家族中无遗传病史。平素无特殊嗜好，饮食无偏食，性情多抑郁。

体格检查：T 36.6℃，P 78次/min，R 21次/min，BP 120/75mmHg。神清精神较差，形体中等，皮肤黏膜轻度黄染，全身浅表淋巴结无肿大，心肺（—），肝上界于6肋间，右锁骨中线肋缘下未触及，肝区叩击痛（+），墨菲氏征（—），脾左肋缘下2cm处可触及，质中，腹平软，腹壁静脉无曲张，腹水征（—），双下肢压迹（—）。舌暗，边尖瘀斑，苔白，脉沉细涩。

实验室检查：TBIL 38.7umol/L、DBIL 25.5umol/L、ALT 149U/L、AST 178U/L、GGT 195U/L、TP 78.0g/L、AIb 35.4g/L、GIb 42.6g/L。GLU 5.72mmol/L，CHO 5.14mmol/L，TG 1.35mmol/L。两对半1～5均阴性，HBV-DNA < $5.00E^{+}2$copies/ml，抗-HCV（—），EB病毒（—），巨细胞病毒（—）。凝血功能正常。血、尿、粪常规基本正常。肾功能正常。肝病自身抗体：抗核抗体（ANA）（+）、

抗平滑肌抗体（ASMA）（+）、抗肝肾微粒体抗体（LKM-l）（−）、抗可溶性肝抗原抗体（SLA/LP）（−）、抗线粒体抗体（AMA）（−）。AFP 4.3IU/ml。肝纤四项：HA 137ng/ml、LN 44ng/ml、PCIII P36ng/ml、Ⅳ-C 29ng/ml。B 超检查：肝实质回声不均，光点增多增强，胆囊壁毛糙，脾厚 4.6cm。

中医诊断：胁痛，证属瘀血阻络型。

西医诊断：自身免疫性肝炎

治法：活血化瘀、散结通络。

方药：膈下逐瘀汤加减。

处方：柴胡 15g、枳壳 15g、白术 15g、当归 12g、桃仁 12g、红花 12g、乌药 15g、川芎 20g、香附 15g、阿胶珠 15g、丹参 20g、玄胡 20g、茵陈 30g、马鞭草 20g、稀签草 18g、水飞蓟 30g、垂盆草 30g。1 日 1 剂，水煎服，每次 200ml，1 日 3 次。

另以茵栀黄注射液 30ml 加入 10 葡萄糖注射液 250ml，静脉滴注，1 日 1 次；复方甘草酸单铵注射液 160mg、肌苷注射液 0.4、三磷酸腺苷注射液 40mg、维生素 C 2.0、门冬氨酸钾镁 10ml 加入 10 葡萄糖注射液 250ml。静脉滴注，1 日 1 次；神农化积膏肝区、脾区贴敷，1 日 1 次，每次 12 小时，夜敷昼取；生物信息红外肝病治疗仪肝区照射，1 日 1 次，每次 30 分钟；针刺期门、阳陵泉、太冲、日月、章门、阿是穴，每日 1 次，每次留针 20 ～ 30 分钟；配合饮食、起居等调养。

二诊：2012 年 8 月 28 日

经上述治疗 10 天，患者右胁刺痛明显缓解，面目发黄减轻，其他症状依然，舌脉同前。“药中肯綮，效不更方”。继以前法再进。用量用法不变。

三诊：2012 年 9 月 6 日

患者右胁疼痛、面目发黄消失，自感无明显不适，舌暗红，舌边尖有瘀点，苔白润，脉沉细。复查肝功能：TBIL 22.8umol/L、DBIL 16.7umol/L、ALT 67U/L、AST 59U/L、GGT 103U/L、TP 77.5g/L、Alb 37.1g/L、Glb40.4g/L。患者要求停用中药及静脉用药。嘱继服纤肝灵胶囊 4 粒，1 日 3 次；神农化积膏肝区贴敷，1 日 1 次，每次 12 小时，夜敷昼取；护肝降酶胶囊 2 粒，口服，1 日 3 次。

四诊：2012 年 10 月 10 日

患者来诉，经上述中药内服外贴继治1月，一般情况良好。复查肝功能基本恢复正常。肝病自身抗体：抗核抗体（ANA）（+）、抗平滑肌抗体（ASMA）（+）、抗肝肾微粒体抗体（LKM-l）（—）、抗可溶性肝抗原抗体（SLA/LP）（—）、抗线粒体抗体（AMA）（—）。B超示肝实质回声不均，光点增多增强，脾厚4.5cm。舌红苔白，脉弦细。嘱坚持服用神农纤肝灵，执行肝炎中医调养方案，定期复查肝功能、B超等指标。

按语：自身免疫性肝炎是常见的自身免疫性肝病，病程长，病情缠绵，易演变成肝硬化，目前尚无满意的治疗方法，西医主要采用激素和免疫抑制剂治疗，对控制病情有一定效果，但长期应用不良反应较重。近年来，雷陵主任医师充分发挥中医药优势，遵循"整体观念"、"辨证施治"的原则，以中药复方汤剂、中成药为基础，联合中药静脉制剂、外治法、非药物疗法等分阶段多途径综合调治，经临床观察表明，该方案能有效地消除症状、恢复肝功能、提高生活质量、延缓病情进展、改善预后。本例患者以胁痛为主症，故中医诊断为"胁痛病"，辨证属瘀血阻络型，具体治疗采用活血化瘀、散结通络之膈下逐瘀汤加减口服，同时配合中药复方制剂茵栀黄注射液和复方甘草酸单铵注射液静脉滴注、神农化积膏肝区脾区贴敷、生物信息红外肝病治疗仪肝区照射以及针刺疗法，治疗近2月，胁痛诸症消除，肝功能恢复正常，收到较好疗效，无明显不良反应。

3.7 胆胀、胆石病（慢性胆囊炎、胆结石急性发作）

案1：钟某，女，38岁，干部，湖北省十堰市东城开发区人。

患者2015年3月20日缘"右上腹胀痛1周，加重2天"就诊。自诉1周前因过食辛辣油腻而致右上腹疼痛，自服"逍遥丸"、"玄胡止痛片"无明显缓解，近2天来病情加重。刻下：右上腹胀痛，连及右侧腰背，腹胀，口苦，尿黄，心烦，大便干结，纳差，无发热、身目发黄、呕恶等症。

既往有“慢性胆囊炎”病史，时有发作，其他无特殊病史可查。平素性情抑郁，喜食辛辣油腻及酸味食品，月经基本正常。

体格检查：T 36.8℃，P 76次/min，R 18次/min，BP 110/70mmHg。神清精神较差，形体丰腴，全身皮肤及黏膜无黄染，浅表淋巴结无肿大，心肺（－），肝上界于6肋间，右肋缘下未触及，肝区叩击痛（＋），墨菲氏征（＋），脾未触及，腹平软，无压痛，反跳痛。舌红，苔黄厚，脉弦滑有力。

实验室检查：WBC 7.2×10^{9}/L、N 69%，RBC 3.4×10^{12}/L、HGB 107g/L、PLT 235×10^{9}/L。TBIL 16.4umol/L、DBIL 10.8umol/L、ALT 24U/L、AST 128U/L、GGT 148U/L、TP 74.3g/L、Alb 37.5g/L。GLU 5.43mmol/L，CHO 6.07mmol/L，TG 1.25mmol/L。HBV-M（－）。B超检查：肝实质回声不均，胆囊大小约93mm×43mm，壁毛糙，增厚，脾厚3.7cm。

中医诊断：胆胀，证属肝胆湿热型。

西医诊断：慢性胆囊炎

治法：清热利湿、疏肝利胆。

方药：大柴胡汤加减。

处方：柴胡15g、黄芩15g、茵陈30g、金钱草30g、白芍30g、半夏12g、栀子15g、枳实15g、香附15g、玄胡20g、马鞭草20g、酒大黄（后下）10g。1日1剂，水煎服，每次200ml，1日3次。

另以茵栀黄注射液30ml加入10葡萄糖注射液250ml，静脉滴注，1日1次；神农胆胀膏胆囊底贴敷，1日1次，每次12小时；针刺胆囊穴、阳陵泉、胆俞、太冲、足三里。毫针中强刺激，每穴运针3～5分钟，留针10～20分钟，隔5分钟行针1次，1日1次；执行胆胀病饮食、情志、起居等生活调养方案。

治疗经过：经上述治疗3天，患者右上腹疼痛明显缓解，腹胀减轻，大便通畅，日行2次。共治疗1周，诸症悉除，饮食、精神良好，二便正常，病告痊愈。

案2：裴某，男，50岁，工人，湖北省十堰市武当山特区人。

患者2015年7月18日下午4时许因饮酒过多而致“右上腹疼痛伴发热3天”就诊。曾在当地社区卫生中心给予“头孢他定”、“654-2”、“地塞米松”等治疗，病情无明显缓解。刻下：高热不退，伴有寒战，右上腹持续绞痛，阵发性加剧，并向右肩胛区放射，腹部胀满，身目微黄，恶心呕吐，口苦口干，大便干结，小便短赤。

既往有“胆囊内结石”病史7年余，经治未愈。无传染病及其他特殊病史，平素喜饮酒及辛辣刺激之物，家族中无遗传病史。

体格检查：体温39.5℃，呼吸25次/min，脉搏112次/min，血压110/80mmHg。神清、精神差，急性痛苦面容，面部皮肤及巩膜轻度黄染，全身浅表淋巴结无肿大，双肺呼吸音清晰，未闻及干湿性啰音，心律齐，未闻及病理性杂音，腹隆起，右上腹肌稍紧张，压痛（+），反跳痛（±），墨菲氏征（++），肠鸣音正常，舌质红，苔黄厚，脉弦滑而数。

实验室检查：白细胞计数11.9×10^9/L，中性粒细胞85%，淋巴细胞15%。血小板176×10^9/L。TBIL 68.5umol/L，DBIL 47.3 umol/L，ALT 78u/L，AST 67u/L，GGT 143u/L，ALP 197u/L。HBV-M（－）。B超示：胆囊范围11.2cm×5.1cm，胆囊壁增厚成双层状，壁厚0.56cm，胆汁透声差，胆囊内可见多个结石光团，其中最大一个1.5cm。

中医诊断：胆石病、黄疸，证属肝胆蕴热型

西医诊断：胆囊多发性结石并感染。

治法：疏肝利胆、通腑清热、

方药：大柴胡汤合金玲子散加减。

处方：柴胡15g、枳实15g、延胡索20g、川楝子15g、白芍20g、黄芩15g、生大黄（后下）12g、半夏12g、茵陈50g、青蒿24g、竹茹10g、赤茯苓24g、陈皮10g、滑石（包煎）20g、金钱草30g、蒲公英25g、厚朴20g。平地木30g、马鞭草30g、虎杖20g。1日1剂，水煎服，每次250ml，1日3次，饭后偏凉服。服药困难时改为高位灌肠，每次150ml，1日2次。

另给予茵栀黄注射液40ml、热毒宁注射液20 ml分别加入5%葡萄糖250ml

中静脉滴注；神农胆胀膏胆囊底贴敷，1 日 1 次，每次 12 小时；针刺足三里、胆俞、日月、期门、肝俞以止痛，刺大椎、曲池、合谷以助退热之效；配合西医一般抗感染、支持疗法。

治疗经过：经上述治疗 2 天，患者发热明显减轻，测日最高体温 38.2℃，右上腹疼痛及腹胀、呕吐好转，大便通畅，1 日 1 次，质软。原法不变，继治 3 天，发热悉退，寒战、呕吐消失，右上腹疼痛、腹胀显著减轻，精神饮食好转。共用本方案治疗 10 天，患者右上腹疼痛、腹胀悉除，发热未作，精神饮食良好。复查血常规、肝功能恢复正常。B 超显示胆囊壁毛糙，原结石光团减少。半年后追访，病情无复发。

按语：胆囊炎、肝胆结石是一种常见病、多发病，中医称之为“胆胀”、“胆石病”。本病发生或复发与饮食、情志、起居、气候等密切相关。雷陵主任医师应用中医药疗法治疗此类疾病疗效颇佳。所举典型验案，案 1 为慢性胆囊炎患者，中医诊为“胆胀病”，证属肝胆湿热型。案 2 为胆囊多发性结石并感染，中医诊为“胆石病”、“黄疸病”，证属肝胆蕴热型。2 例经辨证使用中药汤剂口服、神农胆胀膏贴敷及中药静脉滴注、针灸等均很快痊愈，取得了显著效果。雷陵主任医师认为，慢性胆囊炎、肝胆结石治疗相对比较容易，但患者常因饮食、劳累、情志等因素极易复发。为此，患者平素注意生活调养、重视宜忌是防止复发、保持良好生活质量的重要措施。

3.8　积聚（肝硬化代偿期）

案 1：李某，男，45 岁，农民，湖北省襄阳市襄州区人。

2014 年 9 月 6 日初诊。患者自诉 2014 年 7 月 14 日因腹胀、纳呆、乏力于当地某医院检查诊为“肝硬化”，经西药护肝、对症治疗，症状无明显缓解。近

10天来病情加重。刻诊：腹胀，食后更甚，腹部窜气，食欲不振，口苦，尿黄，大便不爽，乏力。

既往有“慢性乙型病毒性肝炎”病史16年，经治未愈。平素无烟酒嗜好。家族中无遗传及传染病史。

体格检查：神清精神较差，形体消瘦，面色萎黄，颈胸部可见多个蜘蛛痣，心肺（－），肝上界在右锁骨中线第6肋间，右肋缘下可触及，质硬，脾于左肋缘下2 cm处可触及，Murphy（－），腹水征（－），舌质淡红，舌体胖嫩、边尖有齿痕，苔白腻、中心微黄，脉弦滑而缓。

实验室检查：WBC 3.3×10^9/L、RBC 3.52×10^{12}/L、HGB 114g/L、PLT 59×10^9/L。TBIL 15umol/L、ALT 80U/L、AST 65U/L、GGT 43U/L、TP 76g/L、ALB 33.6g/L。HBV-M：HBsAg（＋）、HBsAb（－）、HbeAg（－）、HBeAb（＋）、HBcAb（＋），HBV-DNA 8.31×10^3copies/ml。AFP 5.3IU/ml。B超示肝光点增多增强，包膜不光滑，门静脉直径1.5cm，脾厚5.6cm，脾静脉直径1cm，腹腔未见液性暗区。

中医诊断：积聚，证属肝郁脾虚、湿热蕴结型。

西医诊断：乙肝肝硬化代偿期。

治法：疏肝健脾、清利湿热。

方药：加味逍遥散合甘露消毒丹出入。

处方：柴胡12g，当归10g，白术12g，茵陈30g、滑石粉30g、黄芩12g、茯苓20g，白芍12g，牡丹皮10g，焦三仙20g，枳壳15g，莪术12g，桃仁10g，鳖甲10g，生牡蛎（先煎）30g，薏苡仁30g，砂仁（后下）10g，水飞蓟20g。1日1剂，水煎服，每次200ml，1日3次。

另以神农行气消胀膏神阙穴贴敷，1日1次，每次12小时；生物信息红外肝病治疗仪肝区照射，1日1次，每次30分钟；针刺中脘、梁丘、日月、上脘、足三里、天枢、气海、关元，每日1次，每次留针20～30分钟；执行肝炎肝硬化中医调养方案。

二诊：2014年9月13日

经治疗1周，腹胀、口苦消失，胃纳增加，腹部串气减轻，大便自调，舌淡红，舌边尖有齿痕，苔白腻，脉弦滑。嘱原方案继续治疗，中药汤剂加木香 15g、八月札 18g 以加强疏肝行气之效。

三诊：2014 年 9 月 21 日

继治 1 周，诸症悉除。精神饮食良好，复查血常规：WBC 3.5×10^9/L、RBC 3.68×10^{12}/L、HGB 110g/L、PLT 53×10^9/L。肝功能：TBIL 17.3umol/L、ALT 62U/L、AST 75U/L、GGT 48U/L、TP 74g/L、ALB 34.1g/L。B 超：肝光点增多增强，包膜不光滑，门静脉直径 1.5cm，脾厚 5.5cm。治疗调整如下：①中药汤剂仍以前方加减。处方：党参 15g、柴胡 12g，当归 10g，白术 12g，茵陈 30g、滑石粉 30g、茯苓 20g，白芍 12g，牡丹皮 10g，莪术 12g，桃仁 10g，鳖甲（先煎）10g，生牡蛎（先煎）30g，垂盆草 30g，水飞蓟 20g。1 日 1 剂，煎服法同前。②护肝降酶胶囊 2 粒，口服，1 日 3 次。③神农化积膏肝区贴敷，1 日 1 次，每次 12 小时，夜敷昼取。

四诊：2014 年 10 月 8 日

患者共治疗 1 月余，诸症消失无反复。复查肝功能基本正常。嘱停用中药汤剂及护肝降酶胶囊，坚持服用自制神农软肝丸（每次 8g，口服，1 日 3 次）配合神农化积膏肝区贴敷长期治疗。

案 2：夏某，女性，45 岁，农民，陕西旬阳人。

因右胁隐痛反复发作 3 月，伴衄血 1 月余，于 2014 年 7 月 9 日前来就诊。自诉 3 月前无明显诱因始现右胁持续性隐痛，疼痛固定不移。1 月前又现鼻衄、齿衄，血色鲜红，伴头晕眼花，心烦失眠。曾到某医院诊治，查肝功能：TBIL 30.9umol/L、DBIL 14.5umol/L、ALT 165U/L、AST 178U/L、GGT 75.1U/L、TP 67.7g/L、ALB 34.5g/L。AFP 6.8IU/ml。HBV-M：HBsAg 阳性、HBeAb 阳性、HBcAb 阳性。抗 -HCV 阴性。凝血功能正常。WBC 3.2×10^9/L、RBC 3.29×10^{12}/L、HGB 10^9g/L、PLT 68×10^9/L。肝胆脾 B 超：肝实质回声不均，光点增多增强，肝表面欠光整，胆囊壁毛糙，门静脉内径 1.5cm，脾厚 4.8cm。随诊为“乙肝肝硬化代偿期，脾功能亢进症”。给予“拉米夫定片”、“安络化纤丸”及护肝降酶、对症止血治疗1月，复查肝功能基本恢复正常。但患者仍感右胁隐痛，鼻衄及齿衄无明显好转。刻下：右胁隐痛，遇劳加重，腰膝酸软，头晕眼花，心烦失眠，频现鼻衄、齿衄，血色鲜红，大便干结，小便黄赤。

既往患"慢性乙型肝炎"10余年，未行抗病毒治疗。无输血及血制品史。无烟酒嗜好。家族中无特殊病史可查。

体格检查：神情精神尚可，皮肤巩膜无黄染，无肝掌及蜘蛛痣，心肺（—），腹平软，腹壁未见静脉曲张，腹平软，无压痛及反跳痛，肝上界位于右锁骨中线第6肋间隙，右肋缘下未触及，肝区叩击痛（＋），Murphy（—），脾于左肋缘下2cm处可触及，腹部移动性浊音（—），双下肢压迹（—）。舌质暗红，舌下脉络增粗，苔少不润，脉弦细。

实验室检查：WBC 3.13×10^9/L、RBC 3.48×10^{12}/L、HGB 110g/L、PLT 52×10^9/L。TBIL 28.5umol/L、DBIL 9.2umol/L、ALT 48U/L、AST 54U/L、GGT 38U/L、TP 72.5g/L、ALB 34.9g/L。PT 15.S、INR 1.27、APTT 36.4 秒。HBV-DNA 7.15×10^4copies/ml。AFP 4.5IU/ml。B超示肝实质回声不均，形态不光整，胆囊壁毛糙，门静脉内径1.5cm，脾静脉内径1.0cm，脾厚脏厚度4.78cm。

中医诊断：积聚，血证。证属肝肾阴虚型。

西医诊断：乙肝肝硬化，肝功能代偿期并脾功能亢进症。

中医综合治疗方案：①中药汤剂拟滋养肝肾、凉血止血法。予一贯煎加减。处方：生地15g、枸杞子15g、女贞子15g、旱莲草30g、桑椹15g、生首乌15g、山萸肉12g、麦冬15g、赤芍30g、茜草15g、仙鹤草30g、水牛角30g、三七粉（冲服）9g、鳖甲（先煎）15g、地骨皮15g、牡丹皮15g、藕节15g、酸枣仁30g、栀子炭15g、生龙骨（先煎）30g。1日1剂，水煎服，每次200ml，1日3次。②神农化积膏肝区外敷，1日1次，每次12小时，夜敷昼取。继服拉米夫定抗病毒治疗。

二诊：2014年7月16日

经上述治疗一周，患者右胁隐痛、鼻衄、齿衄减轻，心烦失眠好转。大便仍干，1日1行，舌质暗红，苔少苔白，脉弦细。原法不变，中药汤剂加火麻仁30g。继续治疗。

三诊：2014 年 7 月 25 日

患者自诉鼻衄、齿衄、心烦失眠消失，腰膝酸软减轻，大便通畅，质软，1 日 1 次，唯仍感右胁隐痛，苔脉同前。仍予上述治疗方案不变。中药汤剂去火麻仁、栀子炭、生龙骨加白芍 24g、玄胡 20g、生牡蛎（先煎）30g。

四诊：2014 年 8 月 15 日

诸症尽除，精神饮食较好，二便正常。复查血常规：WBC 3.9×10^9/L、RBC 3.61×10^{12}/L、HGB 112g/L、PLT 67×10^9/L。肝功能：TBIL 17.2umol/L、DBIL 6.3umol/L、ALT 36U/L、AST 39U/L、GGT 21U/L、TP 65.7g/L、ALB 37.1g/L。B 超：肝实质回声不均，形态欠光整，脾厚 4.5cm。HBV-DNA 2.56×10^3copies/ml。停服中药汤剂，继用自制滋肾养肝膏 20g，口服，1 日 2 次；软肝丸 8g，口服，1 日 3 次。另神农化积膏坚持肝区贴敷半年，用法同前。

案 3：雷某，女性，51 岁，农民，湖北随州广水市人。

患者因“发热 40 余天，咳嗽 4 天”，于 2015 年 8 月 5 日 17 时 40 分收入院。

现病史：患者于 2015 年 6 月 25 日因受凉出现发热，伴有畏寒、咳嗽，发热以下午偏重，日最高体温 39.5℃，盗汗，倦怠乏力，纳差，口干苦，无恶心呕吐、胁肋疼痛、肌肉疼痛、胸闷、胸痛、齿衄、鼻衄、腹痛、腹泻、身目黄染、脘腹胀闷等症。于当地诊所治疗 4 天（具体用药不详），无明显好转。于 2015 年 6 月 30 日赴广水市某医院感染科住院治疗，给予护胃、抗炎、止咳化痰及对症、支持治疗 13 天，仍间断发热，日体温波动在 37.8 ～ 38.5℃，以下午 2 ～ 3 时左右为甚。患者随要求出院，出院诊断：肺部感染、病毒性肝炎乙型慢性、肝炎后肝硬化失代偿期、脾亢。2015 年 7 月 14 日患者转至武汉某大医院感染科住院治疗，入院后经给予抗感染（更昔洛韦、头孢噻肟舒巴坦、莫西沙星等）、护肝等治疗 1 周，发热略有减轻，后因经济拮据，于 2015 年 7 月 31 日出院。出院时除仍有发热外，咳嗽等症消失。此次出院诊断：肺部感染；EB 病毒感染；病毒性肝炎，乙型，慢性，肝炎后肝硬化；布氏杆菌感染待排。出院带药“恩替卡韦分散片”、“莫西沙星胶囊”。患者出院回家后因洗澡受凉翌日发热加重，又现咳嗽，无痰，日体温最高达 39.5℃，最低可降至 37.5℃，伴有恶风，汗出，乏力、纳差、口干口苦，无其他不适。患病以来睡眠较差，体重减轻 2kg，尿色深黄，大便 1 日 1 次，质软色黄。

既往史：1985 年患“慢性乙型肝炎”。2003 年确诊为“乙肝肝硬化”。无结核、血吸虫病史。无手术、外伤史。无输血及使用血制品史。无药物、食物过敏史。无烟酒嗜好。家中养有 2 头猪、10 余只鸡，居住村庄养有羊、牛等，平素经常田间耕种农作物。预防接种史不详。否认有高血压病、糖尿病、肾脏病病史。21 岁结婚，生有 1 男 1 女，子女体健。2015 年 1 月绝经。丈夫体健，家庭和睦。母亲因“肝硬化腹水（病因不详）”去世，父亲去世原因不详。家族中无遗传病史。

体格检查：T 38.7℃，P 94 次 /min，R 17 次 /min，BP 100/70mmHg。神清，精神差，形体消瘦，面色少华，步入病房，查体合作。皮肤巩膜无黄染，无肝掌、蜘蛛痣，全身浅表淋巴结无肿大，颈软，气管居中，甲状腺无肿大，胸廓无畸形，双肺呼吸音清晰，未闻及干湿性罗音，HR92 次 / 分，律齐，未闻及病理性杂音，腹平软，无压痛、反跳痛，腹壁无静脉曲张，肝脾肋缘下未触及，肝区叩击痛（－），腹部移动性浊音（－），墨菲氏征（－），肠鸣音正常。肾区叩击痛（－），双下肢无水肿，神经系统生理反射存在，病理反射未引出。舌质暗红，苔黄腻，脉弦滑。

实验室检查：白细胞计数 3.2×10^9/L，血红蛋白 92g/L，血小板计数 117×10^9/L。肝功能：ALT、AST、GGT 正常，白蛋白 33.5g/L，球蛋白 39.1g/L。血沉 77mm/h。超敏 C 反应蛋白 19.9mg/L。免疫全套：免疫球蛋白 G 20.7g/L，免疫球蛋白 M 3.45g/L，补体 C 40.13g/L。巨细胞病毒 IgG 抗体＞500U/ml。抗 -EB 病毒衣壳抗原 IgG 阳性，抗 -EB 病毒衣壳抗原 IgM 阳性，抗 -EB 病毒核抗原 IgG 阳性，EB 病毒 DNA ＜最低检出值。HBV-DNA 1.53×10^3copies/ml。结核分枝杆菌特异性细胞免疫反应检测结果：阴性。血培养无菌生长，骨髓培养无细菌生长。肾功能、电解质、尿常规、粪便常规、降钙素原、铁蛋白、甲状腺激素、肿瘤标志物、伤寒全套、风湿全套无异常。腹部彩超：肝硬化，脾大，腹腔少量积液，左侧卵巢囊肿。骨髓细胞学检查：粒细胞增生，原因请结合临床。心脏彩超：心脏形态结构及瓣膜活动未见明显异常。胸部 CT：右下肺小结节。胃镜：

慢性糜烂性胃炎（Ⅲ级），胃窦黄斑，C13呼气试验阴性。

中医诊断：积聚，外感发热（属温病范畴）。辨证：内科•湿热内阻型；温病•湿热郁遏卫气。

西医诊断：肝炎肝硬化，乙型，肝功能代偿期；肺部感染；EB病毒感染；布氏杆菌感染待查。

治法：利湿透表、清热解毒。

方药：蒿芩清胆汤合三仁汤加减。

处方：青蒿24g、黄芩15g、生石膏60g、生地15g、牡丹皮15g、白术15g、淡竹叶12g、葛根25g、羌活10g、滑石30g、薄荷10g、酒大黄（后下）10g、香薷15g、杏仁15g、白前15g、枳壳18g、大青叶30g、白薇12g、秦艽15g 、竹茹12g、鱼腥草24g、法半夏12g、生甘草12g、白蔻（后下）12g、薏苡仁30g。1日1剂，水煎取汁700 ml口服及保留灌肠。口服每次200ml，每日2次，中午12时及下午6时各服1次。保留灌肠每次150ml，每日2次，上午8时及下午2时各灌1次。

另于中药制剂热毒宁注射液20ml加入10%葡萄糖250ml中静脉滴注。配合西药抗感染治疗（甲磺酸左氧氟沙星）、护肝（甘草酸制剂等）、抗病毒（恩替卡韦片）及对症支持治疗。

二诊：2015年8月8日

患者中药于8月6日下午口服、灌肠各1次，8月7日口服、灌肠各2次，8月7日未出现发热，精神好转，胃纳已开。复查肺部CT：右肺下叶背段少许感染、脾脏增大。尿液分析：维生素（＋＋）、白细胞（±）。血液分析：WBC 3.4×10^9/L、N 0.60、L 0.261、M 0.131、E 0.005、B 0.003、RBC 3.08×10^{12}/L、HGB 87g/L、PLT 66×10^9/L。肝功能：TBIL 12.5umol/L、DBIL 4.37 umol/L、ALT 14U/L、AST 17U/L、GGT 30U/L、TP 76.5g/L、ALB 28.2g/L。肾功能正常。血电解质：K^+ 3.3mmol/L，Na^+ 139.6mmol/L，CL^- 106.9mmol/L，Ca^{2+} 2.17mmol/L。ESR 93mm/h。药中肯綮，效不更方，原方不变继进。

三诊：2015年8月12日

患者发热未作、恶风、口苦消失，精神继有好转，胃纳转佳，小便淡黄，大便1日2～3次，唯气短，仍有乏力，舌质淡红苔白，苔中心黄腻，脉缓滑。中药原方去大黄、薄荷、羌活、大青叶、鱼腥草，生石膏减至20g，加生黄芪30g、太子参20g，生甘草改为炙甘草。其他治疗不变。

四诊：2015年8月14日

患者气短、乏力好转，发热恶风未作，精神饮食较好，要求今日出院。嘱停用所有住院治疗方案，改用软肝丸8g，口服，1日3次，继服恩替卡韦分散片。注意生活调养，定期复查肝功能、B超等指标，不适随诊。

按语：代偿期肝硬化属于中医“积聚”范畴，本病是一种常见的慢性疑难疾病，如得不到有效控制，极易导致肝功能失代偿，从而发生肝硬化腹水，进而可出现上消化道出血、肝性脑病、肝肾综合症、肝癌、自发性腹膜炎等严重并发症，严重危及患者生命。本病发病原因甚多，但主要系慢性乙型肝炎、丙型肝炎演变而成。中医治疗本病具有确切疗效。雷陵主任医师在长期临床实践中积累了丰富经验，先后研制出口服制剂～神农软肝丸和外治法制剂～神农化积膏，配合应用复方系列中药汤剂、静脉注射剂、针灸及现代中医非药物疗法，不仅能显著改善症状、提高生活质量、恢复肝功能，而且可逆阻肝硬化、防治肝癌前病变，避免肝硬化各种严重并发症发生。以上所举案例，案1为乙型肝炎肝硬化代偿期患者，中医辨证属肝郁脾虚、湿热蕴结型。故选用加味逍遥散合甘露消毒丹加减，配合神农行气消胀膏神阙穴贴敷、生物信息红外肝病治疗仪肝区照射及针刺中脘、梁丘、日月、上脘、足三里、天枢、气海、关元。经治疗1月，症状消失，肝功能恢复正常。后专以神农软肝丸、神农化积膏长期治疗以达逆阻肝硬化之目的。案2为肝肾阴虚型乙肝肝硬化代偿期患者，且伴明显脾功能亢进症，该患者有明显胁痛及衄血症状，雷陵主任医师遵循辨证与辨病相结合的方法，采用中医多种疗法分阶段治疗，即先以中药汤剂及神农化积膏肝区贴敷改善症状以治标，后以神农滋肾养肝膏及软肝丸口服、神农化积膏肝区贴敷，长期用药以治本。案3是乙肝肝硬化代偿期伴发热患者，其发热辗转省内多家医院诊治，未获痊愈。对此，雷陵主任医师从中医整体观念出发，结合时令气候，深入分析病因病机，遵循“急则治其标，缓则治其本”的原则，将发热诊为外感发热（属温病范畴）•湿热郁遏卫气证，拟利湿透表、清热解毒法，方投蒿芩清胆汤合三仁汤加减，在给药方法上，口服与保留灌肠并举，同时加用中药制剂—热毒宁注射液静脉滴注，结果经用药 1 天，发热即退，共住院治疗 8 天，诸症悉除，发热无反复。出院时携神农软肝丸口服以逆阻肝硬化，随访至今，患者一般情况良好，发热未作，现仍在继续治疗中。

3.9　肝瘤（肝血管瘤）

案：付某，女，43 岁，农民，湖北省十堰市竹溪县人。

2014年4月6日初诊。自诉2013年2月因右胁疼痛在某医院诊为“肝血管瘤”。未予特殊治疗。1年来胁痛反复发作。就诊前10天无明显诱因病情再发加重。刻下：右胁胀痛，连及右侧腰背，时轻时重，伴有腹胀，呃逆，烦躁易怒，失眠，食欲不振，口干。

体格检查：T 37.6℃、P 85 次 /min，BP 120/80mmHg。面黄无泽，形体消瘦，心肺（—），肝上界六肋间，右肋缘下 1.5cm，质软，边缘光滑，肝区叩击痛明显，MurPhy（±），脾左肋缘下未触及，神经系统未引出病理反射，舌红苔薄黄，脉弦滑数。

实验室检查：WBC 9.2×10^9/L、HGB 120g/L、N 0.74、L 0.26、PLT 112×10^9/L。TBil 13.5umol/L、ALT 86U/L、AST 66U/L 、GG T103 U/L、TP 70g/L、ALB 45g/L。AFP（—）。B 超显示肝右叶内可见 5.2cm×4.6cm 的高回声结节，形态规整，边界清楚，内部回声增强，分布均匀，胆囊壁增厚，脾脏厚度 4.1cm，提示肝血管瘤。

中医诊断：肝瘤，证属肝郁气滞兼血瘀化热型。

西医诊断：肝血管瘤。

治法：疏肝行气、清热化瘀。

方药：予柴胡疏肝散合越鞠丸加减。

处方：柴胡15g、香附15g、枳壳15g、白芍15g、川芎15g、丹参12g、姜黄15g、玄胡20g、陈皮10g、苍术12g、鸡内金12g、炒麦芽15g、五味子15g、垂盆草20g、水飞蓟30g、栀子12g、生龙骨30g。1日1剂，水煎取汁200ml，饭后温服，1日3次。

同时予以神农护肝降酶胶囊2粒，口服，1日3次；神农化积膏肝区贴敷，1日1次，每次12小时，夜敷昼取。

治疗经过：经上述治疗10天，烦躁、失眠、腹胀消失，右胁胀痛减轻，胃纳亦馨。继以上方去鸡内金、苍术加八月札20g、生牡蛎30g，再服10剂，症状消失，一般情况良好，肝功能恢复正常。随停用中药汤剂及护肝降酶胶囊，改服神农软肝丸8粒，口服，1日3次；继用神农化积膏外贴。共治疗6个月，诸症未作，饮食、精神、睡眠良好，肝功能稳定，复查B超肝右叶实性包块缩小至4.2cm×3.7cm，其他检测指标正常。

按语：肝血管瘤属中医“肝瘤”范畴，其发生多系由于情志不畅，肝气郁结，不能鼓动血行，血液瘀结，脉络阻塞，凝结成块而成；或于肝郁不舒，不能疏泄脾土，脾运不健，痰湿凝结成块。情志抑郁、饮食劳伤以及感受邪毒是引起本病的主要原因。其病机总由瘀血、痰湿凝结而成，正气亏虚是发病内在因素，正如《活法机要》所说“壮人无积，虚人则有之”。根据本病病因病机及临床特点，雷陵主任医师对本病采用中药内服与肝区贴敷相结合方法进行治疗，其中内服汤剂将本病分为肝气郁结、痰湿内阻、肝脾两虚、肝阴亏虚四型，分别选用柴胡疏肝散合越鞠丸、二陈汤合消瘰丸、参苓白术散合四物汤以及一贯煎为主方随证加减。神农软肝丸系雷陵主任医师根据多年临床经验研制而成的纯中药制剂，本品具有益气健脾、活血化瘀、软坚散结之效，临床应用多年，对治疗慢性肝炎肝纤维化、肝硬化及肝血管瘤有显著效果。神农化积膏是雷陵主任医师应用中医内病外治原理研制的中药外用巴布制剂，具有疏肝行气、祛瘀化痰、软坚散结之效，主要用于治疗肝血管瘤、肝硬化及各种原因引起的肝脾肿大之症。该膏药具体应用采取夜敷昼取方法，系依据中医子午流注学说，取其夜晚丑时、子时肝胆经气旺盛，气血充盈，适时用药有利于药效发挥，同时间歇性给药可减少对皮肤损伤，便于长期治疗。近5年来，雷陵主任医师采用此综合疗法治疗肝血管瘤200多例，取得了满意效果。

3.10 肝胶瘤（肝囊肿）

案1：张某，男性，38岁，干部，湖北省丹江口市人。

患者于2012年10月10日因“右胁胀痛不适8天”来湖北省十堰市中医医院就诊。刻诊：右侧胁肋部胀闷不舒，小便黄赤，心烦，口苦，手足心热，失眠，大便黏滞，无恶寒、黄疸、右胁痞块等。

既往有“肝囊肿”病史5年，无肝炎、结核等传染病史。无烟酒嗜好。

体格检查：神清精神尚可，形体消瘦，皮肤巩膜无黄染，心肺听诊无异常，肝上界于右肋缘下6肋间，右肋缘下未触及，MurPhy（±），肝区叩击痛（—），舌质红，苔黄腻，脉弦滑而数。

实验室检查：WBC 6.3×10^9/L、HGB 136g/L、N 0.65、L 0.39、PLT 256×10^9/L。TBIL 14.3umol/L、DBIL 6.7umol/L、ALT 45U/L、AST 38U/L、GGT 31U/L、TP 68.8g/L、ALB 36.1/L。HBV-M（—），抗-HCV（—）。凝血功能正常。B超示肝右叶可见一大小约3.2cm×2.4cm无回声区包块，肝实质欠均，脾厚3.9cm。提示肝囊肿。CT检查：肝右叶低密度占位，范围约3.0cm×2.7cm，多系囊肿。

中医诊断：肝胶瘤，证属湿热蕴结型。

西医诊断：肝囊肿。

中医综合治疗方案：①中药拟清热利湿法，以茵陈蒿汤加减。处方：茵陈30g、栀子12g、酒大黄（后下）6g、金钱草18g、柴胡12g、海藻30g、益母草10g、车前子30g、泽泻20g、郁金12g、黄芩15g、连翘18g、丹参30g、生龙骨（先煎）30g。1日1剂，水煎服，每次180ml，每日3次，饭后半小时温服。

②神农胶瘤巴布膏肝区贴敷，1 日 1 次，每次贴敷 12 小时，夜敷昼取。③茵栀黄注射液 20ml 加入 5 葡萄糖 250ml 静脉滴注，1 日 1 次。

二诊：2012 年 10 月 20 日

经服前方 10 剂，患者尿黄、口苦、心烦、手足心热消失，睡眠好转，大便通畅。唯感右胁肋仍有胀闷。嘱仍予上法，停用茵栀黄注射液，中药以上方加玫瑰花 12g、川楝子 15g、合欢皮 20g，1 日 1 剂，煎服法同前。

三诊：2012 年 11 月 5 日

患者诸症若失，精神饮食良好，无明显不适。嘱停用中药汤剂，继用神农胶瘤巴布膏肝区贴敷，3 月一疗程，共用 2 疗程，3 个月复查 1 次肝功能、B 超或 CT。注意生活调养。

案 2：贾某、女，41 岁，工人，湖北省竹山县人。

患者于 2012 年 3 月 20 日因“两胁胀闷半月”来湖北省十堰市中医医院就诊。刻诊：两胁肋胀闷不舒，脘腹胀闷，胸腹串气，善太息，纳差，月经不调，经前两乳房胀痛。无发热、呕恶、胁下痞块等症。

既往无特殊病史，无乙肝等传染病史及家族遗传病史，平素无特殊嗜好。近半年来经期错乱，先后不定，色暗有块，经前两乳房胀痛，无“子宫肌瘤”、“附件炎”病史。

体格检查：神清精神较差，皮肤巩膜无黄染，无肝掌、蜘蛛痣，全身浅表淋巴结无肿大，颈软，气管居中，甲状腺无肿大。胸廓无畸形，双肺呼吸音清晰，未闻及干湿性罗音，HR76 次 /min，律齐，未闻及病理性杂音，腹平软，无压痛，无反跳痛，肝脾肋缘下未触及，肝区轻微叩击痛，腹部移动性浊音（—），肠鸣音正常，双肾区无叩击痛，双下肢皮肤压迹（—），舌质淡红，苔薄白，脉弦有力。

实验室检查：WBC 4.36×10^9/L、HGB 127g/L、N65%、PLT 129×10^9/L。TBIL 17.5umol/L、DBIL 12.3umol/L、ALT 46U/L、AST 25U/L、GGT 32U/L、TP 75.2g/L、ALB 40.4g/L。BUN 5.32mmol/L、CREA 75umol/L、UA 335umol/L。两

对半全阴。肝胆脾B超：肝实质欠均，肝左叶可见一大小约2.1cm×1.7cm的无回声区，胆囊壁毛糙，脾不大，提示肝囊肿。

中医诊断：肝胶瘤，证属肝郁气滞型。

西医诊断：肝囊肿。

治法：疏肝理气。

方药：柴胡疏肝散加减。

处方：柴胡15g、枳实12g、海藻30g、青皮12g、玫瑰花12g、川芎18g、香附15g、白芍25g、八月札15g、栀子10g、焦三仙20g、姜黄15g、砂仁（后下）12g、泽泻30g、益母草20g、白芥子15g。1日1剂，水煎服，每次180ml，1日3次，饭后温服。

另以神农胶瘤巴布膏肝区贴敷，1日1次，每次贴敷12小时，夜敷昼取。注意饮食、情志调养。

二诊：2012年3月28日

经服中药上方7剂及神农胶瘤巴布膏肝区贴敷1周，患者自感两胁胀闷、串气、脘腹胀满显著减轻，胃纳增加，苔脉同前。嘱继服原方。

三诊：2012年4月6日

经继续治疗1周，患者两胁胀闷诸症悉除。嘱停用中药汤剂，改服逍遥丸6g，口服，1日3次；继用神农胶瘤巴布膏肝区贴敷。

四诊：2012年7月10日

患者无明显不适，各种临床症状无反复，一般情况良好，复查B超：肝实质欠均，原肝左叶无回声区有所缩小（大小约1.9cm×1.6cm）。嘱停药观察，不适随诊。

按语：肝囊肿是一种常见的肝脏良性肿瘤，中医称之为“肝胶瘤”。雷陵主任医师认为，中医治疗肝囊肿与西医治疗理念及方式方法有很大不同，肝囊肿虽然是肝脏局部的病变，但人体是一个有机整体，肝脏局部病变是全身脏腑气血功能失调的表现，肝囊肿发生主要是肝脏气机失调，气血瘀滞，脾失健运，水饮停聚所致。因此，治疗肝囊肿必须从整体上调节脏腑气血平衡，肝气调和，脾气健运，气机通调，血脉流畅，则水饮自消，囊肿自愈。从总体说，中医药疗法可有效改善患者自觉症状，抑制囊肿生长或延缓生长速度，改善体质，提高生存质量，并具有安全可靠、无毒副作用、医疗费用低廉等优势。

雷陵主任医师临床治疗本病，通常采用内外兼治的方法，内服采取辨证使用中药复方汤剂或中成药，外用则应用自制神农胶瘤巴布膏肝区贴敷，该巴布制剂载药量大，水溶性好，穿透力强，对皮肤无刺激，不过敏，可反复贴敷，夜敷昼取，1张膏药可贴敷3次，每次12小时。以上所举2例，例1中医辨证属湿热蕴结型，方投茵陈蒿汤加减；案2属肝郁气滞型，方选柴胡疏肝散加减。2例均用自制神农胶瘤巴布膏外贴，经治疗后皆能很快消除症状，从而提高了患者生活质量。后期改用相应的中成药及神农胶瘤巴布膏长期治疗，可明显控制囊肿增大，并有促使囊肿缩小甚至消失作用。

3.11 酒癖（酒精性脂肪性肝炎）

案：王某、男，45岁，干部，湖北省十堰市郧阳区人。

患者于2015年2月18日因“右胁疼痛半月”前来就诊。刻诊：右胁刺痛，食欲不振，胸脘痞闷，乏力，口黏，大便稀，日行2～3次。无黄疸、呕恶、发热等症。

既往无传染病史，无长期服药史。平素嗜酒，喜食辛辣油腻之物，饮酒20余年，每日约半斤白酒，无吸烟史。家族中无遗传病史。

体格检查：神清精神较差，形体肥胖，体重80Kg，身高170cm。皮肤、巩膜无黄染，无肝掌、蜘蛛痣，全身浅表淋巴结无肿大，颈软，气管居中，甲状腺无肿大，胸廓无畸形，双肺呼吸音清晰，未闻及干湿性罗音，HR76次/min，心律齐，未闻及病理性杂音，腹平软，无压痛，无反跳痛，肝上界于右锁骨中线6肋间，右肋缘下2cm处可触及，质中等，无触痛，MurPhy（—），脾未触及，肝区叩击痛（—），腹部移动性浊音（—），肠鸣音正常，肾区叩击痛（—），双下肢压迹（—），舌胖大瘀紫，苔白腻，脉细涩。

实验室检查：WBC 4.12×10^9/L、HGB 113g/L、N45%、PLT 98×10^9/L。TBIL 22.6umol/L、DBIL 7.8umol/L、ALT 78U/L、AST 92U/L、GGT 214U/L、TP 78.2g/L、ALB 37.3g/L。BS 6.65mmol/L、TG 2.17mmol/L。肾功能：BUN 4.87mmol/L、CREA 105umol/L。HBV-M：HBsAg（—）、HBsAb（—）、HBeAg（—）、HBeAb（+）、HBcAb（+），HBV-DNA＜5.00E^+2copies/ml。抗-HCV（—），抗-HAV（—），抗-HEV（—）。肝病自身抗体6项阴性。B超示肝大，肝实质不均，胆囊壁毛糙，中度脂肪肝，脾厚4.2cm。

中医诊断：肝癖，证属痰瘀互结型。

西医诊断：酒精性脂肪性肝炎。

中医综合治疗方案：①中药汤剂拟健脾化痰、活血化瘀法。投二陈汤合大瓜蒌散、酒积丸加减。处方：法半夏10g、茯苓15g、姜黄18g、枳实15g、砂仁（后下）12g、杏仁15g、黄连10g、陈皮12g、枳椇子12g、薏苡仁20g、苍术15g、白蔻（后下）5g、全瓜蒌15g、红花12g、冬瓜仁20g、焦三仙20g、玄胡25g。1日1剂，水煎服，每次200ml，1日3次，饭后温服。② HD肝病治疗仪脱脂治疗，1日1次，每次45分钟。③护肝降酶胶囊2粒，口服，1日3次。④神农护肝镇痛膏肝区贴敷，1日1次，每次12小时。⑤戒酒。⑥执行肝癖中医调养方案。

二诊：2015年2月29日

经上述治疗10天，患者右胁刺痛、脘腹痞闷消失，大便仍稀，1日3～4次，舌脉同前。停用护肝镇痛膏肝区贴敷，中药汤剂去枳实、全瓜蒌加藿香（后下）10g、葛根20g、炒白术18g。其他治疗不变。

三诊：2015年3月10日

患者自诉大便成形，一日1～2次，其他无明显不适，舌淡，边尖有淤点瘀斑，舌下脉络增粗，脉弦滑。复查肝功能：TBIL 16.5umol/L、DBIL 8.3umol/L、ALT 37U/L、AST 48U/L、GGT 185U/L、TP 75.9g/L、ALB 36.2g/L。仍予原法不变继续治疗。

四诊：2015年3月15日

经治月余，患者一般情况良好，无特殊不适，体重下降至74Kg，右胁下仍有痞块，复查肝功能GGT 106U/L，TBIL、ALT、AST均正常。BS 6.12mmol/L、TG 1.95mmol/L。B超示肝大，肝实质不均，光点增多增强，轻中度脂肪肝，脾厚4、3cm。治疗调整如下：①神农肝脂宁丸8g，口服，1日3次。②坚持执行肝癖调养方案。③戒酒。④3个月复查1次肝功能、B超等。

按语： 酒精性脂肪性肝炎中医称之为“酒癖”，本病发生主要是过量饮酒所致，戒酒后通过合理治疗一般预后较好。本案患者过量饮酒20余年，就诊时有肝区刺痛等明显症状，伴有肝功能异常、血糖及甘油三酯轻度升高，B超检查肝脾肿大，脂肪肝中度，经排除病毒性、药物性、自身免疫性等肝炎后确诊为酒精性脂肪性肝炎，中医辨证属痰瘀互结型，随予以中药内服、外用及非药物疗法，并配合中医调养措施，治疗月余临床治愈。其后改用自制神农肝脂宁丸长期服用，同时坚持戒酒、中医调养，如此可清除肝内脂质，促进肝细胞恢复正常。

3.12 鼓胀（肝硬化失代偿期）

案1：杜某，男，56岁，退休工人，十堰市茅箭区东城开发区人。

初诊：2015年4月12日。

因“腹胀大1月余，伴腹痛2天”入院。患者于1月前无明显诱因及原因出现腹部胀大，尿少。曾在我科住院治疗，诊为“肝硬化腹水”，半月后好转出院，出院后仍予速尿片、安体舒通片利尿等治疗。近2天来病情再发加重，出现上腹及右侧中腹胀痛。就诊时尚见身目发黄，乏力，头晕，心烦，失眠，牙龈出血，双下肢轻度浮肿，大便1日1次，质硬，小便黄少，纳差，无便血、呕恶、发热等症。

既往史：患“慢性乙型肝炎”20余年。于1989年和1990年分别出现两次消化道出血，诊断为“十二指肠溃疡出血”（具体治疗不详），均有输血史。2005 年 9 月因腹胀、腹水、下肢浮肿在太和医院诊断为“肝炎肝硬化失代偿期”，住院治疗后好转出院，出院后口服“拉米夫定”抗病毒治疗，于 2007 年 2 月 15 日自行停药。2007 年 5 月 13 曾因“大量柏油样黑便”，诊断为“肝炎肝硬化并上消化道出血”，于本市某医院住院治疗 1 月余痊愈。无手术及外伤史，否认有结核病、糖尿病、高血压病史。否认食物、药物过敏史。无家族性遗传疾病。平素无烟酒嗜好。

体格检查：T 36.8℃，P 85 次 /min，R 20 次 /min，BP 112/75mmHg。测体重 52Kg，平脐腹围 94cm，尿量 560ml/d，排便 1 次 /d，排气 0 次 /d。慢性肝病面容，形体消瘦，扶入病房，精神差，反应迟钝，言语缓慢，对答尚切题，认知定向力尚可，皮肤巩膜轻度黄染，可见肝掌，无蜘蛛痣，全身浅表淋巴结无肿大，咽喉部充血，扁桃体无肿大，颈软，气管居中，胸廓无畸形，双肺呼吸音清晰，未闻及干湿性罗音，HR 84 次 /min，律齐，未闻及病理性杂音，腹部隆起，按之尚柔软，腹部可见静脉曲张，腹肌紧张（±），剑突下及右中腹压痛（+），无反跳痛。肝右肋缘下未触及，脾于左肋缘下 2cm 触及，MurPhy（+），肝区叩击痛（+），腹部移动性浊音（+），肠鸣音稍减弱，双肾区叩击痛（－），双下肢内侧皮肤压迹（+），双侧膝腱反射亢进，克氏征（－）、布氏征（－），踝阵挛（－）。舌质暗红，舌体瘦小，舌边尖有齿痕，舌下脉络怒张，苔少乏润，脉弦细而数。

实验室检查：WBC 5.5×10^9/L、RBC 2.42×10^{12}/L、HGB 83g/L、HCT 0.264L/L、PLT 53×10^9/L、L 0.131、M 0.168、N 0.75。BG：AB 型。肝功能：TBIL 57.8umol/L、DBIL 36.1umol/L、ALT 72.6U/L、AST 84.6U/L、GGT 102.9U/L、TP 57g/L、ALB 30.1g/L。GLU 6.59mmol/L。两对半：HBsAg（+）、HBsAb（－）、HBeAg（－）、HBeAb（－）、HBcAb（+），HBV-DNA $5.42E^{+4}$copies/ml。血电解质：K^+ 3.7mmol/L、Na^+ 131mmol/L、CL^- 98.4mmol/L、Ca^{2+} 2.15mmol/L、CO_2CP 31.4mmol/L。肾功能：BUN 15.5mmol/L、CREA 88.4umol/L。凝血功能：PT 17.3 秒、INR 1.42、APTT 43.7 秒、TT 14.2 秒、FIB 3.45g/L。腹水常规：淡黄清亮，李凡他试验（－），细胞总数 780×10^6/L、有核细胞 280×10^6/L、有核细胞分类：多核细胞 40%、单个核细胞 60%。腹水生化：蛋白 4.3g/L、葡萄

糖 7.96mmol/L、氯化物 107.7mmol/L、乳酸脱氢酶 38.1U/L。B 超：肝硬化，胆囊壁增厚毛糙；脾厚 5.4cm，门脉主干内径 1.5cm，脾静脉主干内径 1.3cm，腹腔大量积液。

中医诊断：鼓胀•水鼓，证属肝肾阴虚、气滞血瘀。

西医诊断：肝炎后肝硬化，乙型，活动性，肝功能失代偿期；自发性腹膜炎。

治疗措施：

1. 西医基础治疗

①肝病科常规护理，Ⅰ级护理，告病重，留陪 1 人，低蛋白饮食。记录 24 小时出入量，测体温、脉搏、血压、呼吸，每 4 小时 1 次。②护肝治疗。给予维生素 K_1 注射液 10mg、维生素 C 注射液 2.0、肌苷注射液 0.4、门冬胺酸钾镁注射液 20ml、肝脑清注射液 250ml 静脉滴注，1 次 /d。③奥美拉唑注射剂 20mg，静脉注射，12 小时 1 次，以制酸护胃，预防胃黏膜病变出血。④间断输注同型（“AB”型）新鲜血浆及人血白蛋白。⑤防治感染。头孢吡肟钠注射剂 1.0，静脉推注，12 小时 1 次。⑥利尿：安体舒通片 40mg、速尿片 20mg，口服，1 日 2 次。

2. 中医综合治疗方案

①中药汤剂拟滋养肝肾、行气化瘀、活血利水法，方选一贯煎、柴胡疏肝散、血府逐瘀汤加减出入，予配方免煎颗粒剂。处方：生地 15g、枣皮 12g、沙参 12g、枸杞 12g、枳壳 20g、香附 15g、槟榔 15g、丹皮 12g、川牛膝 20g、桃仁 12g、赤芍 20g、红花 12g、鳖甲（先下）15g、白芍 30g、茯苓皮 30g、泽泻 30g、益母草 15g、大腹皮 30g、白茅根 30g、牵牛子 12g、车前子 30g、栀子 15g。1 日 1 剂，1 次 1 包，热开水 60ml 冲泡，每日 2 次，饭后半小时偏温服。②神农消鼓舒腹膏敷脐，1 日 1 次，每次敷贴 12 小时，夜敷昼取。③中药通腹消胀液保留灌肠，每次 150ml，1 日 2 次。④水鼓灸法：选灸气海、三阴交、水分、肾俞、曲泉、神阙穴，每穴灸治 15 分钟，1 日 1 次。⑤茵栀黄注射液 30ml 加入 5% 葡萄糖 150ml 静脉滴注，1 日 1 次。

二诊：2015 年 4 月 19 日

予上述治疗 1 周，尿量明显增多，每日尿量平均 2 060ml，大便增多，日排便平均 2.6 次，质稀，平均每日排气 4.2 次。腹痛、腹胀、心烦显著减轻，胃纳增加，牙龈仍有出血。测体重47kg，平脐腹围90cm。复查B超中等量腹水。患者敷消鼓舒腹散后脐部出现潮红和轻度瘙痒，随给予皮炎平软膏局部涂搽后缓解。效不更方，继用原治疗方案，中药加旱莲草30g，1日1剂，服法同前。

三诊：2015年4月28日

患者腹痛、腹胀、心烦、双下肢浮肿基本消失，二便通利，牙龈出血减轻。测体重45.2kg、平脐腹围84cm，尿量1 700ml/d。复查血常规：WBC 3.7×10^9/L、N0.65、RBC 2.54×10^{12}/L、HGB 82g/L、PLT 49×10^9/L。肾功能、电解质正常。肝功能：TBIL 31.2umol/L、DBIL 15.9umol/L、ALT 57.6U/L、AST 55.2U/L、GGT 112U/L、TP 63g/L、ALB 35.7g/L。凝血功能：PT 15.4秒、INR 1.33、APTT 38.5秒、TT 15.8秒、FIB 2.43g/L。B超示：肝硬化，胆囊壁毛糙，脾厚5.3cm，门脉主干内径1.5cm，脾静脉主干内径1.2cm，原腹腔积液消失。治疗调整如下：①停用中西药静脉用药。②停用中药配方颗粒、水鼓灸法、神农消鼓舒腹膏贴敷及中药灌肠，改服神农软肝丸8g，口服，1日3次；神农滋肾养肝膏20g，口服，1日2次。③螺内酯片20mg，1日2次；呋塞米片20mg，口服，1日1次；诺氟沙星胶囊0.4，口服，1日2次；恩替卡韦分散片0.5，口服，1日1次。④执行鼓胀中医调养方案。

四诊：2015年5月15日

患者病情稳定，无明显不适，肝功能复查基本恢复正常。仍予4月28日治疗方案，停用螺内酯片、呋塞米片及诺氟沙星胶囊，其他用药不变继续治疗。随访半年腹水无复发，一般情况良好。

案2：吕某，女，53岁，农民，湖北省房县人。

患者于2015年6月14日因“腹部胀大伴尿少、纳差1月余，加重1周”就诊。1月前因腹部胀闷不舒在某医院诊为“肝硬化腹水”，经住院治疗20余天，出院时腹水未完全消退。近1周来病情加重，就诊时患者自觉腹部胀满，食后更甚，呃逆，腹部串气，疲倦乏力，小便黄少，大便不调，双下肢轻度浮肿。

患“慢性乙型肝炎”15年，经治未愈。无其他传染病史及长期服药史，平素无特殊嗜好，停经3年余。家族中无遗传病史。

体格检查：T 37.1℃，R 18次/min，P 82次/min，神情精神差，平脐腹围88cm，体重53.5kg，尿量610ml/d。皮肤巩膜无明显黄染，颈胸部可见少量散在蜘蛛痣，无肝掌，腹部膨隆，腹壁静脉轻度曲张，腹部无明显压痛、反跳痛，肝上界于右锁骨中线第6肋间隙，右肋缘下未触及，肝区叩击痛（+），脾于左肋缘下3cm处可触及，腹部移动性浊音（+），Murphy（+），双下肢压迹（+），神经系统未引出病理性反射。舌淡苔白，舌体胖大，边尖有齿痕，脉弦而滑。

实验室检查：TBIL 15.7umol/L、ALT 89U/L、AST 95U/L、GGT 121U/L、TP 60g/L、Alb 31.2g/L。HBV-M：HBsAg（+）、HBsAb（—）、HBeAg（—）、HBeAb（+）、HBcAb（+），HBV-DNA（—）。血常规：WBC 3.2×10^9/L、N 69%、RBC 3.58×10^{12}/L、HGB 106g/L。B超提示肝光点增多、增强，表面不光滑，门静脉直径1.6cm，腹腔可见6.8cm液性暗区。

中医诊断：鼓胀·水鼓，证属气滞湿阻型。

西医诊断：肝炎后肝硬化，乙型，肝功能失代偿期。

中医综合治疗方案：①中药汤剂拟疏肝行气、利湿消肿法。予柴胡疏肝散合胃苓汤加减。予配方免煎颗粒剂。处方：柴胡15g、白芍15g、枳壳20g、厚朴18g、香附15g、槟榔15g、炒白术12g、泽泻18g、茯苓皮30g、陈皮10g、大腹皮20g、薏苡仁30g、砂仁（后下）12g、泽兰15g、车前子30g。1日1剂，1次1包，热开水60ml冲服，每日2次。②神农软肝丸8g，口服，1日3次。③神农消鼓舒腹散敷脐，1日1次，每次12小时，夜敷昼取。④护肝降酶胶囊2粒，口服，1日3次。另给予西医内科常规治疗，包括护肝、利尿、补充人血白蛋白、输注新鲜血浆、对症治疗等。配合鼓胀中医调养方案。

二诊：2015年6月21日

经治疗1周，腹水显著消退，尿量明显增多，腹胀减轻，双下肢浮肿消退，精神好转，胃纳增加，测腹围81cm，体重49.7kg、尿量1 800ml/d。仍以原治疗方案不变续进。

三诊：2015年6月28日

经继续治疗1周，腹胀诸症消失，精神、饮食较好。B超复查原腹腔液性暗区消失，肝功能基本恢复正常，临床治愈。嘱坚持服用本科自制神农软肝丸8g，1日3次，注意饮食、起居、精神调养，定期复查肝功能、B超。不适随诊。

按语： 鼓胀是一种常见的慢性难治性疾病。中医素有“风”、“痨”、“鼓”、“膈”四大顽症之说。本病症情复杂，并发症多，预后差。现代医学“肝硬化腹水”属本病范畴。雷陵主任医师治疗本病，一方面不断优化中药辨证系列方药，另一方面大力挖掘整理传统中医廉效的特色疗法，创立了中医多途径治疗肝硬化腹水的综合疗法，显著提高了临床疗效。上述所举验案，案1中医辨证属肝肾阴虚、气滞血瘀证，西医诊断为乙型活动性失代偿期肝硬化伴有自发性细菌性腹膜炎。是以在西医内科基础治疗同时配合中医辨证复方免煎颗粒中药、神农消鼓舒腹膏敷脐、中药通腹消胀液保留灌肠、水鼓灸法及茵栀黄注射液静脉输注，经治疗后病情逐渐好转，共治疗近1月，腹水诸症消失，各项理化指标改善。案2为气滞湿阻型肝硬化腹水患者，病情相对单纯。因此，中药选用柴胡疏肝散合胃苓汤加减，予配方免煎颗粒剂内服，并配合神农软肝丸活血化瘀、软坚散结，护肝降酶胶囊保肝降酶，外用神农消鼓舒腹散敷脐消胀除满。如此内外兼治2周余，临床痊愈。近5年来，雷陵主任医师应用该多途径综合治疗方案治疗肝硬化腹水300余例，总有效率达90%以上，取得满意效果。

3.13 肝癌（原发性肝细胞癌）

案：詹某，男，45岁，农民，湖北省十堰市武当山特区人。

患“慢性乙型肝炎”20余年，病情反复发作，迁延不愈。于2014年10月17日病情再发加重，经检查确诊为“慢性乙型肝炎，原发性肝细胞癌”。遂在某医院行介入治疗，手术顺利。2014年11月15日因高热不退、乏力、纳差而转入湖北省十堰市中医医院治疗。

既往无其他特殊病史，平素喜食辛辣油腻之物，有烟酒嗜好，家族成员中有“肝硬化”、“肝癌”病史。

体格检查：T 39.3℃，R 22 次 /min，P 88 次 /min。神清精神差，形体消瘦，巩膜及皮肤轻度黄染，心肺（—），肝上界于右锁骨中线 6 肋间，于右肋缘下 3cm、剑突下 5.5cm 处可触及，质硬，触痛（+），肝区叩击痛（+），脾未触及，腹水征（—），双下肢压迹（—），舌质暗红，苔黄厚，脉弦滑。

实验室检查：血清总胆红素 36.1umol/L、丙氨酸氨基转移酶 76U/L、天门冬氨酸氨基转移酶 97U/L、γ- 谷氨酰转肽酶 315.2U/L、血清总蛋白 65.2g/L、白蛋白 32.8g/L。白细胞 10.9×10^9/L、红细胞 4.5×10^{12}/L、血红蛋白 123g/L、血小板 112×10^9/L、中性粒细胞 68%。血钾 2.25mmol/L、钠 134.6mmol/L、钙 2.5mmol/L。尿素氮 4.96mmol/L、血肌酐 86.3umol/L、二氧化碳结合力 24mmol/L。血糖 5.68mmol/L。AFP145IU/ml。B 超示肝右叶多发性实性占位（呈肝癌介入术后改变），门静脉癌栓。肝硬化，门脉高压。胆囊壁水肿。脾厚 4.7cm。

中医诊断：肝癌，证属肝热血瘀型。

西医诊断：慢性乙型肝炎，肝硬化，原发性肝癌（Ⅲ a 期）

中医综合治疗方案：①予中药清肝凉血、解毒祛瘀之法。予龙胆泻肝汤合下瘀血汤加减。处方：茵陈 30g、栀子 12g、大黄（后下）6g、青蒿 25g、黄芩 15g、厚朴 15g、水红花子 10g、半枝莲 18g、水牛角 20g、桃仁 10g、红花 10g、全瓜蒌 15g、柴胡 12g、三棱 10g、莪术 10g、延胡索 25g、地骨皮 15g、知母 15g、秦艽 15g、白花蛇舌草 30g。1 日 1 剂，水煎取汁 200ml，口服，1 日 3 次，饭后半小时偏凉服。②神农化瘤克癌膏肝区贴敷，1 日 1 次，每次 12 小时，夜敷昼取。③茵栀黄注射液 30ml、艾迪注射液 40mg 分别加入 10% 葡萄糖 250ml 静脉滴注，1 日 1 次。配合西医一般支持、对症疗法。执行肿瘤中医调养方案。

二诊：2014 年 11 月 23 日

经上述治疗一周，患者发热明显减轻，日最高体温降至 38.5℃，精神好转，胃纳增加，肝区不适减轻。“效不更方”，继用原法治疗。

三诊：2014 年 12 月 1 日

发热消失，精神、饮食较好。嘱出院后改服消癌平 5 片，1 日 3 次；软肝丸 8g，口服，1 日 3 次；神农化瘤克癌膏肝区贴敷，1 日 1 次，每次贴敷 12 小时，夜敷昼取。注意饮食、起居调养，不适随诊。

按语： 原发性肝癌是一种恶性肿瘤，其发病率较高，病情进展迅速，愈后差。本病属祖国医学“积聚”、“症瘕”、“鼓胀”和“黄疸”等范畴，现代中医称之为“肝癌病”。其主要病因病机为情志郁结，疏泄失职，气机不利，气滞血瘀；或饮食失调，损伤脾胃，脾虚则饮食不能化生精微而变为痰浊，痰凝气滞，血脉淤阻，以致痰瘀互结；或外感湿热等六淫之邪流注经脉，聚于脏腑，阻碍气机，壅滞肝络；或热毒壅郁肝胆，日久耗气伤阴，导致气阴两虚，邪毒盘踞，气血交阻。其病位在肝，与胆、脾胃、肾密切相关。病机重心是脏腑气血亏虚，气、血、湿、热、痰、瘀、毒互结。

目前，现代医学治疗本病多采用外科手术、消融、化疗、放疗等措施，其中外科手术是肝癌的首选治疗方法，对早期癌体在 5cm 以下的单个肿瘤效果较好，但一般确诊为肝癌的患者大部分已达到中晚期，往往失去了手术机会，据统计仅约 20% 患者适合手术。消融、化疗、放疗虽有一定疗效，但其毒副作用明显，患者痛苦大，容易加重肝细胞损伤，进一步降低机体免疫功能，从而影响患者生活质量，缩短生存时间。有鉴于此，近年来，雷陵主任医师治疗本病充分突出中医特色，发挥中医药优势，遵循“整体观念”、“辨证施治”的原则，根据临床表现，将本病分为肝郁脾虚、肝胆湿热、肝热血瘀、脾虚湿困、肝肾阴虚五型，分别选用逍遥散合四君子汤、茵陈蒿汤、龙胆泻肝汤合下瘀血汤、四君子汤合五皮饮以及一贯煎为基础方，并按照辨证与辨病相结合的方法，随证灵活加减治疗，如此采用复方中药汤剂整体调控以改善患者脏腑气血功能状态、调节内环境平衡、增强机体抗病能力和抗肿瘤免疫功能。神农化瘤克癌膏是雷陵主任医师根据自己多年临床实践经验研制的中药巴布制剂，该制剂主要选用具有疏肝行气、活血化痰、攻毒抗癌、祛瘀止痛作用的中草药加工配制而成，方中以八月扎、川楝子、姜黄、丹参、川芎、莪术疏肝理气，活血化瘀；白芷、川椒、天南星、白芥子温通经络，化痰散结；乳香、没药、玄胡行气散瘀，通经止痛；鳖甲、生牡蛎软坚散结；蟾酥、蜂房、守宫、斑蝥、马钱子攻毒抗癌，消肿止痛；猫爪草、半枝莲清热解毒，消肿散结。此膏药通过局部治疗可疏通气血、消散积块，缓解疼痛。经临床多年观察表明，本中医内服外敷结合为主的综合疗法，多途径用药，标本兼治，能显著改善症状、提高生存质量、延长带瘤生存时间。此外，雷陵主任医师应用神农化瘤克癌膏肝区贴敷常依据中医子午流注学说，采取夜敷昼取方法，取其夜晚丑时、子时肝胆经气旺盛，气血充盈，适时用药有利于药效发挥，同时间歇性给药可减少对皮肤损伤，便于长期治疗。本例患者，中医辨证属肝热血瘀证，故予清肝凉血、解毒祛瘀之龙胆泻肝汤合下瘀血汤加减内服，外用神农化瘤克癌膏肝区贴敷，并伍用茵栀黄注射液、艾迪注射液静脉滴注，经治疗半月发热诸症消失。后经坚持服用中药制剂消癌平片、软肝丸及贴敷化瘤克癌膏观察治疗 1 年余，患者除肿瘤有所增大外，其他无特殊不适，生存质量良好。该疗法简便易行，安全无毒副反应，医疗费用低，患者乐于接受。

3.14 急黄（肝衰竭）

案：孟某，男，39 岁，农民，湖北省竹溪县人。

患者 2013 年 5 月 20 日因劳累出现身目发黄、尿黄伴乏力、恶心呕吐、纳差 10 天而赴当地某医院就诊。入院时查肝功能：TBil 171.2umol/L、ALT 3732U/L、AST 2391U/L。HBV-M：HBsAg（+）、HBsAb（－）、HBeAg（+）、HBeAb（－）、HBcAb（+）。住院治疗 1 周后，因病情有增无减遂于 5 月 27 日转入湖北省十堰市中医医院。

既往有“慢性乙型肝炎”病史 10 年余，病情反复发作，迄今未愈。平素无特殊嗜好，不抽烟饮酒。家族中无传染及遗传病史。

体格检查：T 37.2℃，R 20 次 /min，P 83 次 /min。神清，精神差，急性重病面容，巩膜及皮肤重度黄染，无肝掌蜘蛛痣，心肺（—），肝上界于右锁骨中线第六肋间，右肋缘下未触及，脾未触及，腹平软，无压痛，腹部移动性浊音（—），双下肢压迹（—），舌质红，苔黄腻，脉弦滑而数。

实验室检查：TBIL 235.7umol/L、ALT 1245.8U/L、AST 1276.8U/L、GGT 159.3U/L、血清总蛋白 59.2g/L、白蛋白 34.7g/L、球蛋白 24.5g/L；HBV-DNA 2.24×10^{7}Copies/ml。血钾$^{+}$3.6mmol/L、钠$^{+}$135.3mmol/L、氯 CL^{-} 106.8mmol/L、钙$^{2+}$2.5mmol/L。尿素氮 5.7mmol/L、血肌酐 90.2umol/L、二氧化碳结合力 28.2mmol/L。血糖 5.1mmol/L。白细胞 10.1×10^{9}/L、红细胞 3.56×10^{12}/L、血红蛋白 121g/L、血小板 14×10^{9}/L、中性粒细胞 81%。血型：O，Rhd 阳性。PT-SEC17.2 秒、PT-INR1.62、APTT45.7 秒、TT16.3 秒。B 超提示肝实质回声不均，胆囊肿大，胆囊壁毛糙，脾脏厚度 4.4cm，腹部无液性暗区。

中医诊断：急黄，证属肝胆湿热。

西医诊断：病毒性肝炎，慢性，乙型；慢加急性（亚急性）肝衰竭（早期）。

中西医综合治疗方案：①中药汤剂拟清热利湿解毒、活血利胆退黄法。予茵陈蒿汤合甘露消毒丹加减。处方：茵陈 50g、栀子 12g、制大黄 9g（后下）、滑石 25g、黄芩 9g、竹茹 12g、石菖蒲 9g（后下）、藿香 9g（后下）、车前草 15g、金钱草 15g、田基黄 30g、白花蛇舌草 25g、薏苡仁 30g、焦三仙各 10g、茯苓 15g、丹皮 12g。水煎服，1 日 1 剂，每次 200ml，1 日 3 次，饭后偏凉服。②神农肝康合剂 30ml，口服，1 日 3 次。③神农退黄膏穴位贴敷。具体用法：取神阙、肝俞、胆俞穴，每穴用中药退黄药粉 5g，以凡士林调匀成膏贴敷，1 日 1 次，每次贴敷 12 小时，夜敷昼取。④茵栀黄注射液 40ml 加入 10% 葡萄糖 250ml 静脉滴注，1 日 1 次。⑤配合西医护肝、支持、防治感染、抗病毒及对症治疗，具体用药包括甘草酸二胺、人血白蛋白、新鲜血浆、维生素 C、维生素 K_1、ATP、头孢他啶、替比夫定等。

二诊：2013 年 6 月 5 日

经上述治疗 1 周，患者恶心呕吐明显缓解，饮食、精神好转。唯自觉上腹部胀满不适，舌质红，苔黄腻，脉弦滑。仍以前法治疗，中药原方加枳壳 15g、厚朴 20g 以行气消胀。其他治疗同前。

三诊：2013 年 6 月 12 日

经治疗 2 周，患者精神明显好转，食欲大增，黄疸减轻，舌质淡红，苔白腻，舌中及舌苔根部微黄，脉弦滑。复查肝功能：Tbil 189.2umol/L、ALT 327.3U/L、AST 553.2U/L、GGT 161.8U/L、血清总蛋白 62.5g/L、白蛋白 36.4g/L。白细胞 52×10^9/L、红细胞 3.72×10^{12}/L、血红蛋白 119g/L、血小板 12×10^9/L、中性粒细胞 0.57。PT 15 秒 /min，INR 1.27。中药原方去栀子、大黄、焦三仙、藿香，加白术 15g、砂仁（后下）12g。继续治疗。

四诊：2013 年 6 月 29 日

患者经住院治疗 1 月余，现黄疸基本消退，症状消失，饮食、精神良好，复查肝功能基本恢复正常，临床痊愈出院。

按语：肝衰竭是以肝细胞大量坏死为病理特征的急危重症肝病，病情凶险，病死率高，预后极差。本病属于中医“急黄”、“瘟黄”范畴。病因病机系外感湿热疫毒，邪气内侵，气血壅滞，以致湿热瘀血互结，胆汁郁积外溢而成。该患者雷陵主任医师辨证为“肝胆湿热证”，故拟予清热利湿解毒、活血利胆退黄法，方投茵陈蒿汤合甘露消毒丹加减，同时配合自制神农肝康合剂口服及神农退黄膏穴位贴敷、茵栀黄注射液静脉滴注治疗，其中神农肝康合剂是根据祖国医学“湿热发黄”、“疫疠发黄”、“热毒发黄”、“瘀血发黄”病因病机学说，以“清利湿热、活血解毒、利胆退黄”为治则，筛选茵陈、虎杖、丹参、生大黄、金钱草、郁金、垂盆草、绞股蓝等中草药组成，经科学加工研制而成的中药制剂，具有抗病毒、降低血清胆红素、恢复肝功能等作用；神农退黄膏由茵陈、栀子、郁金等组成，功能清热、利湿、退黄，具有一定退黄作用，使用方便，安全无明显不良反应。经上述中医综合措施配合西医一般护肝、支持、防治感染、抗病毒及对症治疗月余，取得了满意效果。近 5 年来，雷陵主任医师对近百例肝衰竭患者观察治疗表明，应用该治疗方案临床治愈率达到 80% 以上。

3.15 呕[吐]血（肝硬化并上消化道出血）

案：张某某，女性，57岁，农民，湖北省郧阳区人。

患者于2014年1月28日11时因呕血、便血1天急诊入院。家人代诉2014年1月27日上午无明显诱因突然出现呕血，继而便血，截止入院时失血量约1800ml。入院时症见恶心，心悸，头晕，乏力，汗出、肢冷。

既往有“乙肝肝硬化”病史10余年，病情反复发作，至今未愈。无其他病史，平素无特殊嗜好。家族中有“乙肝肝硬化”病史。

体格检查：体温36.5℃，脉搏110次/min，呼吸25次/min，血压65/30mmHg。意识模糊，重度贫血貌，面色苍白，皮肤湿冷，心率105次/min，律齐无病理性杂音，双肺（－），肝上界于右锁骨中线6肋间，右肋缘下未触及，脾左肋下2cm可触及，质中，腹平软，无压痛及反跳痛，肠鸣音6次/min，双下肢压迹（＋），舌质淡白，苔黄腻，脉弦细数无力。

实验室检查：WBC 4.4×10^9/L、RBC 2.56×10^{12}/L、HGB 78g/L、PLT 27×10^9/L、L 0.281、M 0.097、N 0.481。K^+ 4.29mmol/L、Na^+ 131.1mmol/L、CL^- 101.1mmol/L、Ca^{2+} 2.21mmol/L。BUN 7.71mmol/L、CREA 77.3umol/L、UA 116.8umol/L、CO_2CP 19.6mmol/L。AFP 3.5IU/ml。TBIL 30.3umol/L、DBIL 15.7umol/L、ALT 71.7U/L、AST 85.7U/L、GGT 54.6U/L、TP 68.9g/L、Alb 43.4g/L。抗HCV IgG，（－），HBV-DNA ＜ 5.00E2copies/ml。B超检查符合肝硬化声像图改变，腹腔未探及液性暗区。

中医诊断：血证•呕[吐]血，厥脱。

西医诊断：乙肝肝硬化失代偿期并上消化道出血；失血性休克。

中西医结合抢救方案：①特级护理，告病危，低流量持续吸氧，心电监护。②西医处理：林格氏液1 000ml及706代血浆500ml，快速静脉滴注以补充血容量；垂体后叶素10～20u加入10%葡萄糖注射液20～40ml，静脉滴注，继以0.2～0.4u/min持续静脉滴注；止血敏注射液0.5g，静脉滴注，1日1次。止血芳酸注射液400mg，静脉滴注，1日1次；奥美拉唑注射剂40mg，静脉滴注或静脉滴注，1日2次；去甲肾上腺素8mg加入生理盐水100ml冰冻至3～4℃，

1次30ml，胃内灌注，2h重复1次；维生素K120mg，静脉滴注，1日2次。同时予肌苷注射液0.4、门冬门冬氨酸钾镁10ml、硫普罗宁0.2支持护肝治疗。间断输入浓缩红细胞。③中医治疗：生脉注射液100ml加入10葡萄糖注射液250ml静脉滴注；自制神农止血散（三七、白芨、生大黄各等份）3g，兑入冰盐水（3～4℃）20ml中搅匀灌服，1日4次。

治疗经过及转归：经抢救8小时，患者出血基本停止，血压回升并稳定在＞90/65～80mmHg。神志清楚，面色转红，末梢皮肤转温，肠鸣音减弱。继续治疗至2014年2月1日出血完全停止，大便转为黄色，精神明显好转，已能进食少量软食。随继续予以血止后巩固治疗及善后处理。2周后痊愈出院。

按语：上消化出血是慢性肝病最常见的严重并发症，尤其肝硬化门静脉高压所致者，出血量大，病势凶猛，死亡率高，如不及时抢救，可迅速导致患者死亡。西医治疗本病，常采用进口高档止血剂、大量输注鲜血或以三腔双囊管压迫止血、内窥镜直视下手术止血等，虽可获得较好的临床疗效，但费用昂贵，病人痛苦大，复发率高。雷陵主任医师充分发挥中医特色优势，挖掘祖国医学宝藏，运用“肝藏血、主疏泄”、“脾统血”、“心主血”、“气血相关”及“瘀血学说”等基本理论指导临床综合救治，并自行研制了具有活血、化瘀、止血、通腹作用的内服中药制剂～神农止血散。临床应用此法配合西医一般止血、支持、对症疗法。经多年临床观察，止血成功率达90%，医疗费用低，患者容易接受，减少或避免了再出血及肝性脑病等并发症发生。

3.16 肝厥（肝性脑病）

案：刘某，男，42岁，工人，湖北省十堰市茅箭区人

2013年3月4日23点45分因神志不清1小时急诊入院。既往有“慢性乙型肝炎”病史10余年。2009年4月曾突发昏迷在某医院确诊为“乙肝肝硬化，肝功能失代偿期并肝性脑病”，经治疗半月，痊愈出院。其后半年内又发生2次昏迷，均经抢救痊愈。本次入院前2天，患者出现精神恍惚，食欲不振，烦躁失眠，双下肢无力，牙龈出血，小便量少而黄，大便秘结。于入院前1小时出现神志不清，呼之不应。

体格检查：体温36.3℃，脉搏101次/min，呼吸14次/min，血压110/70mmHg。慢性肝病面容，深昏迷，肢体强直，肌肉颤动，皮肤及巩膜重度黄染，可见肝掌，腹部隆起，移动性浊音（+），双下肢压迹（++），瞳孔散大，对光反射消失，压眶反射消失，双侧膝腱反射未引出，巴氏征、克氏征、布氏征均阴性，肌张力增强。舌质暗红，苔黄厚腻，脉沉弦滑而数。

实验室检查：白细胞7.2×10^9/L、血红蛋白97g/L、血小板18×10^9/L。血清总胆红素105.6umol/L、丙氨酸氨基转移酶45.7U/L、天门冬氨酸氨基转移酶101.3U/L、Y-谷氨酰转肽酶22.8U/L、血清总蛋白57.8g/L、白蛋白27.6g/L。肾功能及电解质正常；血糖10.44mmol/L。甲胎蛋白8.2IU/ml。HBsAg阳性、HBeAb阳性、HBcAb阳性。B超示肝硬化腹水（中、大量），肝右叶异常回声（占位待排），胆囊炎，胆囊结石，脾脏增大。胸透示双下肺感染性病变。

中医诊断：鼓胀，肝厥。证属湿阻血瘀、痰浊蒙窍。

西医诊断：肝炎肝硬化，乙型，活动性；肝功能失代偿期并肝性脑病Ⅳ期；肺部感染；肝源性糖尿病。

中西医综合救治方案：入院后急予内科综合治疗，包括告病危，特护，持续心率、血压、血氧、呼吸监护，记录24小时出入量。给予降低颅内压、降血氨、抗感染、护肝、静脉滴注人血白蛋白等治疗。具体用药：20%甘露醇注射液125ml，快速静脉滴注，8小时1次，以降低颅内压；谷氨酸钠注射液11.5g、精氨酸注射液10g加入生理盐水250ml中静脉滴注以降低血氨；肝脑清注射液250ml静脉滴注，1日2次，纠正氨基酸代谢失衡；头孢噻钠注射剂2g静脉滴注，1日2次；维生素K注射液110mg、维生素C注射液2.0、肌苷注射液0.4、门冬氨酸钾镁注射液20ml、硫普罗宁注射液0.2静脉滴注护肝；给予胰岛素（8u/d）降糖。通过上述疗法抢救18小时，病情无明显好转，仍昏迷不醒。鉴于病情危笃，经会诊后，在原治疗基础上，加用中医药疗法进一步强化治疗。①中药保留灌肠，处方：半夏15g、菖蒲后下10g、郁金15g、生大黄后下15g、丹参20g、桃仁20g、益母草20g、枳壳20g、六月雪15g、竹茹12g、全瓜篓15可、厚朴20g、白术12g、白蔻后下10g、乌梅15g、金钱草30g。水煎取汁150ml，高位保留灌肠。1日2次。②至宝丹3g，温化，胃内灌注，1日4次。③醒脑静脉滴注射液40ml加入生理盐水150ml静脉滴注，1日1次。

治疗经过及转归：经治疗10小时后，患者排出约300ml稀便，其后神志逐渐苏醒，至2013年3月6日上午患者神志完全苏醒，答问切题，四肢可自由活动，大小便通畅，已能进少量半流质饮食。继续治疗于2013年3月11日复查血液分析：白细胞1.42×10^9/L、血红蛋白74g/L、血小板22×10^9/L。总胆红素98.2umol/L、丙氨酸氨基转移酶38.7U/L、天门冬氨酸氨基转移酶52.6U/L、Y-谷氨酰转肽酶23.2U/L、白蛋白26g/L。肾功能及电解质正常。患者共住院21天，昏迷未在复发。于2013年3月25日临床痊愈出院。

按语：肝性脑病又称“肝昏迷”，是急慢性肝病尤其是失代偿性肝硬化最严重并发症之一，临床表现为神志变化、嗜睡、谵妄、幻觉、语言结构错乱、性格反常及扑翼样震颤，直至昏迷，最终导致呼吸循环衰竭死亡。本病在祖国医学中无确切对应病名，根据临床表现和发病特点，可归属“昏迷”、“神昏”、“谵妄”、“郁冒”等范畴，现代称之为“肝厥病”，本病病因为感受湿热外邪或饮食不节或染蛊惑疫病等，由于病程迁延日久不愈，而致气血亏虚，阴阳失调，气机逆乱，从而造成阴竭阳脱，邪扰心营，瘀热痰湿蒙闭心窍。该病病位在肝、脑，与肝、肾、脑、脾、胃等脏腑有关。其病情危重，邪实正虚，预后甚差，如不能及时采取有效救治措施，患者往往难以转危为安。近几年来，雷陵主任医师在应用西医常规治疗基础上，研究出3种具有中医特色的治疗方法：一是根据中医“疫毒”学说，以清热利湿通腹、活血解毒醒脑为治则，选用生大黄10g、蒲公英20g、黄连10g、枳壳15g、六月雪15g等配制成中药复方“排毒醒脑液”灌肠。二是选用具有确切疗效的传统中药开窍醒脑制剂—安宫牛黄丸、紫雪丹、新雪丹、至宝丹口服或鼻饲治疗。三是采用现代中药制剂醒脑静、清开灵注射液静脉滴注以发挥快速解毒醒脑作用。5 年来，雷陵主任医师应用此方案共治疗肝性脑病 80 余例，抢救成功率达 95% 以上。本案患者为罕见的重症肝性脑病患者，经西医内科常规治疗效果欠佳，遂加用具有祛湿活血、通腹泄浊、豁痰开窍的中药复方煎剂保留灌肠及至宝丹口服，并以醒脑净注射液静脉滴注，收到满意疗效。

3.17　癃闭（肝肾综合征）

案：王某，男，55 岁，农民，湖北省丹江口市人。

因腹部胀大 6 月，加重 10 天，于 2014 年 10 月 15 日雷陵主任医师诊室就诊。于 6 月前出现腹胀大，进行性加重，双下肢水肿，在某医院诊为“肝硬化失代偿期”，住院治疗 20 余天，腹水消退出院。入院前 10 天，因饮食不节加之劳累而腹胀再发加重，并见乏力，纳差，口干苦，齿衄，右胁胀闷，双下肢浮肿，尿少色黄，每日尿量 600 ～ 800ml，大便秘结。

既往有“慢性乙型肝炎”10 年余，平素喜食辛辣刺激食物，抽烟不饮酒。家族中无传染及遗传病史。

体格检查：体温 36.8℃，脉搏 88 次 /min，呼吸 21 次 /min，血压 100/65mmHg。神情精神差，皮肤、巩膜轻度黄染，面颊部可见少许蜘蛛痣，心肺（－），肝上界 6 肋间，右肋缘下未触及，脾在左肋下 4cm 处可触及，腹部膨隆，全腹轻微压痛，移动性浊音（＋＋），双下肢压迹（＋）。舌质红，苔黄腻，脉弦滑而数。

实验室检查：白细胞 11.5×10^9/L、红细胞 2.16×10^{12}/L、血红蛋白 74g/L、血小板 79×10^9/L、中性粒细胞 0.84。血型：AB，Rhd 阳性。血清总胆红素 55.8umol/L、丙氨酸氨基转移酶 45.8U/L、天门冬氨酸氨基转移酶 66.7U/L、γ- 谷氨酰转肽酶 57.5U/L、血清总蛋白 58.4g/L、白蛋白 29.5g/L。血钾 5.46mmol/L、血钠 135.3mmol/L、血氯 96.8mmol/L、血钙 2.32mmol/L。尿素氮 17.97mmol/L、

血肌酐 310.4umol/L、二氧化碳结合力 28.1mmol/L。血糖 6.15mmol/L。腹水检查：渗出液，有形核白细胞数 0、45×10^6/L。B 超示肝硬化，大量腹水，脾大。

中医诊断：鼓胀，癃闭。证属湿热蕴结、气滞血瘀、水毒结聚。

西医诊断：乙肝肝硬化，失代偿期；肝肾综合征；自发性细菌性腹膜炎；电解质紊乱。

中西医综合治疗方案：西医基础治疗包括告病危，特级护理，持续心电监护，吸氧，绝对卧床休息，记录 24 小时出入量，每日测体重 1 次。静脉滴注肌苷、硫普罗宁、门冬氨酸钾镁、三磷酸腺苷、维生素 K_1、维生素 C 等护肝支持治疗；予多巴胺、速尿、安体舒通以扩管利尿；用奥美拉唑保护胃黏膜、头孢噻肟钠抗感染；输注新鲜 AB 型血浆及人血白蛋白提高血浆胶体渗透压；行腹水超滤浓缩回输以减轻腹水及维持电解质平衡。在此基础上，给予中医综合治疗措施。①神农消鼓舒腹散敷脐，1 日 1 次，每次 12 小时，夜敷昼取。②中药保留灌肠。处方：蒲公英 30g、栀子 15g、枳壳 20g，生大黄（后下）12g、厚朴 20g、二丑 10g、金银花 20g、连翘 15g、六月雪 15g、穿心莲 18g、大腹皮 15g、丹皮 12g、三棱 12g、丹参 15g、滑石 18g、车前子 20g。水煎取汁 150ml，保留灌肠，1 日 2 次。③中药温肾通络方（含附子、桂枝、川牛膝、泽泻、白芍、益母草、霪羊藿、白术、桃仁、红花、槟榔、茯苓皮。各等份共研细末）双侧肾区外敷加电磁波照射。具体用法：取上药 30g，以凡士宁调成膏剂，双侧肾区外敷，每次 12 小时，敷后用电磁波双侧肾区各照射 30 分钟，1 日 1 次。④丹参注射液 30ml 加入 10% 葡萄糖 250ml 静脉滴注，1 日 1 次。

二诊：2014 年 10 月 22 日

经上述治疗 1 周，腹胀减轻，双下肢浮肿消失，每日尿量增至 1 000 ～ 1 500ml，腹水明显消退，精神好转，胃纳增加。查肾功能：尿素氮 12.4mmol/L、血肌酐 182.1umol/L；血钾 4.2mmol/L、血钠 132mmol/L、血氯 92.3mmol/L。继原治疗方案不变。

三诊：2014 年 11 月 2 日

经继续治疗 10 天，腹水继有消退，腹胀进一步好转，B 超复查中等量腹水，复查尿素氮 6.35mmol/L、血肌酐 105.24umol/L，其他理化指标亦明显改善。患者病情好转出院。

按语： 肝肾综合征为各种急慢性肝病终末阶段，是在严重肝损害基础上所导致的功能性肾衰竭，是肝病最危重并发症之一，病情进展迅速，死亡率极高。目前现代医学尚无特殊治疗措施，一经确诊患者多在 2 周内死亡。本病属于中医“癃闭”范畴。其病因病机为感受湿热外邪或饮食不节或染蛊惑疫毒等，由于病程迁延日久不愈，而致瘀热痰湿交阻，阴阳失调，从而造成肾气亏耗、气血壅滞、水道闭阻。其病起于肝，病位在肾、膀胱，与脾、胃等脏腑密切相关。病性为邪实正虚，虚实错杂。该病例中医辨证为“湿热蕴结、气滞血瘀、水毒结聚”。故在采用西医基础疗法同时，配合具有峻下逐水、行气活血、利尿消肿作用的神农消鼓舒腹散敷脐治疗，并以清热利湿通腹、行气活血利水中药复方煎剂保留灌肠，更予温肾助阳、活血化瘀、行气利水中药肾区外敷加电磁波照射以及活血化瘀之丹参注射液静脉滴注。如此相合，达到了改善肾脏血流量、提高肾小球滤过率、保护肾功能、恢复肾脏正常排泌功能及促进水钠排泄之目的，使患者转危为安。近 5 年来，雷陵主任医师运用该疗法治疗数例肝肾综合征患者，疗效明显优于单纯西医常规疗法，能有效改善症状，提高生活质量，延长生存时间。

3.18　厥脱（失代偿期肝硬化并发多脏器功能衰竭）

案：黄某，男性，55 岁，农民，十堰竹溪县人。

患者 2012 年 11 月 23 日因“腹胀 1 周，畏寒、发热 3 天，呃逆 1 天”就诊。自诉 1 周前无明显原因及诱因出现腹胀，3 天因不慎受凉又现畏寒、发热，日最高体温达 40℃，偶有咳嗽，咳少量白黏痰，近日来腹胀逐渐加重，食后胀甚，伴有呃逆，尿少，双下肢浮肿。

既往患“慢性乙型肝炎”10 年余。2007 年 5 月在某医院确诊为“乙肝肝硬化”。

2010年9月10日曾因肝功能失代偿出现腹水来湖北省十堰市中医医院住院治疗月余，好转出院。无其他特殊病史。

体格检查：体温38.0℃，脉搏96次/min，呼吸24次/min，血压80/55mmHg。神志模糊，答非所问，皮肤巩膜明显黄染，双肺呼吸音粗糙，可闻及湿性啰音，心率95次/min，律齐无杂音，腹隆起，移动性浊音（+），全腹压痛（+）、无反跳痛，Murphy（+），双下肢压迹（+），扑翼样振颤（+），巴宾斯基征（+）。舌质暗红，苔黄厚而干，脉弦细而数。

实验室检查：白细胞计数16.8×10^9/L、红细胞2.96×10^{12}/L、血红蛋白100g/L、血小板28×10^9/L、中性粒细胞0.98。ABO血型："O"型，RHD阳性。血清总胆红素127.4umol/L、谷丙转氨酶26.1U/L、谷草转氨酶56.7U/L、Y-谷氨酸转肽酶142.5U/L、血清总蛋白50.6g/L、白蛋白23.2g/L、球蛋白27.4g/L。尿素氮17.21mmol/L、血肌酐245.8umol/L、二氧化碳结合力22.6mmol/L。血钾3.1mmol/L、血钠120.2mmol/L、血氯89.1mmol/L、血钙2.63mmol/L。凝血酶原时间31.2秒。X线胸部透视：①右侧少量胸腔积液。②右下肺盘状肺不张或感染。B超提示肝硬化，胆囊壁增厚，腹腔中等量腹水。

中医诊断：①鼓胀，厥脱。证属热毒炽盛、瘀毒阻络、津亏气脱。②感冒，证属表寒里热证。

西医诊断：①乙肝肝硬化失代偿期；自发性细菌性腹膜炎；感染性休克；肝性脑病；电解质紊乱。②急性上呼吸道感染。

中西医结合治疗方案：入院后告病危，特护，持续心电监护；输注生理盐水、血浆、人血白蛋白及多巴胺扩容、升压；给予头孢吡肟、加替沙星抗感染；静脉滴注维生素C、肌苷、ATP、辅酶A、维生素K_1、门冬氨酸钾镁、还原型谷胱甘肽、促肝细胞生长素护肝及促肝细胞再生；静脉滴注肝脑清、谷氨酸钠、精氨酸纠正肝性脑病；纠正电解质紊乱。同时给予：①中药排毒醒脑液150ml保留灌肠，一日2次。②安宫牛黄丸1粒，温水融化后胃内灌服，一日4次。③生脉注射液100ml加入5%葡萄糖氯化钠注射液150ml，静脉滴注。

治疗经过与转归：经上述治疗1天后，体温下降，患者血压回升，神志渐清。继续治疗3天时，体温恢复正常，血压稳定，神志清楚，精神尚可，神经系统病理反射消失，尿量增加。复查血液分析：白细胞计数降至 $8.08\times10^9/L$、中性粒细胞0.71。肝功能：血清总胆红素103.4umol/L、谷丙转氨酶35.5U/L、谷草转氨酶54.1U/L、白蛋白29.8g/L。凝血酶原时间降至23.8秒。肾功能：尿素氮9.96mmol/L、血肌酐167.2umol/L、二氧化碳结合力25.5mmol/L。血电解质均恢复正常。其后根据病情调整中西医治疗方案，共住院治疗19天，出院时患者除腹水未完全消失、肝功能尚有轻度异常外，其他一般情况较好。

按语：多脏器功能衰竭是在严重感染、创伤、休克、严重代谢障碍等原发病基础上发生的一种多系统或脏器损伤综合征。当这些原发病发生后，有一部分病人会在24小时左右时间内同时或序贯地出现两个或两个以上系统或器官功能不全或衰竭。该病往往有重要器官慢性病史，多起病急，进展快，病情复杂、变化快，病情危重，死亡率高。本案患者在失代偿期肝硬化基础上，由于并发严重感染，以致相继出现循环衰竭、肾功衰及脑损伤、电解质紊乱，同时引发肝细胞严重损害，如得不到有效救治，可迅速导致死亡。患者急诊入院后，在雷陵主任医师指导下，我们充分发挥中西医结合优势，以西医治疗为基础，突出中医特色疗法，通过及时有效救治，病情转危为安，取得满意疗效。

3.19 腹痛（自发性细菌性腹膜炎）

案：乐某，男性，41岁，工人，湖北省十堰市白浪开发区人。

患者2015年9月20日因发热、腹痛、腹胀1周入院。自诉1周前无明显诱因出现发热、腹胀，呈进行性加重，食后腹胀更甚，伴有右胁胀痛不适，腹泻，恶心厌油，倦怠乏力，口干苦，纳差，尿黄少，大便秘结。

既往有“慢性乙型肝炎”病史20余年。于2015年7月体检B超提示“肝内占位，门静脉癌栓”，在某医院诊断为原发性肝癌并肝内、门脉转移，遂行介入治疗，手术顺利，术后间断诊治。

体格检查：体温 38.7℃，呼吸 24 次 /min，脉搏 88 次 /min，血压 110/65mmHg。急性重病面容，形体消瘦，皮肤巩膜轻度黄染，全身浅表淋巴结无肿大压痛，双肺呼吸音清晰，未闻及干湿性啰音，心率 86/min，律齐，未闻及病理性杂音，腹隆起，腹壁可见静脉曲张，全腹压痛（＋）、反跳痛（＋），肝区轻微叩击痛，腹部移动性浊音（＋），双下肢轻度凹陷性水肿。舌质暗红，苔黄腻，脉弦滑而数。

实验室检查：白细胞 20.9×10^9/L、红细胞 3.9×10^{12}/L、血红蛋白 120g/L、血小板 169×10^9/L、中性粒细胞 0.91。血清总胆红素 33.1umol/L、丙氨酸氨基转移酶 44U/L、天门冬氨酸氨基转移酶 62U/L、γ- 谷氨酰转肽酶 245.3U/L、血清总蛋白 69.1g/L、白蛋白 33.9g/L。电解质：血钾 2.73mmol/L、血钠 133.3mmol/L、血钙 2.38mmol/L。尿素氮 5.36mmol/L、血肌酐 73.6umol/L、二氧化碳结合力 23mmol/L。血糖 5.18mmol/L。腹水常规提示：感染性腹水。B 超检查示肝内多发实性占位（呈肝癌介入术后改变）、门静脉癌栓。肝硬化，门脉高压。胆囊壁水肿，脾稍厚，大量腹水。CT：肝癌，肝硬化并大量腹水。双肺转移性肺癌并双下肺感染。

中医诊断：肝癌，腹痛。证属湿热壅滞、肝脾血瘀。

西医诊断：乙肝肝硬化，原发性肝癌（Ⅲ a）并双肺、腹膜、膀胱转移；自发性细菌性腹膜炎；电解质紊乱；肺部感染。

中西医综合治疗方案：西医常规治疗包括告病危，特级护理，卧床休息，监测生命体征，记录 24 小时出入量，每日测体重 1 次；应用头孢噻肟钠、氧氟沙星抗感染；静脉滴注阿托莫兰、肌苷、门冬、维生素 C、维生素 K_1 护肝；口服安体舒通片、速尿片利尿；输注新鲜“O”型血浆、白蛋白以扩容、提高血浆胶体渗透压；行腹水超滤浓缩回输及腹腔注入多巴胺、速尿以减轻腹水。中医综合疗法包括：①中药保留灌肠，处方：蒲公英 30g、栀子 15g、枳壳 20g，生大黄 12g、厚朴 20g、二丑 10g、金银花 20g、连翘 15g、六月雪 15g、穿心莲 18g、大腹皮15g、丹皮12g、三棱12g、丹参15g、滑石18g、车前子20g。水煎取汁150ml，高位保留灌肠，1日2次。②自制神农消鼓舒腹散外敷神阙穴，1日1次，每次12小时，夜敷昼取。③热毒宁注射液20ml加入10%葡萄糖250ml静脉滴注，1日1次。

二诊：2015年9月24日

经上述治疗3天，患者发热消失，体温恢复正常，腹痛、腹胀显著好转。原方案不变继续治疗。

三诊：2015年9月28日

患者自诉腹痛消失，其他自觉症状明显好转。复查血液分析：白细胞 4.2×10^9/L、中性粒细胞0.66，腹水常规恢复正常，B超提示腹水减为中等量。患者原自发性细菌性腹炎临床治愈，其他病情继续治疗中。

按语：自发性细菌性腹膜炎系急慢性重症肝病常见并发症。现代医学认为本病发生主要是机体免疫低下，防御功能降低，单核-巨噬细胞系统遭到破坏，以致肝脏清除血液中细菌能力降低，同时由于腹水蛋白浓度低、门脉高压及侧支循环形成，致使细菌进入腹腔途径感染而成。该病临床典型表现为发热畏寒、腹痛、腹部压痛反跳痛，肠鸣减弱等，体检腹部有压痛及反跳痛，查血常规白细胞、中性粒细胞升高，如果得不到及时有效控制，可演变为感染性休克，甚至发生肝功能衰竭，预后极差。中医认为自发性细菌性腹膜炎属“腹痛”范畴。该患者为原发性肝癌并发自发性细菌性腹膜炎，中医辨证属“湿热壅滞、肝脾血瘀”，病因病机为正气不足，感受湿热疫毒之邪而致瘀热壅滞，气血交阻。病性为正虚邪实，虚实错杂。故在西医治疗基础上，加用中药清热利湿通腑、行气活血解毒之剂，通过保留灌肠给药而达到通腹泻毒、消炎除满作用，配合神农消鼓舒腹散敷脐以泻下消胀、利水消肿，使水毒之邪从二便排除，从而有利于减轻腹腔感染。热毒宁注射液为现代中药制剂，具有抗菌消炎退热作用。

以上诸药合用，能显著提高疗效，缩短疗程。雷陵主任医师通过大量观察表明，此中医综合疗法的参与应用对自发性细菌性腹膜炎有确切疗效，其疗程短，临床治愈率高，无明显的不良反应。